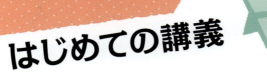

はじめての講義

リハビリテーションのための
薬理学・臨床薬理学

編集 梅村 和夫／髙木 聖

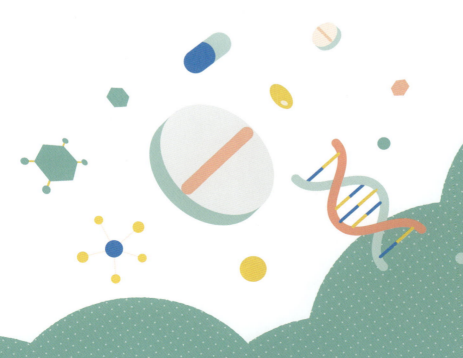

南江堂

執筆者一覧

編　集

梅村　和夫　　うめむら　かずお　　浜松医科大学医学部薬理学講座 教授
髙木　　聖　　たかぎ　さとし　　常葉大学保健医療学部理学療法学科 教授

執筆者 （執筆順）

髙木　　聖　　たかぎ　さとし　　常葉大学保健医療学部理学療法学科 教授
梅村　和夫　　うめむら　かずお　　浜松医科大学医学部薬理学講座 教授
近藤　一直　　こんどう　かずなお　　藤田医科大学医学部薬理学講座 教授
和田孝一郎　　わだ　こういちろう　　島根大学医学部薬理学講座 教授

序　文

「はじめての講義　リハビリテーションのための薬理学・臨床薬理学」へようこそ.

　本書は，リハビリテーション分野における薬理学・臨床薬理学を学ぶためのはじめての試みとして，理学療法士や作業療法士を目指している学生諸君や臨床現場で活躍している理学療法士や作業療法士の方々に向けて特化した内容を提供します. これまで，医師，看護師，薬剤師などの医療従事者を目指している学生向けの薬理学や臨床薬理学に関する教科書は数多く存在してきましたが，リハビリテーションに特化したものは非常に限られていました. そのギャップを埋めるため，読者に役立つ知識を，より実践的かつ明確に提供することを本書は目指しています.

　リハビリテーションの現場では，患者が服用している薬剤の効果や副作用，相互作用などに精通することが重要です. 特に，薬剤が運動機能や認知機能，精神的な状態にどのように影響を及ぼすかを理解することは，質の高いリハビリテーションを提供するために不可欠です. 本書では，薬理学・臨床薬理学の基礎的な知識に加え，リハビリテーションにおける薬剤使用の注意点を，多くの薬剤に関して具体的に記載しています. これにより，患者一人ひとりに合わせた適切なリハビリテーション計画を立てる際の助けとなるでしょう.

　さらに，本書はコアカリキュラムや理学療法士作業療法士国家試験出題基準に準拠した内容となっており，国家試験対策としても活用できます. 各章では，試験に出題されやすい項目や重要なポイントを明確に示し，学習の理解を深めるための工夫を凝らしています. また，薬物の作用機序や適用，副作用を，豊富な図表を用いてわかりやすく解説し，視覚的な理解もサポートします. 図表の活用により，複雑な内容を整理し，学習者が効率的に知識を身につけることができるよう配慮しています.

　最後に，本書が皆様の学びをサポートし，リハビリテーション分野での専門性をさらに高める一助となることを心より願っております. 初版であるため，改善の余地があるかもしれませんが，その際には是非ご意見をお寄せください. 本書を通じて，リハビリテーションにおける薬理学・臨床薬理学の理解が深まり，よりよい治療・ケアが提供されることを期待しています.

2024 年 12 月

梅村和夫

髙木　聖

目 次

第1章 薬理学・臨床薬理学を学ぶ前に ████ 1

A. リハビリテーションになぜ薬理学・臨床
薬理学が必要か ……… 髙木 聖，梅村和夫 … 1
B. 薬理学・臨床薬理学とは ……… 梅村和夫 … 2
 1. 薬理学 …………………………………… 2
 2. 臨床薬理学 ……………………………… 3

C. 薬と薬物療法 ………………… 梅村和夫 … 3
 1. 薬とは …………………………………… 3
 2. 薬物療法の目的 ………………………… 4
 3. その他，治療との関わり ……………… 5
 練習問題 ……………………………………… 5

第2章 薬理学の基礎 ████ 梅村和夫 ██ 7

A. 薬の作用点（標的）とは
 ～薬が働く場所とは～ …………………… 7
 1. 作用点（標的）の役割と種類 ………… 7
 2. 受容体 …………………………………… 7
 3. 酵 素 …………………………………… 9
 4. イオンチャネル ………………………… 10
B. 薬に影響を及ぼす要因 …………………… 11
 1. 血中薬物濃度 …………………………… 11
 2. 薬と神経伝達物質（興奮性シグナル/
  抑制性シグナル） ……………………… 13
C. 薬の体内動態 ……………………………… 14
 1. 薬物動態～薬が作用点にどのように
  到達するか～ …………………………… 14
D. 薬のリスクと薬害 ………………………… 22

 1. 副作用（有害反応） …………………… 22
 2. 薬 害 …………………………………… 23
 3. 薬物乱用，薬物依存 …………………… 23
 4. ポリファーマシー ……………………… 26
 5. 服薬アドヒアランス …………………… 26
E. 薬に関する法律・規則 …………………… 26
 1. 医薬品に関する法律 …………………… 26
 2. 麻薬や向精神薬に関する法律 ………… 27
 3. 処方箋の読み方 ………………………… 28
F. 薬，漢方薬，サプリメント …………… 28
 1. 漢方薬 …………………………………… 28
 2. 薬とサプリメント ……………………… 30
 練習問題 ……………………………………… 31

第3章 神経に作用する薬 ████ 近藤一直 ██ 33

A. 神経の働き ………………………………… 33
 1. 神経系の分類 …………………………… 33
 2. 中枢神経の役割と構成要素 …………… 34
 3. 末梢神経の役割 ………………………… 36
B. 自律神経系に作用する薬 ………………… 38
 1. 自律神経作用薬の分類 ………………… 38
 2. 交感神経刺激薬 ………………………… 39
 3. 交感神経遮断薬 ………………………… 40
 4. 副交感神経刺激薬 ……………………… 41
 5. 副交感神経遮断薬 ……………………… 41

C. 筋弛緩薬・抗痙縮薬 ……………………… 42
 1. 筋弛緩・筋痙縮とは …………………… 42
 2. 中枢性筋弛緩薬 ………………………… 43
 3. 末梢性筋弛緩薬 ………………………… 44
 リハビリテーション実施上の注意点 ………… 45
D. 抗てんかん薬 ……………………………… 45
 1. てんかんとは …………………………… 45
 2. 部分発作に使う抗てんかん薬 ………… 47
 3. 全般発作に使う抗てんかん薬 ………… 48
 4. その他の抗てんかん薬 ………………… 48

E. 抗パーキンソン病薬 ·············· 49
　1. パーキンソン病とは ············· 49
　2. ドパミン補充療法 ··············· 51
　3. ドパミン作用増強薬 ··········· 52
　4. ドパミン系以外のパーキンソン病治療薬 ··· 53
　リハビリテーション実施上の注意点 ········ 54
F. 抗うつ薬 ······························ 54
　1. うつ病とは ························· 54
　2. 三環系抗うつ薬 ················· 55
　3. 四環系抗うつ薬 ················· 55
　4. 選択的取り込み阻害薬 ········ 55
　5. その他の抗うつ薬 ·············· 56
　6. 気分安定薬 ······················· 56
G. 統合失調症治療薬 ··············· 56
　1. 統合失調症とは ················· 56
　2. 定型抗精神病薬 ················· 57

　3. 非定型抗精神病薬 ·············· 57
H. 認知症治療薬 ······················ 58
　1. 認知症とは ························· 58
　2. 認知症治療薬 ···················· 59
　リハビリテーション実施上の注意点 ········ 60
I. 睡眠薬・抗不安薬 ················ 60
　1. 不眠症・不安神経症とは ······ 60
　2. ベンゾジアゼピン系薬物 ······ 61
　3. 非ベンゾジアゼピン系薬物 ··· 61
　4. メラトニン受容体刺激薬 ······ 61
　5. オレキシン受容体遮断薬 ······ 61
　6. バルビツール酸 ················· 61
　7. その他の睡眠薬・抗不安薬 ··· 62
　8. 薬物治療における注意点 ······ 62
　リハビリテーション実施上の注意点 ········ 62
　練習問題 ······································ 63

第4章　脳血管障害治療薬　　　　　　　　梅村和夫　65

A. 脳血管障害の分類 ··············· 65
　1. 脳血管障害とは ················· 65
　2. 脳血管障害の疫学 ·············· 65
B. 脳梗塞の原因 ······················ 66
　1. ラクナ梗塞 ························· 67
　2. アテローム血栓性脳梗塞 ······ 67
　3. 心原性脳塞栓症 ················· 67
C. 脳梗塞急性期治療薬 ············ 68
　1. 血栓溶解療法 ···················· 68
　2. 抗血小板療法 ···················· 69
　3. 抗凝固療法 ························· 69
　4. 脳浮腫管理 ························· 70
　5. 脳保護薬 ···························· 70

　6. 血管内治療 ························· 71
　リハビリテーション実施上の注意点 ········ 71
D. 脳梗塞慢性期治療薬 ············ 72
　1. 非心原性脳梗塞（抗血小板療法） ···· 72
　2. 心原性脳塞栓症（抗凝固療法） ·· 72
　3. 脳循環代謝改善薬 ·············· 72
　リハビリテーション実施上の注意点 ········ 73
E. 脳出血治療薬 ······················ 73
　1. 止血薬 ······························· 74
　2. 脳浮腫・頭蓋内圧亢進の管理 ·· 74
　3. くも膜下出血治療薬 ··········· 74
　リハビリテーション実施上の注意点 ········ 74
　練習問題 ······································ 75

第5章　循環器（心臓・血管）に作用する薬　　　梅村和夫　77

A. 心臓と血管 ························· 77
　1. 心臓の構造と機能 ·············· 77
　2. 血管の構造と機能 ·············· 79
B. 虚血性心疾患（狭心症・心筋梗塞）治療薬 ··· 82
　1. 虚血性心疾患（狭心症・心筋梗塞）とは ··· 82

　2. 狭心症治療薬 ···················· 83
　3. 冠攣縮性狭心症 ················· 83
　4. 急性心筋梗塞 ···················· 83
　リハビリテーション実施上の注意点 ········ 85
C. 心不全治療薬 ······················ 85
　1. 心不全とは ························· 85

2. 急性心不全治療薬 ······ 86

3. 慢性心不全治療薬 ······ 87

リハビリテーション実施上の注意点 ······ 88

D. 抗不整脈薬 ······ 88

1. 不整脈とは ······ 88

2. 抗不整脈薬 ······ 89

3. 心房細動 ······ 90

リハビリテーション実施上の注意点 ······ 90

E. 降圧薬 ······ 91

1. 高血圧とは ······ 91

2. 降圧薬 ······ 94

リハビリテーション実施上の注意点 ······ 97

F. 末梢動脈疾患治療薬 ······ 97

1. 急性下肢動脈閉塞治療 ······ 97

2. 慢性下肢動脈閉塞治療 ······ 97

リハビリテーション実施上の注意点 ······ 98

G. 静脈血栓症治療薬 ······ 98

1. 静脈血栓症の病態と症状 ······ 98

2. 静脈血栓症治療 ······ 98

リハビリテーション実施上の注意点 ······ 99

練習問題 ······ 99

第6章　痛みと炎症に作用する薬　　近藤一直　**101**

A. 痛みと炎症とは ······ 101

1. 痛みの伝達路 ······ 101

2. 炎症による痛みの増強 ······ 102

3. 鎮痛薬の分類と位置づけ ······ 102

B. 解熱鎮痛薬（NSAIDs・アセトアミノフェン）
······ 103

1. 概　要 ······ 103

2. 解熱鎮痛薬 ······ 105

リハビリテーション実施上の注意点 ······ 106

C. ステロイド ······ 106

1. ステロイド（糖質コルチコイド） ······ 107

リハビリテーション実施上の注意点 ······ 108

2. ステロイド製剤 ······ 109

3. 合成酵素阻害薬 ······ 109

D. 麻酔薬 ······ 109

1. 概　要 ······ 109

2. 適用法 ······ 110

3. 局所麻酔薬 ······ 110

リハビリテーション実施上の注意点 ······ 111

E. 麻薬性鎮痛薬（オピオイド） ······ 111

1. 概　要 ······ 111

2. 麻薬性オピオイド鎮痛薬 ······ 112

3. 非麻薬性オピオイド鎮痛薬 ······ 112

4. オピオイド拮抗薬 ······ 113

F. 神経障害性疼痛緩和薬 ······ 113

1. 神経障害性疼痛とは ······ 113

2. 神経障害性疼痛緩和薬 ······ 114

リハビリテーション実施上の注意点 ······ 114

G. 関節リウマチ治療薬 ······ 115

1. 関節リウマチとは ······ 115

2. 従来型抗リウマチ薬（csDMARD） ······ 116

3. 生物学的製剤（bDMARD） ······ 117

4. ヤヌスキナーゼ（JAK）阻害薬 ······ 117

5. 補助的治療薬 ······ 117

リハビリテーション実施上の注意点 ······ 118

練習問題 ······ 118

第7章　抗アレルギー薬　　近藤一直　**119**

A. 免疫系とは ······ 119

1. 免疫反応とは ······ 119

2. 自然免疫と獲得免疫 ······ 119

B. アレルギーとは ······ 120

1. アレルギーの定義 ······ 120

2. アレルギーの病型 ······ 120

3. 炎症性メディエーター ······ 120

C. 抗アレルギー薬 ······ 121

1. ケミカルメディエーター遊離抑制薬 ······ 121

2. 抗ヒスタミン薬 ······ 122

3. トロンボキサン抑制薬 ······ 122

4. ロイコトリエン抑制薬 ······ 122

5. Th2 サイトカイン抑制薬 ……………… 122

リハビリテーション実施上の注意点 …………… 123

練習問題 …………………………………………… 123

第8章 感染症治療薬 ——— 和田孝一郎 ■ 125

A. 感染症とは ………………………………… 125

  1. 感染と感染症 ……………………………… 125

  2. 感染経路と外因性・内因性感染 ………… 126

  3. 感染症に伴う諸症状と感染症の治療戦略 … 127

B. 抗菌薬（抗生物質，合成抗菌薬）……… 129

  1. 細菌の構造 ………………………………… 129

  2. 抗菌薬の基本的作用 ……………………… 130

  3. 細胞壁合成阻害薬 ………………………… 131

  4. タンパク合成阻害薬 ……………………… 133

  5. 核酸合成阻害薬 …………………………… 134

  6. 葉酸合成阻害薬 …………………………… 134

  7. 細胞膜障害薬 ……………………………… 135

  8. その他の抗菌薬 …………………………… 135

  9. 耐性菌の出現とその対応 ………………… 135

C. 抗ウイルス薬 …………………………… 136

  1. ウイルスの構造と生活環 ………………… 136

  2. ウイルス感染の治療戦略 ………………… 138

  3. 抗インフルエンザウイルス薬 …………… 139

  4. 抗ヘルペスウイルス薬 …………………… 139

  5. HIV 感染症（AIDS）治療薬 …………… 139

  6. 抗新型コロナウイルス薬 ………………… 140

D. 抗真菌薬 ………………………………… 141

  1. 真菌の構造と主な抗真菌薬の作用点 …… 141

  2. 細胞膜合成阻害薬 ………………………… 141

  3. 細胞膜安定化阻害薬 ……………………… 142

  4. 核酸合成阻害薬 …………………………… 142

  5. 細胞壁合成阻害薬 ………………………… 142

E. 感染症の予防と消毒薬 ………………… 142

  1. 医療関連感染 ……………………………… 142

  2. 感染予防 …………………………………… 142

リハビリテーション実施上の注意点 …………… 143

練習問題 …………………………………………… 144

第9章 抗がん薬 ——— 和田孝一郎 ■ 145

A. 悪性腫瘍とは …………………………… 145

  1. 悪性腫瘍の概要 …………………………… 145

  2. 悪性腫瘍の治療 …………………………… 146

B. 化学療法薬 ……………………………… 147

  1. 化学療法薬とは …………………………… 147

  2. 代謝拮抗薬 ………………………………… 147

  3. 白金製剤 …………………………………… 149

  4. アルキル化薬 ……………………………… 150

  5. 抗腫瘍性抗生物質 ………………………… 150

  6. トポイソメラーゼ阻害薬 ………………… 150

  7. 微小管阻害薬 ……………………………… 150

リハビリテーション実施上の注意点 …………… 151

C. 分子標的薬 ……………………………… 151

  1. 分子標的薬とは …………………………… 151

  2. EGF 受容体阻害薬 ……………………… 152

  3. HER2 阻害薬 …………………………… 152

  4. 非受容体チロシンキナーゼ阻害薬 ……… 153

  5. セリン・スレオニンキナーゼ阻害薬 …… 153

  6. 抗細胞表面抗原抗体薬 …………………… 154

  7. 免疫チェックポイント阻害薬 …………… 154

  8. 血管新生阻害薬 …………………………… 154

リハビリテーション実施上の注意点 …………… 154

D. ホルモン療法薬 ………………………… 155

E. がんによる痛みの治療薬 ……………… 155

練習問題 …………………………………………… 157

第 10 章　呼吸器に作用する薬

和田孝一郎　**159**

- **A.** 呼吸器の働き ･･････････････････････････ 159
  - **1.** 呼吸器の構造と働き ･････････････････ 159
  - **2.** 呼吸機能の指標 ･･････････････････････ 160
  - **3.** 気管支の収縮・拡張 ･････････････････ 161
  - **4.** 呼吸機能の障害 ･･････････････････････ 161
- **B.** 気管支喘息治療薬 ･･････････････････････ 161
  - **1.** 気管支喘息とは ･･････････････････････ 161
  - **2.** 発作治療薬と長期管理薬 ･･･････････ 163
- **C.** 慢性閉塞性肺疾患（COPD）治療薬 ･･･ 164
  - **1.** 慢性閉塞性肺疾患（COPD）とは ････ 164
  - **2.** 慢性閉塞性肺疾患（COPD）治療薬 ･･･ 165
  - リハビリテーション実施上の注意点 ････ 166
- **D.** 肺炎治療薬 ･･････････････････････････････ 166
  - **1.** 肺炎とは ･････････････････････････････ 167
  - **2.** 感染性肺炎治療薬 ･･･････････････････ 167
  - **3.** 肺結核症治療薬 ･･････････････････････ 168
  - 練習問題 ････････････････････････････････ 168

第 11 章　代謝に作用する薬

和田孝一郎　**169**

- **A.** 代謝とホルモン ･･････････････････････････ 169
  - **1.** 内分泌とホルモン ･･･････････････････ 169
  - **2.** ホルモンの過剰症，欠乏症 ････････ 170
- **B.** 糖尿病治療薬 ･･････････････････････････ 172
  - **1.** 血糖の維持 ･････････････････････････ 172
  - **2.** 糖尿病とは ･････････････････････････ 172
  - **3.** 糖尿病の合併症 ････････････････････ 174
  - **4.** 糖尿病治療薬の概要 ･･･････････････ 175
  - **5.** 糖尿病治療薬（インスリン製剤）･････ 175
  - **6.** 糖尿病治療薬（経口血糖降下薬）･･･ 175
  - リハビリテーション実施上の注意点 ････ 178
- **C.** 骨粗鬆症治療薬 ････････････････････････ 178
  - **1.** 骨粗鬆症とは ･･････････････････････ 179
  - **2.** 骨粗鬆症治療薬 ････････････････････ 179
  - リハビリテーション実施上の注意点 ････ 181
- **D.** 脂質異常症治療薬 ･･････････････････････ 181
  - **1.** 脂質異常症と動脈硬化性疾患とは ･･･ 182
  - **2.** コレステロール合成と代謝経路 ･････ 184
  - **3.** 脂質異常症治療薬 ･････････････････ 184
  - リハビリテーション実施上の注意点 ････ 186
- **E.** 痛風治療薬 ････････････････････････････ 186
  - **1.** 痛風とは ･･･････････････････････････ 186
  - **2.** 痛風治療薬 ･･･････････････････････ 187
  - 練習問題 ･･････････････････････････････ 188

第 12 章　消化器に作用する薬

和田孝一郎　**189**

- **A.** 消化器の働き ･･････････････････････････ 189
  - **1.** 消化器とは ･････････････････････････ 189
  - **2.** 消化器に作用する薬 ･･･････････････ 191
- **B.** 消化性潰瘍治療薬 ･････････････････････ 191
  - **1.** 消化性潰瘍とは ･･･････････････････ 191
  - **2.** 胃酸の分泌機構 ･････････････････････ 192
  - **3.** 攻撃因子・防御因子と消化性潰瘍の発症 ･･･ 192
  - **4.** ストレス・傷害増強因子による消化性潰瘍
    の発症・悪化 ･･････････････････････ 193
  - **5.** 消化性潰瘍の治療 ･････････････････ 195
  - **6.** 消化性潰瘍治療薬 ･････････････････ 196
  - **7.** ヘリコバクター・ピロリの除菌療法 ･･･ 199
- **C.** 制吐薬 ･･････････････････････････････････ 199
  - **1.** 悪心・嘔吐とは ･･･････････････････ 200
  - **2.** 嘔吐の発症機序 ･･･････････････････ 200
  - **3.** 制吐薬 ･････････････････････････････ 200
- **D.** 便秘・下痢の治療薬 ･･････････････････ 202
  - **1.** 便秘治療薬（下剤）･･･････････････ 202
  - **2.** 止痢薬（下痢止め）･･･････････････ 203
  - **3.** 過敏性腸症候群治療薬 ･･･････････ 204
- **E.** 炎症性腸疾患治療薬 ･････････････････ 205
  - **1.** 炎症性腸疾患とは ･･･････････････ 205
  - **2.** 炎症性腸疾患の治療 ･･･････････････ 205
  - 練習問題 ･･････････････････････････････ 207

第13章　その他の治療薬　　　　　　　　　　　　　　　　　近藤一直　**209**

A. 皮膚外用剤 ·················· 209
 1. 形　態 ························· 209
 2. 創傷治療薬 ···················· 209
 3. 炎症性疾患治療薬 ··············· 210
 4. 感染症治療薬 ·················· 211

B. 点眼薬，点鼻薬 ·············· 211
 1. 点眼薬 ······················ 211
 2. 点鼻薬 ······················ 212
 練習問題 ···················· 213

薬剤一覧表 ··· 215

索　　引 ·· 227

コラム

1. いろいろな薬の呼び方 ·················· 9
2. 競合的遮断薬と非競合的遮断薬の違い ········· 9
3. 薬は適した投与方法が重要 ··············· 16
4. 問題となる薬の組み合わせ ··············· 21
5. 主作用・副作用・有害反応とは ············ 22
6. 覚せい剤，麻薬，大麻について ············ 25
7. 漢方薬にも副作用がある ················ 30
8. サプリメントの過剰摂取への注意 ··········· 31
9. 「主従関係」というより「W主演」 ··········· 37
10. アナフィラキシー ··················· 39
11. アロステリック効果とは？ ·············· 44
12. アルテプラーゼの適応時間と合併症 ········· 71
13. 前負荷と後負荷 ···················· 87
14. 塩分摂取によってどうして血圧が上がるのか ···· 94

15. アルコール摂取制限の必要性 ············· 94
16. カルシウム拮抗薬とグレープフルーツの組み合わせ
　　　　　　　　　　　　　　　　　　　　 96
17. 名前の由来：プロスタグランジン ·········· 104
18. ネガティブフィードバック ············· 108
19. 離脱症候群 ····················· 108
20. 「除菌」と「殺菌」 ················· 131
21. 医療現場での感染予防 ··············· 137
22. HIV治療薬の作用機序 ··············· 140
23. COVID-19治療薬の作用機序 ·········· 140
24. 「核酸の合成」と「がん」 ············· 148
25. 飽和脂肪酸と不飽和脂肪酸 ············· 186
26. ヘリコバクター・ピロリによる胃潰瘍発症 ····· 195
27. 消化器領域で使用されるブスコパン ········· 198

リハビリテーション実施上の注意点

髙木　聖

- 筋弛緩薬・抗痙縮薬とリハビリテーション ·········· 45
- パーキンソン病治療薬とリハビリテーション ········ 54
- 認知症治療薬とリハビリテーション ············· 60
- 睡眠薬とリハビリテーション ················· 62
- 脳梗塞急性期治療薬とリハビリテーション ········· 71
- 脳梗塞慢性期治療薬とリハビリテーション ········· 73
- 脳出血治療薬とリハビリテーション ············· 74
- 虚血性心疾患（狭心症・心筋梗塞）治療薬と
　リハビリテーション ··················· 85
- 心不全治療薬とリハビリテーション ············· 88
- 抗不整脈薬とリハビリテーション ·············· 90
- 降圧薬とリハビリテーション ················· 97
- 末梢動脈疾患治療薬とリハビリテーション ········· 98
- 静脈血栓症治療薬とリハビリテーション ·········· 99

- 解熱鎮痛薬（NSAIDs）とリハビリテーション ······· 106
- ステロイドとリハビリテーション ·············· 108
- 麻酔薬とリハビリテーション ················· 111
- 神経障害性疼痛緩和薬とリハビリテーション ········ 114
- 関節リウマチ治療薬とリハビリテーション ········· 118
- 抗アレルギー薬とリハビリテーション ··········· 123
- 感染症治療薬とリハビリテーション ············· 143
- 化学療法薬とリハビリテーション ·············· 151
- 分子標的薬とリハビリテーション ·············· 154
- 慢性閉塞性肺疾患（COPD）治療薬と
　リハビリテーション ··················· 166
- 糖尿病治療薬とリハビリテーション ············· 178
- 骨粗鬆症治療薬とリハビリテーション ··········· 181
- 脂質異常症治療薬とリハビリテーション ·········· 186

薬理学・臨床薬理学を学ぶ前に

A. リハビリテーションになぜ薬理学・臨床薬理学が必要か

　医療需要の増大とともに理学療法士・作業療法士に求められる役割や知識は増大しており，薬理学に関する知識もその1つといえます．薬物療法の目的は，「疾病治療」であることはいうまでもなく，従来から医師や薬剤師がその中心的役割を担ってきました．一方，これまで理学療法士・作業療法士は，臨床において，また，学内教育においても「薬理学」を他学問分野と捉え，あまり重要視してこなかったという感は否めません．

　近年，リハビリテーション対象疾患が多種・多様化しており，理学療法士・作業療法士は，脳血管疾患や運動器疾患のみならず，呼吸器疾患や心大血管疾患，さらには，癌への対応も必要となっています．また，平均寿命の延伸により，原疾患以外にも他疾患を併発している患者，たとえば糖尿病治療中の骨折患者や骨折既往のある脳血管障害患者などの人数が増大しており，それに対応する知識や経験が求められています．さらに，早期リハビリテーションの進展・普及に伴い，リハビリテーション医療は疾病治療と並行して開始されるようになり，治療・予防医学の一翼を担うこととなりました．これらのことから，リハビリテーションを実施しているほぼすべての患者がなんらかの薬を服用していると考えられます．したがって，理学療法士・作業療法士は，対象疾患に対して処方される薬についての基本的事項ならびにその作用・副作用についての正しい知識を身につけておく必要があります．

　理学療法・作業療法を実施するうえで，まず患者の機能障害を評価・理解しなければなりません．そのため，筋力や関節可動域測定をはじめとした種々の検査・測定とともに，組織の器質的変化を知るために単純X線像やMRIなどの画像所見を合わせて評価する必要があります．また，病状や栄養状態を把握するためには臨床検査所見が不可欠です．それと同様に，リハビリテーション治療計画の立案や治療目標を設定するためには，薬物療法との関連性を理解しておかねばなりません．

　たとえば，慢性閉塞性肺疾患においては，気管支拡張薬を用いることによっ

て効率的・効果的なリハビリテーションが可能となります．逆に，糖尿病の血糖コントロールに有効なインスリン療法は，運動時の低血糖を生じる危険性を有しています．また，複数疾病を有する患者においては，多剤併用による有害事象（ポリファーマシー）として，転倒リスクの増大や認知機能の低下を招くことが示されています．

　このように理学療法・作業療法の効果と薬物療法の効果を分けて考えることはできず，両者には深い関わりがあるといえます．したがって，薬の作用・副作用のみならず，薬物療法とリハビリテーション治療との相加・相乗作用やリハビリテーション実施上の留意点などについて理解しておく必要があります．患者の運動機能やADL（activities of daily living）能力は，決して理学療法・作業療法だけで改善できるわけではありません．薬物療法との併用効果を認識し，実践することによって，より効果的なリハビリテーション治療を実現することが可能となるわけです．

　昨今，医療現場においては，医師をはじめ看護師，薬剤師，管理栄養士，そして理学療法士・作業療法士など多職種の医療スタッフが連携して患者の診療にあたる「チーム医療」が推進・実践されています．理学療法士・作業療法士は，チームの一員として自らの職責を果たすと同時に，他職種との連携および情報共有が求められています．理学療法士・作業療法士は他職種と比べて1対1で患者と接する時間が長いため，診察室や病室では気づかない症状やその変化を観察することができ，薬の副作用症状を早期に発見することも可能です．よって，これらの情報をチーム内で発信・共有することで，薬剤変更や中止といった治療方針の決定にも関わることができるのです．

　高齢化率の上昇を背景に，リハビリテーション対象患者は今後ますます多種・多様・複雑化するでしょう．理学療法士・作業療法士は，時代の変化に対応し，新たな医療ニーズに応えるため，薬についての知識を修得するとともに，臨床応用できる能力を身につける必要があるでしょう．効果的なリハビリテーションを実現させるために「薬理学」を理解することは必須の課題です．

B. 薬理学・臨床薬理学とは

POINT

● 薬理学とは，薬と生体との相互作用により起こる現象を研究する科学である．
● 薬の使用目的は原因療法，対症療法，補充療法，予防である．

1. 薬理学

　薬理学とは，薬と生体との相互作用により起こる現象を研究する科学といえます．ヒトおよび動物は恒常的な機能を維持するために，複雑な仕組みを有し

ています．それらは，遺伝子，細胞レベル，臓器レベルさらには個体レベルでの調節機構により，恒常性を保っています．この恒常性が崩れることにより，病気という状態を引き起こします．薬理学は，その病態に対して，機能を正常へと戻すために使用される薬について研究します．また，病態に薬を使用することで，ある現象が見出されることがあります．この現象を研究することで，薬の作用メカニズムの解明だけでなく，ヒトおよび動物の病態が解明できることがあります．このように，生体と薬との相互作用により起こる現象を研究する科学が薬理学となります．

2. 臨床薬理学

薬理学は対象や目的などにより分類されます．たとえば，実験薬理学，実験治療学，臨床薬理学，毒性学などになります．その中の臨床薬理学は，特にヒトを対象とした薬理学となります．つまり，患者を対象とした合理的な薬物療法を目指した研究を科学するものが臨床薬理学となります．合理的薬物療法とは，科学的根拠に基づき患者にやさしい薬物治療を行うことを意味します．やさしい薬物治療を目指すためには，患者個々の薬への反応の違いを解明して，その患者に適した治療法を選択することが必要です．そのために，「薬はなぜ効くか」を理解することが必要です．その薬の効き方の違いがどのように起こるのかを解明し，その結果を個々の患者に適応して，初めてやさしい薬物治療ができることになります．それらのことを研究する科学が臨床薬理学となります．

C. 薬と薬物療法

POINT

- 薬は医療用医薬品（処方箋医薬品），要指導医薬品，一般用医薬品がある．
- 要指導医薬品と一般用医薬品は薬局で購入でき，OTC 医薬品と呼ばれている．

1. 薬とは

a. 薬の歴史

古くから草木が"くすり"として用いられてきましたが，経験的に受け継がれ使用されているものもあります．19 世紀に入ってからは，近代科学の進歩により，経験的に使用されてきた"くすり"の有効成分が解明され，どの物質が効果を発揮しているかがわかってきました．さらに，科学が進歩し，天然にない物質を人工的に合成して，薬として使用するようになってきました．現在では，病態のメカニズム解明が進み，標的分子が見出され，それに対応した薬が合成され，使用されるようになっています．

4　第1章　薬理学・臨床薬理学を学ぶ前に

薬は人類にはなくてはならないもので，健康維持や病気の治療に貢献しています．一方，生体に害を及ぼす物質は，毒物として扱われ，古くは狩猟をする際に草木から得た毒を矢の先に塗り動物を捕獲していました．現在では，化学兵器としての神経毒を人工的に合成することができます．

b. 名　称

薬の名称は，一般名がすべての薬につけられています．また，商品名もついています．商品名は同じ薬に2つついているものもあります．この本では，本文には一般名を記載し，巻末の「薬剤一覧」には一般名と商品名を記載します．

ジェネリック医薬品は，特許が切れた新薬（先発医薬品）の後発医薬品であり，一般名で処方されていることが多いです．後発医薬品をジェネリック医薬品とも呼び，先発医薬品より安価です．

c. 種　類

医薬品は，医療用医薬品（処方箋医薬品），要指導医薬品，一般用医薬品の大きく3つに分類されています（**表1-1**）．さらに，一般用医薬品は第一類から第三類までの3種類に分けられています．医療用医薬品（処方薬）は，患者の症状や体質に合わせて医師が処方する薬です．要指導医薬品と一般用医薬品は，患者が自分の症状に合わせて薬局で買える薬で，OTC（over the counter）医薬品，市販薬，大衆薬ともいいます．

2. 薬物療法の目的

薬の使用目的には，大きく4種類あります．原因療法薬，対症療法薬，補充療法薬，予防薬です．

a. 原因療法薬

原因療法薬は，病気の原因を取り除き，根治を目指す薬物です．代表的な薬物は感染症に対する抗菌薬です．抗菌薬は病原菌を攻撃して取り除く作用があります．

b. 対症療法薬

対症療法薬は，病気の症状を和らげる作用を有している薬物です．代表的なものは，原因が虫歯である歯痛に対して，鎮痛薬を投与して，痛みを和らげる

表1-1　医薬品の分類

分　類			内　容
医療用医薬品 （処方箋医薬品）			医師の処方箋に基づいて薬剤師が調剤する薬．
OTC医薬品	要指導医薬品		医療用医薬品から一般用医薬品に移行して間もない薬．
	一般用医薬品	第一類医薬品	特にリスクが高いもの．一般用医薬品としての使用経験が少ないなど，使用にあたり注意を要する成分を含むもの．
		第二類医薬品	リスクが比較的高い薬．まれに入院に相当する人体への影響が生じる可能性がある成分を含むもの．
		第三類医薬品	リスクが比較的低いもの．日常生活に支障をきたす程度ではないが，身体不調を引き起こす可能性がある成分を含むもの．
医薬部外品			人体への影響が緩和で安全性として，特に問題がないもの．

ために使いますが，原因である虫歯の治療薬ではありません．薬の効果が切れれば，再び痛みが出てきます．

c. 補充療法薬

補充療法薬は，たとえば，インスリンを生成する細胞がなんらかの原因で死滅して，インスリンが放出できず，糖尿病になった場合に，インスリンを投与し，血糖をコントロールします．このインスリン投与は，通常放出されるインスリンを補充することから補充療法薬と呼ばれています．

d. 予防薬

薬は通常なんらかの症状があるときに治療目的に使用されます．今は症状がないが，今後症状が発現する可能性がある場合に，予防的に薬を投与して，症状が発現しないようにする薬を予防薬と呼びます．たとえば，てんかんをもっている患者は，けいれんを起こすと転倒し危険であるので，けいれんを起こさないように抗てんかん薬を予防的に投与します．

3. その他，治療との関わり

薬物療法は，ほかの治療法との組み合わせにより，効果を相乗的に発揮することがあります．たとえば，糖尿病において，基本的に食事療法，運動療法，そして薬物療法を組み合わせて血糖値を低下させる治療を行います．まず，食事療法，運動療法により生活習慣の改善を行います．それでも血糖値の低下が期待できない場合には，薬物療法を組み合わせて治療を行います．薬物療法を始めたあとも食事療法と運動療法は続けます．3つの治療法を組み合わせることで期待される効果が得られることになります．

練習問題 正しいものには○を，間違っているものには×をつけましょう．

①薬の使用目的は，原因療法，対症療法，予防の3つだけである．
②ジェネリック医薬品は，薬局で購入できる．
③医薬品は，医療用医薬品，要指導医薬品，一般用医薬品に分類される．

解説
①×：補充療法の目的もある．
②×：ジェネリック医薬品は，医師の処方箋が必要である．
③○

薬理学の基礎

2

A. 薬の作用点（標的）とは〜薬が働く場所とは〜

POINT

- 薬は受容体，イオンチャネルならびに，酵素などのタンパク質（作用点）に特異的に結合して，作用する．
- 受容体には，細胞膜上にあるイオンチャネル内蔵型，Gタンパク質共役型，酵素共役型と細胞質内にある核内受容体がある．

1. 作用点（標的）の役割と種類

a. 薬物が作用する場所とは

　血中から組織へ移行した薬は，臓器や組織に到達し細胞膜上や細胞内のタンパク質と結合して作用を発現します．結合するタンパク質として受容体，イオンチャネル，酵素などがあります（**図2–1**）．これら薬と結合するタンパク質のことを，作用点（標的）といいます．

b. 作用点（標的）の種類

　結合するタンパク質として受容体，イオンチャネル，酵素などがあります（**図2–1**）．薬はそれぞれの作用点に特異的に結合することで，薬の作用を発現します．また，受容体を作用点とした薬が多くあります．

2. 受容体

a. 受容体とは

　受容体は細胞から細胞に情報を伝える際に重要な役割をもつタンパク質です．細胞間の情報を伝達する仕組みは，細胞から放出される情報伝達物質が情報を受け取る細胞の膜上あるいは細胞内に存在する受容体に結合して，情報を伝達します．細胞間の情報を伝える活性物質として，神経細胞間の情報を伝える神経伝達物質，内分泌腺から放出されるホルモン，免疫細胞などから放出さ

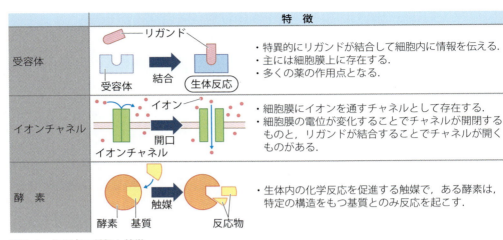

図 2-1 作用点の種類と特徴

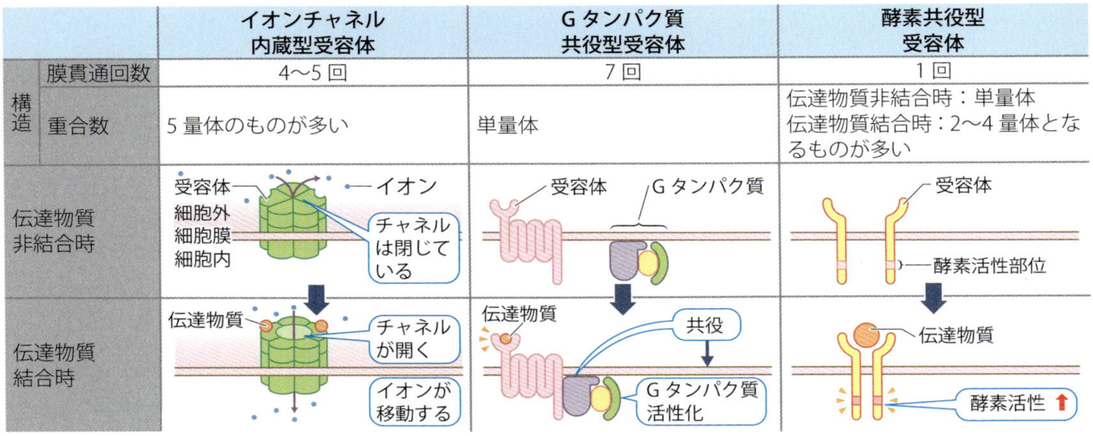

図 2-2 受容体の種類

れるサイトカイン等があり，それぞれの伝達物質と結合する受容体が存在します（**図 2-2**）．受容体の特徴として，結合する物質の特異性があります．たとえば，神経細胞から放出されるアセチルコリンに対して，アセチルコリンだけが結合できる受容体が存在します．

　受容体に結合して，伝達物質と同様に細胞に刺激を伝達する薬を作動薬（アゴニスト）と呼びます．また，伝達物質が結合する受容体に結合して，伝達物質の結合を妨げたり，受容体の感受性を低下させて，作用を抑制する薬を遮断薬（アンタゴニスト）と呼びます．

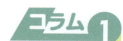

いろいろな薬の呼び方

　受容体遮断薬は受容体に結合しますが，それ自体は作用をもっておらず，伝達物質の結合を妨げることで作用を抑制します．遮断薬は，拮抗薬，阻害薬，ブロッカーと呼ばれることもあります．また，イオンチャネルを抑制する薬も，遮断薬，拮抗薬，ブロッカー，阻害薬と呼ばれます．酵素活性を抑制する薬は阻害薬と呼ばれます．

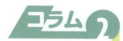

競合的遮断薬と非競合的遮断薬の違い

　受容体遮断薬には，競合的遮断薬と非競合的遮断薬があります．細胞間で情報を伝える際には，ある細胞から伝達物質が放出され，情報を伝えたい細胞の受容体に結合して，情報を伝えます．その受容体の同じ部位に遮断薬が可逆的に結合して，情報を遮断する薬を競合的遮断薬といいます．非競合的遮断薬は，受容体の同じ部位に不可逆的に結合するか，あるいは伝達物質が結合する部位とは異なる受容体の部位に結合して，作用を遮断する薬を指します．

b. 受容体の種類（図2-2）
（1）イオンチャネル内蔵型受容体

　受容体に伝達物質が結合すると受容体が活性化し，イオンチャネルが開きます．その結果，そのチャネルを通して，イオンが細胞外から細胞内へ流入したり，細胞内から細胞外へ流出したりして，細胞内に情報が伝えられます．

（2）Gタンパク質共役型受容体

　受容体に伝達物質が結合すると，受容体と共役しているGタンパク質が活性化し，細胞内に情報が伝達されます．受容体として，最も多いものになります．

（3）酵素共役型受容体

　受容体に伝達物質が結合すると，受容体に内蔵されている酵素が活性化し，細胞内に情報が伝えられます．

（4）核内受容体

　細胞質や核内に存在する受容体です．細胞内で伝達物質が受容体と結合すると，複合体が核内へ移行し，DNAに作用し，情報を伝えます．

3. 酵　素

　酵素は細胞内の情報を伝達する仕組みとして重要な役割を果たします．酵素は，生体内の化学反応を促進する触媒で，特定の構造をもつ基質とのみ反応を起こします．基質とは，酵素の作用を受けて化学反応を起こす物質であり，例えば糖質や脂肪などを指します．

　酵素を作用点とする薬が作用すると酵素活性が変化し，生体反応に変化が生じます．たとえば，高血圧に重要な因子として，アンジオテンシンⅡという物

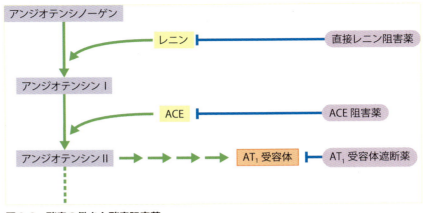

図 2–3 酵素の働きと酵素阻害薬
├─│ : 阻害, ▢ : 酵素

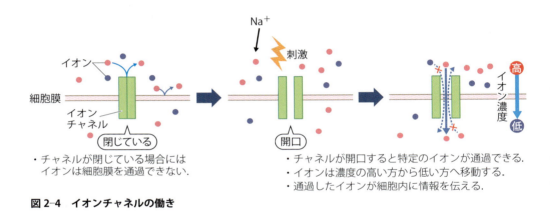

・チャネルが閉じている場合には
　イオンは細胞膜を通過できない．

・チャネルが開口すると特定のイオンが通過できる．
・イオンは濃度の高い方から低い方へ移動する．
・通過したイオンが細胞内に情報を伝える．

図 2–4 イオンチャネルの働き

質があります．アンジオテンシン II は血管平滑筋に作用して，血管を収縮させ，血圧を上げます．アンジオテンシン II はアンジオテンシン変換酵素 angiotensin converting enzyme（ACE）により，アンジオテンシン I から生成されます．この酵素を薬で抑制することで，アンジオテンシン II の生成を抑制し血圧を下げる薬があります（図 2–3）．

4. イオンチャネル

　イオンチャネルは主に細胞膜に存在し，細胞外から細胞内に，逆に細胞内から細胞外にチャネルを通して選択的にイオンを移動することで，細胞の活性化を調節しています．たとえば心筋では，Na^+ チャネルが開くと細胞内に Na^+ が流入して細胞膜電位が脱分極し，Ca^{2+} チャネルが開き Ca^{2+} が細胞内に流入し，心筋が収縮します．ある不整脈の治療薬は，その Na^+ チャネルの開口を抑制するチャネル遮断薬です（図 2–4）．イオンチャネルは，チャネルの特性から大きく 2 種類に分類されます．

a. 膜電位依存性

　細胞膜の電位の変化によって開閉するチャネルです．心筋の収縮を調整しているイオンチャネルは，この膜電位依存性イオンチャネルになります．

b. リガンド依存性

　イオンチャネル内蔵型受容体が代表的なチャネルです．神経伝達物質が受容体に結合するとイオンチャネルが開口します．リガンドは，受容体に特異的に結合する物質全般を指し，薬物や情報伝達物質などを含みます．

B. 薬に影響を及ぼす要因

POINT

- 投与した薬がどのくらい体内へ移行したかを観察するために，血中薬物濃度を測定することがある．
- 血中薬物濃度が低くなると薬の効果が期待できず，高くなると副作用が発現しやすくなる．薬の作用を期待するためには，適した血中薬物濃度が必要となる．
- 薬の効果を予測するうえで，血中薬物濃度の推移が重要となる．薬が効く濃度が治療域，それより濃度が高くなると副作用が発現する可能性がある中毒域，逆に低くなると効果が十分発揮できない無効域となる．
- 神経細胞間の情報の伝達には，興奮性シグナルと抑制性シグナルがある．
- 興奮性シグナルは神経伝達物質がシナプス後膜の受容体に結合すると陽イオンがチャネルを通して，細胞外から細胞内へ流入し，脱分極を起こす．一方，抑制性シグナルは受容体に結合すると，陰イオン（Cl^-）がチャネルを通して，細胞外から細胞内に流入し，過分極を起こす．

1. 血中薬物濃度

a. 血中薬物濃度とは

　薬物を投与したあとに薬物が体内にどのくらい移行したかを観察するために，血液中の薬物濃度を測定することがあります．この血中薬物濃度は，薬物の作用点での濃度を推定するための指標の1つとなります．

b. 血中薬物濃度の推移

　どのくらいの量の薬が体内に吸収され，どのくらいの間，血中薬物濃度が維持されるかを観察するために，肘の静脈から採血して，薬物濃度の推移を観察します（図2-5）．経口投与の場合は，血中薬物濃度は，徐々に上昇し，ある程度の時間が経過すると最高濃度に到達し，その後徐々に低下して，最終的にはゼロになります．最初の相では，薬は吸収され，血中薬物濃度は徐々に上昇し，吸収と排泄が同程度になると最高濃度に達します．その後，吸収される薬が徐々に少なくなり，排泄される量が吸収する量を上回ると血中薬物濃度は低下に転じ，最終的にはゼロとなります．

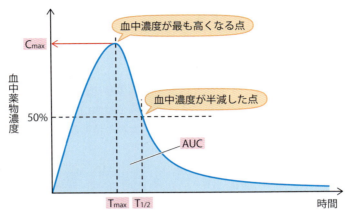

図 2-5 血中薬物濃度の推移
C_{max}：最高血中濃度
T_{max}：最高血中濃度到達時間
AUC：血中薬物濃度時間曲線下面積（area under the curve）
$T_{1/2}$：血中濃度半減期（血中薬物濃度が 1/2 に減少するまでの時間）

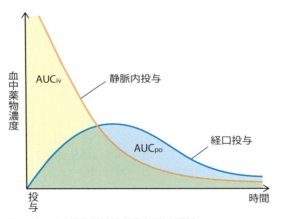

図 2-6 血中薬物濃度と投与経路の関係
AUC_{po}：経口投与時の AUC
AUC_{iv}：静脈内投与時の AUC

　投与経路の違いによる血中薬物濃度の推移を**図 2-6** に示します．静脈内へ一度に急速に投与した場合は，血中薬物濃度は投与直後に最高点に達し，その後排泄され徐々に低下し，ゼロになります．静脈内投与した場合，胃・上部小腸での吸収がなく，また，吸収後の肝臓での代謝を受けないことが経口投与と異なる血中濃度推移を示します（**図 2-6**）．

c. 血中薬物濃度と効果の関係

　薬が効くためには，適した血中薬物濃度が必要となります．**図 2-7** に示すように，適した薬物濃度域のことを治療域と呼びます．その血中濃度を越して高くなると副作用が発現しやすくなります．この濃度域を中毒域（副作用域）と呼びます．逆に，治療域より濃度が低くなると薬の効果が期待できなくなりま

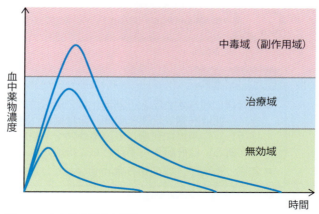

図 2-7　血中薬物濃度と効果

す．この濃度域を無効域と呼びます．
　投与された薬が適した濃度域であることを確認する方法として，血中薬物濃度モニタリング therapeutic drug monitoring（TDM）があります．投与した時点から一定の時間に採血し濃度を測定します．その結果から血中薬物濃度をシミュレーションして，投与量が適しているかを確認します．濃度が高ければ，投与量を減らし，低ければ投与量を増やします．特に，治療域が狭い薬などは投与量の調整が必要となり，血液中濃度モニタリングを行うことがあります．

2. 薬と神経伝達物質（興奮性シグナル/抑制性シグナル）

　神経細胞間の情報は，シナプス間隙で伝達をしています．シナプス前終末から神経伝達物質が放出され，シナプス後膜の受容体に結合して，膜電位を変化させ情報を伝えます．その際の膜の変化には脱分極（マイナスに維持されている静止電位が 0 に近づく）と過分極（静止電位がさらにマイナス方向に変化する）の 2 種類があります．脱分極を起こすものを興奮性シグナルといい，興奮性伝達物質としてグルタミン酸やアセチルコリンがあります．一方，過分極を起こすものを抑制性シグナルと呼び，抑制性伝達物質として，GABA（gamma amino butyric acid）やグリシンがあります．
　興奮性シグナルは神経伝達物質がシナプス後膜の受容体に結合すると陽イオン（Na^+，Ca^{2+}）がチャネルを通して，細胞外から細胞内へ流入し，脱分極を起こします．一方，抑制性シグナルは受容体に結合すると，陰イオン（Cl^-）がチャネルを通して，細胞外から細胞内に流入し，過分極を起こします．
　興奮性シグナルを抑制するために，シナプス後膜の受容体に結合してシグナルを遮断する薬物があります．一方，抑制性シグナルを増幅して，神経細胞の活動を低下させ，鎮静させる薬物があります．

C. 薬の体内動態

POINT

- 薬は経口投与されると上部消化管で吸収され，血中へと移行する．その後，一部は肝臓で代謝を受け，全身循環へ運ばれる．血管内から組織へ移行し，作用点に到達して，薬が効く．最終的には薬は腎臓から尿として，あるいは肝臓から胆汁として排泄される．
- 年齢，遺伝子，薬の組み合わせなどが，血液薬物濃度に影響する．

「薬はなぜ効くか」について考えるうえで，理解しておかなければいけないことがあります．たとえば，膝の炎症を抑制する消炎鎮痛薬は，薬を口から飲んで，膝の炎症が抑制されると薬が効いたと判断されます．では，その薬は口から膝の炎症部位までどのようにたどり着くのか，さらに，その薬はその炎症部位でどのように炎症を抑えるのかを理解することで，「薬はなぜ効くか」を説明できることになります．ここでは，薬が作用点にどのように到達するか，について説明します．

1. 薬物動態〜薬が作用点にどのように到達するか〜

a. 薬の投与経路，処理過程

薬の投与方法は，経口投与，静脈内投与，経皮投与，点鼻・吸入投与などいろいろな投与方法があります．経口投与と静脈内投与が主な投与方法となります．それぞれの投与方法は，薬の特徴や患者の状態によって選択されます．

（1）経口投与

経口投与とは，薬物を口から飲み込み，消化管で吸収されて，体の中に移行します．患者自ら投与することができ，最もよく使われる方法です．

（2）静脈内投与

静脈内投与には急速静注と点滴静注の投与法があります．急速静注は，静脈から短時間で急速に薬液を注射します．点滴静注は，点滴などで持続的に投与します．点滴静注は，血中薬物濃度をある濃度に維持したい場合に用いられます．また，注射を用いた投与方法としては，静脈内投与のほかに，皮下投与，筋肉内投与，脊髄腔内投与が用いられます（**表2-1**）．

（3）その他の投与方法

その他の投与経路として，直腸内，舌下，経皮，吸入，塗布などがあります（**表2-2**）．

①直腸内投与

直腸内投与は，肛門から直腸内に薬物が投与されます．直腸内で融解して，薬が直腸粘膜から吸収され，静脈内へと移動し，全身循環へ運ばれます．いわゆる坐薬と呼ばれます．

表 2-1　注射による投与経路

投与経路	投与方法	投与される薬の例
静脈内	針を直接静脈内に挿入して投与する.	抗菌薬（p.129 参照），抗がん剤
皮下	皮下組織に針を挿入して投与する.効果は比較的遅く発現する.	インスリン（p.175 参照）
筋肉内	肩の三角筋や殿部の大殿筋に針を刺して投与する.	ハロペリドール，クロルプロマジン（p.57 参照）
脊髄腔内	脊髄麻酔の際にくも膜下腔に麻酔薬を投与する.	局所麻酔薬（プロカイン，リドカイン）（p.110 参照）
動脈内	局所に投与したい場合に，動脈内にカテーテルを挿入して投与する.	抗がん剤

表 2-2　その他の投与経路

投与方法	薬物の例	特徴
直腸内	坐剤	嚥下障害や意識障害のある患者や乳児などに用いる.
舌下	舌下錠	口腔粘膜から速やかに吸収される.吸収された薬物は直接全身循環へ運ばれ，肝臓での代謝を受けにくい.
経皮	テープ剤，パップ剤	皮膚から吸収して全身に薬が運ばれる.
吸入	吸入剤	口から吸入し直接肺や気道に作用させる.経口薬よりも少量ですみ，副作用も少なくなる.
塗布	軟膏，クリーム，ローション	局所に薬を到達させ，局所での効果を期待する.

②舌下投与

舌下に薬を置き，口の中で溶解させ粘膜から吸収させるものです．飲み込むと薬の効果が低下するものが多いです.

③経皮投与

皮膚に薬物を直接塗布するものやパップ剤やテープ剤を貼付して投与するものがあります.

④点鼻・吸入投与

アレルギー性鼻炎では，点鼻薬を鼻腔内に投与します．また，気管支喘息では，気管支へ作用する薬物を口から吸入させて投与するものがあります.

⑤塗　布

皮膚の疾患には，軟膏，クリームやローションを塗布し投与します.

b.　剤　形

経口投与される薬の種類として，錠剤，カプセル，顆粒，散剤，細粒などがあります（**図 2-8**）．また，口腔内崩壊錠 orally disintegrating（OD 錠）があり，これは口腔内ですぐに溶け，水なしで服用できる錠剤です．徐放剤は，消化管内でゆっくり溶解して，長く効果を発揮します．徐放剤をつぶしたり，噛んだりして飲むと本来の薬の目的を発揮できなくなります.

貼付剤（湿布薬を含む）には，テープ剤とパップ剤があります．テープ剤はほとんど水を含まない基剤を用いる貼付剤です．一方，パップ剤は水を含む基質を用いる貼付剤です．直腸内投与には坐剤が用いられます.

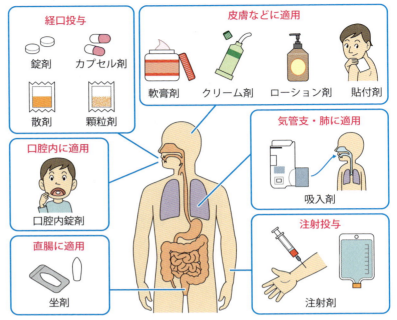

図2-8 さまざまな剤形

> **コラム 3**
>
> **薬は適した投与方法が重要**
>
> 注射で投与される薬のなかには，経口投与すると薬の効果が発揮できない薬があります．たとえば，インスリンを服用すると胃で分解されてしまい，効果がみられないので，インスリンは皮下注射で投与されます．ニトログリセリンは舌下錠として用いられます．そのまま飲み込むと上部消化管で吸収されますが，肝臓でほとんどが代謝を受けて，薬として作用しなくなります．そのため舌下に置き，口腔内粘膜から吸収させることで，肝臓での代謝を受けなくなります．さらに，粘膜から速やかに吸収され，血中濃度がすぐに上昇します．

c．血中薬物濃度に影響する因子
(1) 吸収，分布，代謝，排泄

薬の血中濃度を規定する因子として，吸収（absorption），分布（distribution），代謝（metabolism），排泄（excretion）があります．それぞれの頭文字を取ってADMEと呼んでいます（図2-9）．

①吸　収

経口投与された薬は，食道を通過し，胃へと進みます．そこで，薬は崩壊し，分子レベルとなります．薬は上部消化管（胃および上部小腸）で「吸収」されます（図2-10）．吸収とは，薬が上部消化管の上皮を通過し，毛細血管内へ移動することを示します．栄養素である糖やタンパク質が上部消化管でブドウ糖やアミノ酸に分解され，上部消化管の上皮を通過して，血液中に吸収される機

C. 薬の体内動態　17

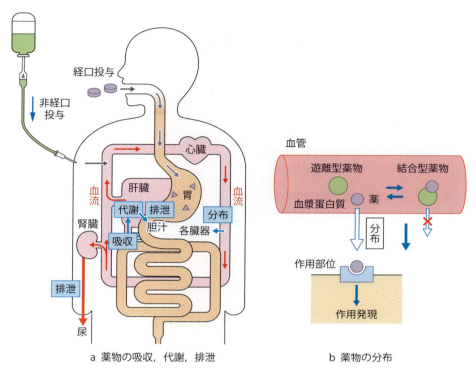

a　薬物の吸収，代謝，排泄　　　　b　薬物の分布

図 2-9　薬物の生体内運命

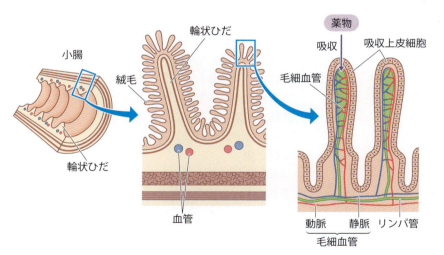

図 2-10　小腸の構造

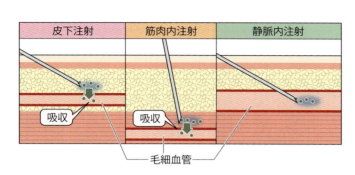
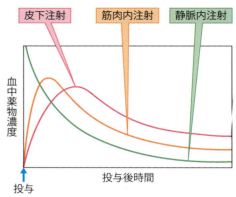

図 2-11 注射法における吸収速度の違い
皮下注射・筋肉内注射：投与された薬は毛細血管で吸収され，全身循環へ運ばれる．筋肉内注射のほうが，投与された部位の毛細血管が豊富なため皮下注射より吸収が早く，最高血中濃度に達する時間は短くなる．
静脈内注射：薬が直接血管内へ投与されるので，血中濃度は投与直後に速やかに最高に達する．

構と同様です．

経皮投与であれば，皮膚を通して皮下の血管内へ吸収されます．皮下注射や筋肉内注射は，注射した部位の周囲の血管へ吸収されて全身循環へ運ばれますが，静脈内注射は，吸収という経過を取らずに，直接血液中に薬が投与されます（**図 2-11**）．

②**分　布**

血液中にある薬が作用点となる細胞等で働くために，毛細血管内から組織へ移行する過程を指します．多くの薬は血液中でアルブミンなどのタンパク質と結合しているもの（結合型薬物）と結合していないもの（遊離型薬物）の 2 つの形態で循環しています（**図 2-9**）．結合型薬物はアルブミンなどと結合していることで分子量が大きく，血管壁を通過して，組織へ移行できません．移行できるのは遊離型薬物です．結合型薬物と遊離型薬物は平衡状態であり，遊離型薬物が組織へ移行することで血液中の薬が減少すると結合型薬物が遊離型薬物へと移行され，バランスを保ちます．

③**代　謝**

経口投与された薬は上部消化管で吸収されます．吸収される消化管上皮に薬を分解する薬物代謝酵素が一部存在します．一部の薬はこの酵素で代謝を受けて不活化されます．吸収された薬は肝臓へと運ばれます．肝臓には多くの薬物代謝酵素があり，多くの薬物が代謝を受けます．この代謝で不活化されることを初回通過効果と呼びます．この影響を大きく受ける薬は，投与した量に比べて全身循環に運ばれる薬の量は低下することになります．また，投与された薬の量がどのくらい全身循環に運ばれるかを示したものが生物学的利用率（バイオアベイラビリティ）です．

肝臓での薬物代謝は主に細胞内ミクロソームに存在するチトクロム P450cytochrome P450（CYP）の酵素群によります．CYP は多くの種類があり，また，薬は数種類の CYP で代謝されることもあります．

表 2-3　血中薬物濃度に影響する因子

影響する要因	その原因
肝機能低下	肝臓での薬物代謝機能低下 肝臓からの排泄低下
腎機能低下	尿中への排泄低下
妊　娠	心拍出量の増加に伴う薬物代謝亢進や排泄増加 体液増加 消化機能の低下
年　齢	高齢による腎機能低下による尿中への排泄低下
薬物代謝酵素の 遺伝子多型*	遺伝子変異による代謝酵素の機能低下（欠損）

*薬物代謝酵素において，遺伝子変異を持っている人が全人口の
　1%以上の場合をいう．

　ほとんどの薬は代謝されると薬としての作用はなくなりますが，一部の薬は代謝されることで薬としての作用を持つものもあります．これらの薬をプロドラッグと呼びます．

④排　泄

　薬は最終的にはすべて体外に排泄されます．排泄は，腎臓から尿中に，あるいは肝臓から胆汁中に排泄され，体外に出ます（**図 2-9**）．水に溶けやすい薬は尿へ排泄され，油に溶けやすい薬は胆汁中に排泄されます．

　腎臓の糸球体では遊離型薬物は濾過され，排泄されます．また，尿細管から分泌される薬もあります．逆に尿細管で再吸収される薬もあります．

　肝臓から胆汁中に排泄された薬は，まずは消化管へ排泄され，便として体外に出ます．消化管内では排泄された薬が再吸収されて，全身循環へ運ばれる薬もあります．このことを腸肝循環と呼びます．

(2) 薬の効果・副作用の個体差

　同じ薬であっても，薬が効きやすい人，効きにくい人がいます．また，副作用が出やすい人がいます．このように個人間で薬の効果や副作用に差が認められます．個人間で血中薬物濃度に差があることが，個体差につながります．薬物の血中濃度に影響する因子を**表 2-3** に示します．特に重要な①薬物代謝酵素の遺伝子多型，②腎機能低下について説明します．

①薬物代謝酵素の遺伝子多型

　肝臓での代謝には薬物代謝酵素である CYP が関与しています．CYP のなかには遺伝子多型を示す酵素があります．遺伝子多型等は，ある酵素の遺伝子に変異があると酵素として機能しない，あるいは機能が低下することがあります．そのような変異をもった患者では，ある薬は代謝を受けずに全身循環へと運ばれます．つまり，血液中濃度が高くなり，副作用域に到達することになります．特に変異をもった人の割合が多い代謝酵素で代謝される薬を使用する際には注意が必要です．個体差が大きく表れる可能性があります．臨床で注意が必要となる薬と代謝酵素を**表 2-4** に示します．

②腎機能低下

　腎臓で排泄される薬において，腎機能が低下している患者では，薬の排泄が遅延します．そのような状況で薬を繰り返し投与すると，薬が蓄積して血中濃

表 2-4　臨床で問題となる遺伝子多型

薬物代謝酵素	代謝される薬物	遺伝子多型による影響
CYP2C9	フェニトイン ワルファリン	血中薬物濃度が上昇し，副作用のリスクが高まる．
CYP2C19	オメプラゾール ジルチアゼム	血中薬物濃度が上昇し，効果が高まるが，副作用のリスクも高まる．
	クロピドグレル	プロドラッグであり，CYP2C19で代謝されて活性体となるので，代謝抑制により効果が弱まる．
CYP2D6	イミプラミン	血中薬物濃度が上昇し，副作用のリスクが高まる．
	コデイン	プロドラッグであり，CYP2D6で代謝されて活性体となるので，代謝抑制により効果が弱まる．
N-アセチル転換酵素	イソニアジド	血中薬物濃度が上昇し，副作用のリスクが高まる．
2型アルデヒド脱水素酵素	アセトアルデヒド（エタノールの代謝物）	代謝されにくくなるため，二日酔いになりやすい．
有機アニオン輸送ポリペプチド	スタチン	肝臓への取り込みが抑制され，血中薬物濃度が上昇し作用が増強する．
P糖タンパク質	ジゴキシン	小腸での吸収が阻害され，血中薬物濃度が上昇し作用が増強する．

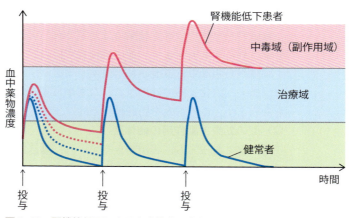

図 2-12　腎機能低下による血中濃度の変化

度が治療域から中毒域（副作用域）へ上昇することになります（**図 2-12**）．投与量を減量したり，投与間隔をあけたりすることが必要となります．高齢者は，外見上健常にみえても腎機能が低下している人がいます．高齢者に新しい薬を投与する際には，少ない量から慎重に開始することが必要です．

(3) 薬と薬の相互作用

薬の飲み合わせにより，血中濃度が上昇したり，低下したりすることがあります．上昇すれば中毒域に入り，副作用を起こすこともあり，低下すれば無効域に下がり，効果が期待できなくなります．血中濃度を規定する吸収，分布，代謝，排泄の過程で起こる可能性があります．

①吸収過程での相互作用

テトラサイクリン系やニューキノロン系抗菌薬は，乳製品中のCa^{2+}，鉄剤の

Fe^{2+}，制酸薬の Mg^{2+}，Al^{3+} などと難溶体の複合体であるキレートを形成し，吸収が遅れます．

②分布過程での相互作用

薬は血液中のアルブミンなどのタンパク質と結合している結合体と遊離型とに分かれます．遊離型が血液中から血管壁を通って，組織へ移行し薬の作用点へ分布します．タンパク結合が強い薬と弱い薬を一緒に内服すると結合が弱い薬は結合型から遊離型へと平衡状態が移動し，遊離型の濃度が上昇します．つまりは，組織へ移行する薬の量が増加し，薬の効果や副作用が増強します．たとえば，インドメタシンとワルファリンを一緒に内服するとインドメタシンはアルブミンとの結合が強いことからワルファリンの遊離型が増加し，副作用である出血傾向が強くなることがあります．

③代謝過程での相互作用

肝臓での薬物代謝酵素の作用を強めたり，抑制したりする相互作用があります．CYP を抑制する薬（A）とその CYP で代謝を受ける薬（B）を一緒に内服すると，その薬（B）は代謝を受けずに血中濃度が上昇することがあります．また，ある薬は CYP を誘導することで代謝を活発化することがありますが，その CYP で代謝を受ける薬を一緒に内服するとその薬は代謝を過剰に受け，血中濃度が低下し，作用が減弱することがあります．

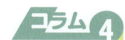

問題となる薬の組み合わせ

影響を受ける薬の組み合わせは多く存在します．薬局で患者に薬が渡される際には，影響のある組み合わせがないかの確認がされますが，異なる病院にかかり異なる薬局で薬が渡される場合には，稀に影響のある組み合わせの薬を内服する危険があります．それを防ぐため，薬局では患者のお薬手帳などにより，影響のある組み合わせでないことを確認しています．

④排泄過程での相互作用

排泄の過程で相互作用を起こすこともあります．たとえば，ペニシリン系抗菌薬は尿細管で分泌され排泄されますが，その分泌をプロベネシドが抑制することで，ペニシリン系抗菌薬の排泄が遅れ，血中濃度が上昇することがあります．

(4) 薬と食事の相互作用

グレープフルーツは薬物代謝酵素の CYP3A4 の活性を抑制することから，CYP3A4 で代謝される薬，たとえばベンゾジアゼピン系睡眠薬（トリアゾラム）やカルシウム拮抗薬（アムロジピン）の血中濃度が上昇し，作用が増強することがあります．納豆とワルファリンとの併用により，納豆に含まれるビタミン K によりワルファリンの作用が減弱し，抗凝固作用が減弱することがあります．

D. 薬のリスクと薬害

> **POINT**
> - 副作用には薬理作用に関連するもの（過剰投与や別の組織，臓器での作用）と薬理作用に関連しないもの（アレルギー反応，アナフィラキシー反応など）がある．
> - 麻薬等の乱用は精神依存や身体依存をきたし，そして乱用の繰り返しにより薬物中毒を引き起こす．
> - 高齢者は多くの種類の薬を内服していることが多く，薬と薬の相互作用や飲み間違え・飲み忘れ等で起こる副作用に注意する必要がある．このことを，ポリファーマシーという．

1. 副作用（有害反応）

　薬は治療効果を期待して使用しますが，ほとんどの薬が都合のわるい作用ももっています．期待される作用と都合のわるい作用のバランスのうえで有益であれば，薬を使用することになります．

　副作用（有害反応）のメカニズムは大きく2つあります．

　1つ目は，薬理作用で説明できる作用です．薬を過剰に投与したり，薬が目的としている以外の臓器や組織で作用した場合です．たとえば，血液が固まるのを抑制することで血栓症を予防する薬は，過剰投与すると別の部位の止血栓も固まりにくくして，出血を起こすことがあります．また，心臓の心拍数を抑制するために使用するβ受容体遮断薬（β遮断薬）はβ受容体に作用しますが，気管支平滑筋細胞にもβ受容体が存在するので，気管支の弛緩を抑制し，喘息患者の状態を悪化させることもあります．

　2つ目は，薬理作用に基づかない作用で，アレルギー反応によるアナフィラキシーショックなどが該当します．この作用は，投与量とは関係なく，少量でも起こることがあります．

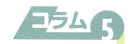

主作用・副作用・有害反応とは

　薬理作用は大きく主作用と副作用に分けられます．主作用は治療効果を期待する作用を指し，副作用はそれ以外の作用を指します．副作用は都合のわるい作用だけを指すわけではありません．慣例的に副作用は都合のわるい作用を指しますが，正式には，主作用以外の作用を指します．都合のわるい作用は有害反応といいます．有害反応という単語は，一般的には使用されていないので，患者への説明には副作用という単語を使用することになります．

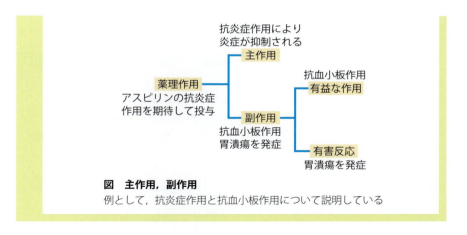

図　主作用，副作用
例として，抗炎症作用と抗血小板作用について説明している

2. 薬害

　薬害は副作用を指すものではなく，健康被害の範囲が個人レベルを超えて広範囲で，表面化し，社会問題化したものや，企業，行政，医療機関の過失が原因で起きた医薬品による健康被害で，表面化し，社会問題化したものを指します．過去に起こった薬害事例を**表 2-5** に示します．薬害は繰り返し起きている歴史があり，医療に携わる者として，過去の事例を検証し，再び起こらないような対策を考える義務があります．

3. 薬物乱用，薬物依存

　薬物乱用は社会規範から逸脱した目的や方法で，薬物を自己摂取することです．覚せい剤，麻薬，大麻は製造・栽培，所持，売買のみならず，使用そのものが法律で規制されており，1回でも使えば，その行為は乱用です．薬物を乱用すると薬物依存を起こします．薬物依存は精神依存と身体依存に分類されます．代表的な薬物依存を起こすものを**表 2-6** に示します．精神依存は強い欲求と執着のためその薬物の使用を自分の意志でコントロールできない脅迫状態です．一方，身体依存では，脳が強く抑制された結果，代償的に興奮機能が亢進しようとします．そのため，断薬・減薬すると興奮と抑制のバランスが取れなくなり，不眠，不安，振戦等の身体異常を生じます．精神依存や身体依存を起こすと，繰り返し薬物を使用したくなり，薬物の乱用の繰り返しとなります．乱用が進むと薬物による効果を得るためには，投与量を増やすことになります．この現象を耐性といいます．乱用が続くことで，慢性的な身体の異常状態を起こし，薬物中毒となります（**図 2-13**）．覚せい剤による快感は耐性を形成しやすいですが，逆に，幻覚・妄想などの症状は反復投与により感受性が亢進する逆耐性現象を示し，より少量の使用やストレスで症状が出現しやすくなります．感受性の亢進により，覚せい剤使用中止後の飲酒や他の依存性薬物使用，ストレスにより幻覚・妄想などの症状が再燃（フラッシュバック）することがあります．

24　第 2 章　薬理学の基礎

表 2-5　代表的な薬害事例

時　期	薬害の内容	原　因
1948 年〜1949 年	ジフテリア予防接種による健康被害	企業の製造ミスでワクチンにジフテリア毒素が残っていた. 死亡者が出た.
1958 年〜1962 年	サリドマイドによる胎児の障害	睡眠薬や胃腸薬として使用された. 妊娠初期に内服した母親から,手,足,耳,内蔵に障害のある子供が誕生した. 欧州ではすぐに販売中止となったが,日本ではその後 10 ヵ月の間使用された.
1953 年〜1970 年	キノホルム製剤によるスモンの発生	整腸薬として使用された. 全身のしびれ,痛み,視力障害が発現した. 世界でキノホルムの危険性が警告されたが,日本の製薬会社は販売を続けた.
1959 年〜1975 年	クロロキンによる網膜症	マラリアの治療薬を使用した患者が目が見えにくいといった症状を訴えた. 製薬会社が安全性情報を十分周知しなかった.
1970 年〜	陣痛促進剤による被害	陣痛促進剤により胎児や母親が死亡したり,胎児の重度の脳性麻痺が発現したりした. 適切な使用方法が徹底されなかった.
1973 年ごろ	解熱剤による大腿四頭筋短縮症	乳幼児期に熱を下げる薬がみだらに筋肉注射されたことで,膝が曲がらない障害が発現した.
1987 年ごろ	血液製剤によるC型肝炎ウイルス感染	出産や手術の際に止血剤として使用されていた血液製剤にC型肝炎ウイルスが含まれていた.
1988 年ごろ	血液製剤による HIV（ヒト免疫不全ウイルス）感染	主に血友病患者が使用していた非加熱血液製剤に HIV が含まれていて,多くの患者に感染した. 製薬会社は危険性を知りながら販売を続け,国は感染防止の対策をしなかった.
1989 年〜1993 年	MMR ワクチン接種による無菌性髄膜炎	はしか,おたふく,風疹のワクチン接種により,無菌性髄膜炎が発症. 製薬会社が国に報告していない方法で作っていた.

表 2-6　WHO による依存性薬物の分類

依存の型	薬物名	身体依存	精神依存	耐　性
アルコール依存		＋＋	＋＋＋	＋
薬物依存				
モルヒネ型	モルヒネ,ヘロイン,ペチジン,オピアール,パビナール,コデイン	＋＋＋	＋＋＋	＋＋＋
バルビツール酸系薬物型	フェノバルビタールなど；メプロバメート,メタカロン,クロルジアゼポキシド,各種睡眠薬	＋＋＋	＋＋	＋＋
コカイン型	コカイン	－	＋＋＋	－
大麻型	マリファナ,ハシッシュ	－	＋＋	－
アンフェタミン型	セドリン,ヒロポン	－	＋＋＋	＋＋（＋）
カート型	カート	－?	＋＋	－?
幻覚薬型	LSD,DMT,プシロシビン	－	＋	＋＋

［岡田尚志郎：シンプル薬理学（野村隆英,石川直久,梅村和夫）,改訂第 6 版,p118,2023,南江堂より引用］

D. 薬のリスクと薬害　25

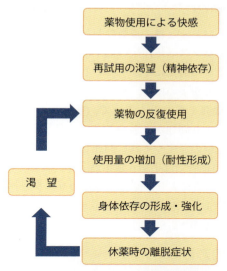

図2-13　薬物乱用による薬物依存の形成と薬物中毒

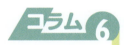

覚せい剤，麻薬，大麻について

　覚せい剤には，アンフェタミンとメタンフェタミンがあります．神経を興奮させる作用があり，使用すると眠気や疲労感がなくなり，頭が冴えたような感覚になります．しかし，そのような感覚も数時間で切れ，その後は激しい脱力感，疲労感，倦怠感に襲われます．乱用を続けると，過度の睡眠不足と食欲減退により身体が衰弱するほか，「壁のしみが人の顔にみえる」「いつもみんなが自分の悪口を言っている」「警察に追われている」「誰かに命を狙われている」などの幻覚や妄想が現れ，ときには錯乱状態になって，発作的に他人に暴力を加えたり，殺害したりすることがあります．

　麻薬には，コカインやヘロインがあります．コカインには，覚せい剤と同様に神経を興奮させる作用があるため，気分が昂揚し，眠気や疲労感がなくなったり，身体が軽く感じられ，腕力，知力がついたという錯覚が起こります．乱用を続けると，幻覚等の精神障害が現れたり，虫が皮膚内を動き回っているような不快な感覚に襲われて，実在しない虫を殺そうと自らの皮膚を針で刺したりすることもあります．

　大麻には，乾燥大麻としてのマリファナや大麻樹脂としてハシシがあります．気分が快活，陽気になり，よくしゃべるようになるといわれていますが，その一方で視覚，聴覚，味覚，触覚等の感覚が過敏になり，変調をきたしたり，現在，過去，未来の観念が混乱して，思考が分裂し，感情が不安定になったりします．このため，興奮状態に陥って，暴力的，挑発的行為を行うことがあり，さらには幻覚や妄想等に襲われるようになります．

4. ポリファーマシー

ポリファーマシーとは，多数の薬剤を使用していることにより，副作用の増加やアドヒアランス（後述）の低下につながる状態のことを指します．

高齢者は多くの病気にかかっていることが多く，そのために多種類の薬を服用していることが多いです．その原因の1つとして，それぞれの病気について別々の医療機関を受診することで，多種類の薬が出されることが考えられます．高齢者でより問題が大きいことは，薬と薬の相互作用だけでなく，飲み忘れ・飲み間違いの発生やそれに関連した副作用につながることです．

70歳以上の患者では平均6種類以上を内服していたという報告があります．6種類以上の内服により，副作用発現のリスクが増加するという報告や5種類以上の内服により，転倒の発生率が増加するという報告もあります．したがって，5から6種類の薬を内服している場合は注意が必要です．

5. 服薬アドヒアランス

アドヒアランスとは，病気に対する治療方法や服薬に対して患者が積極的に関わり，その決定に沿った治療を受けることをいいます．従来の医療従事者が決定した治療方針等を患者が守るというコンプライアンスの考え方で行われてきたものを，アドヒアランスという考え方に改善されたものです．アドヒアランスを良好に保つためには，その治療法は患者にとって実行可能か，服薬を妨げる因子があるとすればそれは何か，それを解決するためには何が必要かなどを医療従事者と患者がともに考え，相談したうえで決定していく必要があります．

E. 薬に関する法律・規則

POINT

● 医薬品は，管理や使用方法が法律で規制されています．

1. 医薬品に関する法律

医薬品はヒトの生命，健康に直接関わるため，日本では「医薬品，医療機器等の品質，有効性・安全性の確保に関する法律（薬機法）」が定められており，医薬品，医薬部外品，化粧品，医療機器および再生医療等製品の品質，有効性および安全性の確保等がされています．医薬品は**表2-7**（薬機法第2条）に定められています．医薬部外品は，人体に対する作用が穏やかで安全性上特に問題ない薬剤を指しています．

薬機法に基づき日本薬局方が定められています．日本薬局方は，医薬品の性状および品質の適正を図るため，厚生労働大臣が薬事・食品衛生審議会の意見を聴いて定めた医薬品の規格基準書です．さらに薬機法では，毒薬，劇薬（**表**

表 2-7　医薬品の定義（薬機法第 2 条）

1. 日本薬局方に収められている物
2. 人又は動物の疾病の診断，治療又は予防に使用されることが目的とされている物であって，機械器具，歯科材料，医療用品及び衛生用品（以下「機械器具等」という．）でないもの（医薬部外品を除く．）
3. 人又は動物の身体の構造又は機能に影響を及ぼすことが目的とされている物であって，機械器具等でないもの（医薬部外品及び化粧品を除く．）

表 2-8　薬物の分類

毒薬	毒性がきわめて強く，量を誤ると毒性を現す薬物である．黒地に白枠，白字で薬品名と「毒」の文字の表示をする．専用の保管庫にカギをかけて貯蔵する必要がある．
劇薬	毒性は毒薬よりも弱い．量を誤ると作用が過剰に発現したり，有害作用を示しやすい薬物である．白地に赤枠，赤字で薬品名と「劇」の文字の表示をする．他の医薬品と区別して保管し，取り扱いには十分な注意を払う．
普通薬	比較的安全性の高い薬品

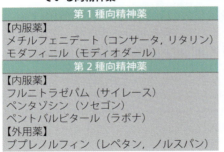

表 2-9　麻薬及び向精神薬取締法で指定されている向精神薬

第 1 種向精神薬
【内服薬】
メチルフェニデート（コンサータ，リタリン）
モダフィニル（モディオダール）
第 2 種向精神薬
【内服薬】
フルニトラゼパム（サイレース）
ペンタゾシン（ソセゴン）
ペントバルビタール（ラボナ）
【外用薬】
ブプレノルフィン（レペタン，ノルスパン）

2-8）について定めています．また，医師の処方箋が必要となる処方箋医薬品，および薬局・薬店で市販されている要指導医薬品，一般用医薬品を指定しています．

2. 麻薬や向精神薬に関する法律

　麻薬及び向精神薬取締法で指定されている麻薬（モルヒネ，オキシコドン，フェンタニルなど）や向精神薬（**表 2-9**）は厳重な管理が必要です．麻薬に関しては，麻薬管理者免許を受けた医師，歯科医師，獣医師，薬剤師が管理を行い，また，医師，歯科医師，獣医師が麻薬を施用するにあたっては，麻薬施用者免許を必要として，麻薬は必ず麻薬処方箋で処方します．麻薬は麻薬保管庫で施錠をして保管し，その使用量，残量を記録しなければいけません．麻薬を使用したあと残余が生じた場合には，破棄することはせず麻薬管理者に麻薬処方箋とともに返却します．指定された向精神薬も同様に厳重な管理が必要です．鍵のかかる部屋や保管庫での管理や薬の譲り受け・渡しや破棄等を記録することが定められています．覚せい剤や大麻に対しては，それぞれ覚せい剤取

締法や大麻取締法が制定されています.

3. 処方箋の読み方

医師や歯科医師は患者に投与する薬は処方箋を作成して薬剤師に指示します. 処方箋の記載例を**図2-14**に示します. 記載内容は,【般】は一般名処方を指し, ないものは商品名を指しています. 内服薬の記載方法は, 薬の名称, 規格, 1日量, 服用方法（回数と飲む方法）, 日数の順番となり, 頓服の場合は, 薬の名称, 規格, 1回量, 回数, 服用方法（飲む方法）, の順番に記載されています. 塗布や貼付の場合は, 薬の名称, 規格, 全量（枚数, 量など）回数, 使用方法（枚数を含む）の順番に記載されています（**図2-14**）. 頓服は, 食後など決まった時間ではなく, 発作時や症状のひどいときなどに薬を飲むことです.

F. 薬, 漢方薬, サプリメント

POINT

- 漢方薬は複数の生薬を決められた分量で組み合わせて作られたものである. 漢方薬のなかには医療保険の適用をもっているものもある.
- サプリメントは, 日本では明確な定義はなく, 慣例として, 健康食品の範疇に含まれている. 健康食品のなかに, 国が定めた基準などに従って機能性が表示されている保健機能食品があり, それには特定保健用食品と栄養機能食品と機能性表示食品の3種類がある.

1. 漢方薬

漢方とは, 古代中国で発達した伝統医学を源とし, わが国で独自の発展をとげた医学体系です. 江戸時代末期, オランダ医学（蘭方）の流入により, それまでの医学を漢方と呼んだことに起因するといわれています. 漢方薬は, 原則として2種類以上の生薬（有効成分）を, 決められた分量で組み合わせて作られたものです. 生薬の働きにより, 複数の症状や慢性的な病気などに対して効果を発揮します. 疾病に対して, 直接的に作用するのではなく, 体が本来有している自然治癒力を高めたり, バランスを整えたりすることによって効果を発揮します.

漢方薬には, 湯剤（煎じ薬）, エキス剤, 漢方エキス顆粒, 散剤, 丸剤, 膏剤があります.

複数の有効成分を含みますが, 1つ1つの成分は作用が緩和であり, これらが協力しあうことによって治療効果を示します. 漢方薬に含まれるいくつかの生薬は多量に摂取すると副作用が現れることがあります. 代表的な生薬として, カンゾウ, マオウ, ダイオウ, ブシなどがあります（**表2-10**）.

漢方薬には多くの種類がありますが, わが国で承認されたものを一般用漢方

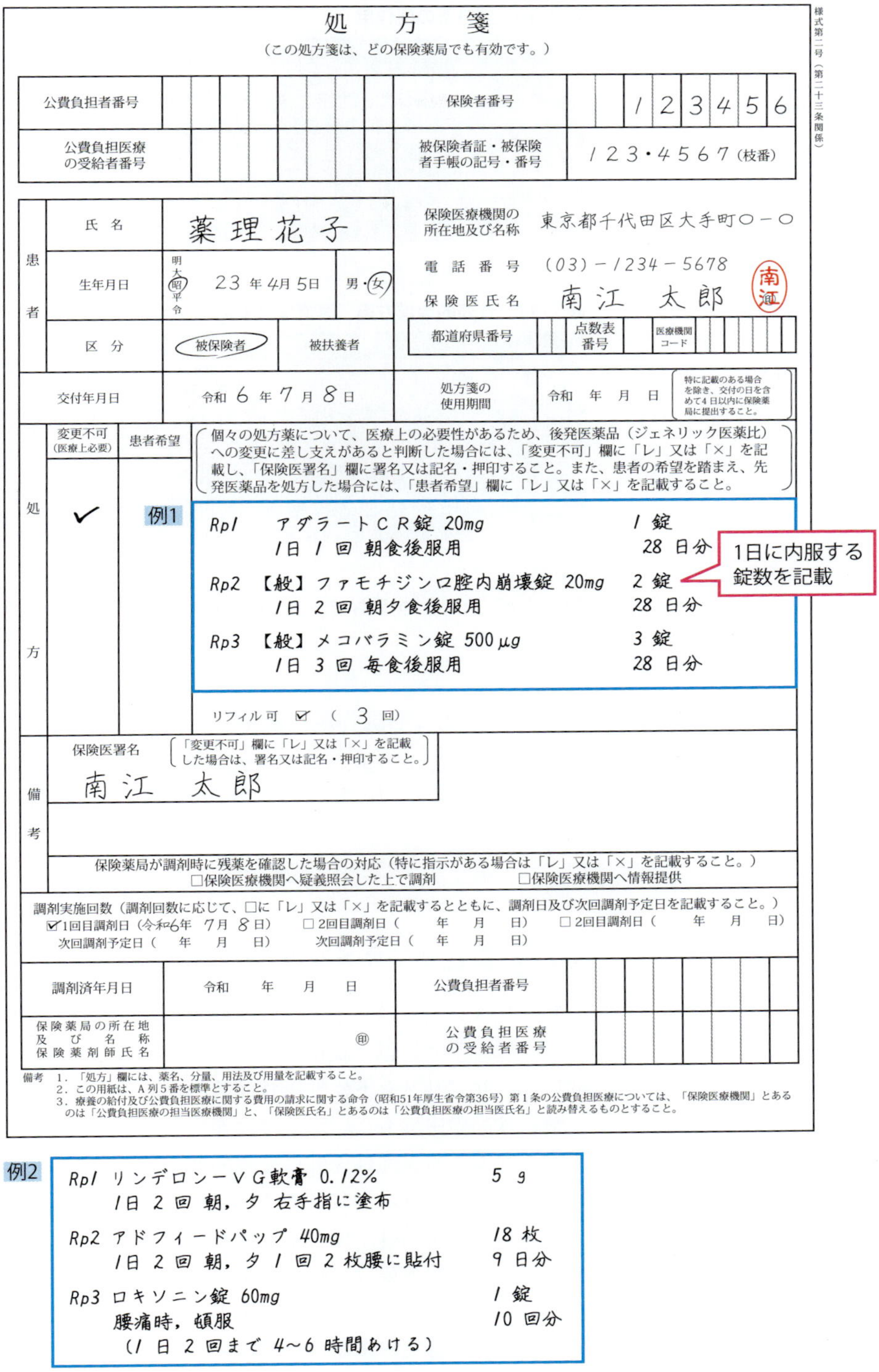

F. 薬，漢方薬，サプリメント　　**29**

処 方 箋

（この処方箋は、どの保険薬局でも有効です。）

様式第二号（第二十三条関係）

公費負担者番号		保険者番号	1 2 3 4 5 6
公費負担医療の受給者番号		被保険者証・被保険者手帳の記号・番号	1 2 3・4 5 6 7（枝番）

患者	氏 名	薬理花子	保険医療機関の所在地及び名称	東京都千代田区大手町〇-〇
	生年月日	明大昭平令 23 年 4 月 5 日 男・女	電話番号	（03）-1234-5678
			保険医氏名	南江 太郎 ㊞
	区 分	被保険者　被扶養者	都道府県番号　点数表番号　医療機関コード	

交付年月日	令和 6 年 7 月 8 日	処方箋の使用期間	令和　年　月　日	特に記載のある場合を除き、交付の日を含めて4日以内に保険薬局に提出すること。

	変更不可（医療上必要）	患者希望	個々の処方薬について、医療上の必要性があるため、後発医薬品（ジェネリック医薬品）への変更に差し支えがあると判断した場合には、「変更不可」欄に「レ」又は「×」を記載し、「保険医署名」欄に署名又は記名・押印すること。また、患者の希望を踏まえ、先発医薬品を処方した場合には、「患者希望」欄に「レ」又は「×」を記載すること。

処方

✓　例1

Rp1　アダラートCR錠 20mg　　　　　1 錠
　　　1日1回 朝食後服用　　　　　　28 日分

Rp2　【般】ファモチジン口腔内崩壊錠 20mg　2 錠　　←　1日に内服する錠数を記載
　　　1日2回 朝夕食後服用　　　　　28 日分

Rp3　【般】メコバラミン錠 500 μg　3 錠
　　　1日3回 毎食後服用　　　　　　28 日分

リフィル可 ☑ （ 3 回）

備考	保険医署名	「変更不可」欄に「レ」又は「×」を記載した場合は、署名又は記名・押印すること。 南江 太郎

保険薬局が調剤時に残薬を確認した場合の対応（特に指示がある場合は「レ」又は「×」を記載すること。）
□保険医療機関へ疑義照会した上で調剤　　　　　　□保険医療機関へ情報提供

調剤実施回数（調剤回数に応じて、□に「レ」又は「×」を記載するとともに、調剤日及び次回調剤予定日を記載すること。）
☑1回目調剤（令和6年 7月 8日）　□2回目調剤（　年　月　日）　□2回目調剤日（　年　月　日）
次回調剤予定日（　年　月　日）　次回調剤予定日（　年　月　日）

調剤済年月日	令和　年　月　日	公費負担者番号	
保険薬局の所在地及び名称保険薬剤師氏名	㊞	公費負担医療の受給者番号	

備考　1．「処方」欄には、薬名、分量、用法及び用量を記載すること。
　　　2．この用紙は、A列5番を標準とすること。
　　　3．療養の給付及び公費負担医療に関する費用の請求に関する命令（昭和51年厚生省令第36号）第1条の公費負担医療については、「保険医療機関」とあるのは「公費負担医療の担当医療機関」と、「保険医氏名」とあるのは「公費負担医療の担当医氏名」と読み替えるものとすること。

例2

Rp1　リンデロン-VG軟膏 0.12%　　　5 g
　　　1日2回 朝，夕 右手指に塗布

Rp2　アドフィードパップ 40mg　　　18 枚
　　　1日2回 朝，夕 1回2枚腰に貼付　9 日分

Rp3　ロキソニン錠 60mg　　　　　　1 錠
　　　腰痛時，頓服　　　　　　　　10 回分
　　　（1日2回まで 4～6時間あける）

図 2-14　処方箋の記載例
＊【般】は一般名処方を指す
［厚生労働省：保険医療機関及び保険医療養担当規則等の一部を改正する省令（令和六年厚生労働省令第三十五号）］

表2-10 漢方薬の副作用

生薬	副作用
カンゾウ	偽アルドステロン症（高ナトリウム血症による高血圧・むくみ，低カリウム血症による脱力・筋肉痛・引きつりなど）
マオウ	交感神経刺激作用（血圧上昇，動悸など） 中枢神経興奮症状（不眠，不穏など）
ダイオウ	強い下痢，疝痛，着色尿
ブシ	心悸亢進，悪心，のぼせ，口や舌のしびれ

表2-11 代表的な漢方薬（医療保険適用）

代表的な漢方薬	適応
葛根湯（かっこんとう）	初期の感冒，肩こり
桂枝湯（けいしとう）	初期の感冒
小柴胡湯（しょうさいことう）	肺炎，感冒，慢性肝炎，胃腸疾患
当帰芍薬散（とうきしゃくやくさん）	冷えを伴う婦人科系の諸症状
安中散（あんちゅうさん）	胃痛，腹痛
八味地黄丸（はちみじおうがん）	残尿感，頻尿，排尿困難
六味丸（ろくみがん）	血液循環の停滞，冷え

製剤と呼び，そのうちで，医療保険の適用のあるものもあります（**表2-11**）．

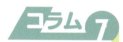

漢方薬にも副作用がある

生薬とは，植物，動物，鉱物等の全部または一部に，簡単な加工（乾燥等）を加え，医薬品として用いるものです．生薬は副作用があります．複数の漢方薬を服用する際には副作用に注意が必要です．

2. 薬とサプリメント

　サプリメントには日本で明確な定義がないため，普通の食材から菓子，飲料，さらには医薬品に似た錠剤やカプセルなど，さまざまな形態があります．世界的には，サプリメントは健康食品の一種と考えられています．

　健康食品の中でも，国が定めた安全性や効果に関する基準に基づいて機能が表示されている食品は保健機能食品と呼ばれ，これには特定保健用食品，栄養機能食品，機能性表示食品の3種類があります．

　特定保健用食品は，体の生理機能などに影響を与える成分（関与成分）が含まれており，その成分の摂取によって特定の保健効果が期待できると表示された食品です．この食品は，国の審査を受け，許可を得る必要があります．栄養機能食品は，特定の栄養素を補給するための食品で，その栄養素の機能が表示されています．機能性表示食品は，事業者の責任で，科学的根拠に基づいて，特定の保健効果が期待できると表示された食品です．

　一方で，栄養補助食品，健康補助食品，栄養調整食品といった表示で販売されている食品は，一般食品に分類されます．

薬とサプリメントの相互作用については，わからないことが多いのが現状です．相互作用が認められている例として，セントジョーンズワートは，サプリメントして市販されていますが，薬物代謝酵素（CYP3A4）の発現を誘導することから，免疫抑制薬（シクロスポリン）や強心薬（ジゴキシン）の血中濃度を低下させ，作用を減弱させます．

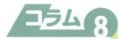

サプリメントの過剰摂取への注意

近年，カルシウムやタンパク質をはじめとした多種多様なサプリメントが販売されています．しかし，普段からバランスのよい食事を摂取していれば，人間の身体に必要な栄養素やミネラルなどがそれほど不足することはありません．サプリメント摂取はあくまでも食事での不足分を補うためのものと考えましょう．各栄養素やミネラル，ビタミンの摂取推奨量や上限量は『日本人の食事摂取基準（2020年版）』に示されていますので，過剰摂取にならないように気をつけなければなりません．

練習問題

正しいものには○を，間違っているものには×をつけましょう．

① 受容体と結合して作用する薬を遮断薬という．
② 薬は受容体，酵素，イオンチャネルなどのタンパク質に結合して作用を発揮する．
③ 経口薬は上部消化管で吸収される．
④ 薬は腎臓から尿として，あるいは肝臓から胆汁として排泄される．
⑤ 血中薬物濃度において，治療域よりも高くなると無効域となり，効果が弱くなる．
⑥ 高齢者は腎機能が低下していることが多いので，排泄が高まり，血中薬物濃度は早く低下する．
⑦ 麻薬は精神依存は起こすが，身体依存は起こさない．
⑧ 薬を指示通りに服薬するために，服薬コンプライアンスを評価する必要がある．
⑨ フェンタニルは，ほかの医薬品と区別して，鍵をかけた保管庫に保管することが法律で定められている．
⑩ 麻薬は，使用後に余ったものは破棄してよい．
⑪ 漢方薬は，複数の生薬の組み合わせで作られているので副作用はない．
⑫ サプリメントは国の基準があり，健康食品に分類される．

解説

① ×：作用する薬は作用薬で，作用を抑制する薬は遮断薬である．
② ○
③ ○
④ ○
⑤ ×：治療域よりも高くなると中毒域となり，副作用が出る可能性がある．
⑥ ×：腎機能が低下していると排泄が遅くなり，血中濃度の低下は遅れる．
⑦ ×：麻薬は身体依存も精神依存も起こす．
⑧ ×：服薬アドヒアランスを評価する必要がある．
⑨ ○
⑩ ×：破棄することはせず麻薬管理者に麻薬処方箋とともに返却する．
⑪ ×：漢方薬も副作用はある．
⑫ ×：サプリメントは日本では基準がない．また，慣例として健康食品とされているが，基準がないことから正式には健康食品に分類されていない．

3 神経に作用する薬

A. 神経の働き

> **POINT**
> - 中枢神経に働く薬は，①抑制薬，②活性化薬，③調整薬に分類できる．
> - 末梢神経に働く薬は，自律神経作用薬と末梢性鎮痛薬がある．

1. 神経系の分類

　神経系は，解剖学的（＝構造）にも生理学的（＝機能）にも，中枢神経と末梢神経とに分類されます．中枢神経には脳（大脳・小脳・脳幹）と脊髄とがあり，末梢神経には自律神経系と体性神経系があります．神経系に作用する薬も，このなかのどの部分に対して働くか，によってその種類も働きかたも大きく違ってくるため，まずは「中枢神経作用薬」と「末梢神経作用薬」とに大きく分類されます（**図 3-1**）．

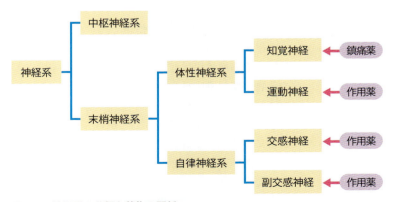

図 3-1　神経系の分類と薬物の関係
体性神経系の知覚神経に作用するのは，末梢性鎮痛薬の一部である．

34　第3章　神経に作用する薬

2. 中枢神経の役割と構成要素

　中枢神経は，高次脳機能および姿勢・運動統合をつかさどります．高次脳機能には認知（知覚，記憶，学習，思考，判断など）と精神機能（情動）が含まれ，これらを達成するために複雑なネットワーク（神経回路）を形成しています．1つ1つの神経回路は以下に挙げる神経伝達物質によって制御されていることから，それぞれのシグナル伝達経路が薬物の作用対象となります．

a. 神経伝達物質

（1）γ-アミノブチル酸 gamma amino butyric acid（GABA）

　抑制性シグナルの代表格で，受容体には $GABA_A$ および $GABA_B$ の，2種類のサブクラスが知られています．この2つは，構造と情報の伝わり方が少し異なります．$GABA_A$ 受容体はイオンチャネルが共役しており，細胞内へ Cl^- を流入させることによって情報を伝えます．一方，$GABA_B$ 受容体は Gi タンパク共役型で，セカンドメッセンジャーとしての cAMP を減らすことによって指令が伝わります．どちらの受容体も「神経の興奮を抑えて鎮める働き」は共通していますが，実際の医療で使われるベンゾジアゼピンやバルビツール酸などの薬物が働く相手は $GABA_A$ 受容体で，ここを刺激することによって筋弛緩，抗てんかんおよび抗不安といった効果につながります．

（2）グルタミン酸

　グルタミン酸は GABA とは逆に興奮性シグナルの代表格で，G タンパク共役型とイオンチャネル共役型の受容体があります．そのうちイオンチャネル共役型の受容体は，NMDA 型，AMPA 型，カイニン酸型に分類され，たとえば NMDA 型受容体はアルツハイマー型認知症との関係が指摘されています．

（3）その他の伝達物質

　GABA とグルタミン酸が中枢神経に特有の伝達物質であるのに対し，中枢神経と末梢臓器の両方で働く伝達物質としてカテコールアミン，アセチルコリン（ACh），セロトニンがあります．カテコールアミンのなかではドパミンがパーキンソン病，うつ病，統合失調症に関与し，ACh はパーキンソン病，認知症において重要な役割を果たします．セロトニンはうつ病や不安に大きく関与します．

b. 中枢神経系特有の薬物動態

　中枢神経作用薬には，ほかの薬にはない薬物動態学上の特徴があります．それは，脳の血管には血液脳関門と呼ばれる特殊な構造・機能があるため「多くの薬物が脳組織内へ入りにくく，効果を表すための障壁となる」という点です．血液脳関門は，中枢神経系が生体全体を制御するための司令塔であり，各臓器のなかでも特に重要であることから，外部からの物質を簡単には中に入れず，厳重に守ろうとする合理的な仕組みです．同じ理由から，類似のものに「血液胎盤関門」および「血液精巣関門」があり，それぞれ胎児および遺伝子情報を厳重に守ろうとしています．

　図3-2 に脳の血管の構造を示します．血管は二層ないし三層構造をしていますが，いずれの場合も最も内側にあって血液とじかに接するのは血管内皮細胞

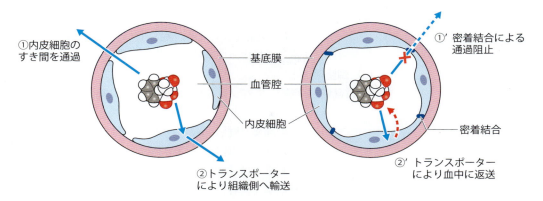

図 3-2　血液脳関門を形成する脳血管の構造
a は，通常の毛細血管における薬物の組織移行を示す．
b は，脳毛細血管における移行抑制を示す．

です．この内皮細胞は，薄いながらも，内周全体を囲んでいます．血流に乗って運ばれてきた薬物は，各臓器の毛細血管から組織中へしみ出てゆくことによって初めて，（その組織中にある）作用標的分子に働きかけることができます．このとき薬物分子は，①内皮細胞同士の隙間をすり抜けて組織中へとしみ出すか，②取り込み型トランスポーターの働きでいったん内皮細胞の中へ取り込まれたのち，細胞の中を横切ってから排出型トランスポーターによって組織側へはき出されるか，のどちらかによって血管壁を通過します（薬物動態 ADME の「分布相」にあたります）（図 3-2a）．

(1) 密着結合 tight junction

　脳血管の特徴として，内皮細胞同士の接合部が近接していて，固い結合で結ばれており，これを密着結合といいます（別名「閉鎖帯」）．このため細胞間のすき間が狭く，特に分子量の大きい物質は通過が難しくなります（図 3-2b）．

(2) 薬物排出トランスポーター

　前述した密着結合に加えて，脳血管の内皮細胞では，いったん細胞内に受け入れた薬物分子を「組織中に向けて送り込む」ものだけでなく，送られてきた血管腔に向けて逆向きに「返送」するトランスポーターがたくさん分布しています．

　代表的なものとして MDR1（multi-drug resistance，別名：P 糖タンパク）があります．これによって，体にとって有害な物質を脳内に入れることなく，中枢神経系を守ることができます（図 3-2b）．

c. 中枢神経作用薬

　中枢神経作用薬は，大きく分けて抑制薬，活性化薬，調整薬の 3 つのグループに分類することができます．

(1) 抑制薬

　「脳の異常興奮が原因で起こる痙攣発作」を抑える抗てんかん薬や筋弛緩薬・抗痙縮薬，睡眠薬・抗不安薬などがあります．

●嗜好品でもあるカフェインも，中枢神経作用薬の分類「中枢神経機能を刺激または活性化する薬」に含まれる．

36 第3章 神経に作用する薬

（2）活性化薬

「ドパミンの働きが足りないために起こるパーキンソン病」に対して，ドパミンを活性化することによって病状を改善する薬や認知症治療薬があります．

（3）調整薬

神経機能を調節してバランスをとる抗うつ薬や統合失調症治療薬があります．

　ここに示した抑制薬/活性化薬という分け方は最終的に脳の働きが減る/増えることを表しており，「薬理学的な受容体刺激薬，受容体遮断薬」という分類とは異なります．刺激薬は「受容体がもともともっている働き」を増やすものであり，逆に遮断薬は「受容体がもともともっている働き」を減らすものです．具体例を挙げると，睡眠薬として使われるジアゼパムは「抑制性シグナルを伝える働きのベンゾジアゼピン受容体」を刺激することによって脳の活動を抑制し催眠効果を発揮します．したがって，この薬物は「受容体刺激薬であるが，最終的な働きとしては脳機能に対する抑制薬」になります．

3. 末梢神経の役割

a. 不随意制御としての自律神経系

（1）自律神経とは

　自律神経は「内臓を動かすための神経」であり，しかも「昼と夜との，オン/オフスイッチを切り替えてくれる神経」です．このような交感/副交感神経の切り替えは，私たちが意識しなくても勝手に体がやってくれる，いわゆる不随意で制御されています．したがって，この切り替えがうまくいかなくなった状態を「自律神経失調症」と呼び，必要がないときに体がほてったり，心拍数が増えて動悸がしたりする症状につながります．

（2）交感神経と副交感神経

　自律神経は大きく2つに分かれており，それぞれ交感神経，副交感神経と呼びます．交感神経は「日中に，体の活性を高めて力を発揮する」ための指令を出します．一方，副交感神経は「夜間に，体を休めて力を蓄える」ための指令を出します．

（3）二重支配と拮抗支配

　ほとんどの臓器には交感神経と副交感神経両方の神経線維が分布しており，これを「二重支配」と呼びます．さらにこの交感神経・副交感神経は，それぞれの臓器に対してスイッチオン/オフの指令が必ず逆の方向に働きます．たとえば，心臓に分布する自律神経は交感神経刺激で心拍数や心拍出量増加の方へ働きが増えるのに対し，副交感神経刺激では心拍数減少・拍出量減少で心臓を休める方向の指令が伝わります．一方，消化器系は主に夜間に仕事をするため，交感神経刺激では腸蠕動・消化液分泌が抑制されて消化吸収が進まないのに対し，副交感神経刺激では腸蠕動・消化液分泌が活発化して消化吸収が活発に行われます．このように，交感/副交感神経の刺激が真逆の結果をもたらすこの大原則を「拮抗支配」と呼びます．

　交感神経系が活性化する状況（シチュエーション）を的確に表す言葉に「3F」

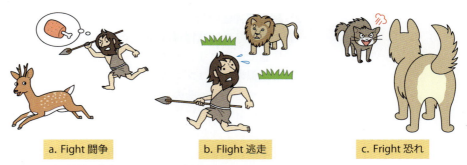

図3-3 交感神経が活性化される3つのシチュエーション（3F）

があります．これは"Fight（闘争）", "Flight（逃走）", "Fright（恐れ）"を意味しており，いずれの場合もアドレナリンが盛んに放出されて心肺機能を高めることにより活動を支えるので，一括して覚えやすくなっています（図3-3）．

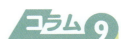

「主従関係」というより「W主演」

「副」交感神経という名称には注意が必要で，これは「交感神経が主役であり副交感神経は脇役」という意味ではありません．英語名のsympathetic nerveおよびpara-sympathetic nerveという名称にも注目してください．生理機能の裏表を表す名称としてはこちらの方が理にかなっており，日本語名称は誤解を招きやすいといえます．

b. 自律神経

自律神経系の生理学的な情報伝達物質は，交感神経がアドレナリン，副交感神経がAChを基本とします．交感神経作動薬として人工的に合成されたアドレナリン，あるいは副交感神経作動薬として人工的に合成されたAChが治療薬として投与されます．ほかに，それぞれと似た化学構造をもつ合成薬を用いて，作用点となるアドレナリン受容体や，ムスカリン受容体を刺激する薬物もあります．

(1) 交感神経の情報伝達物質

交感神経の情報伝達物質は，必須アミノ酸であるチロシンを原料として合成されるカテコールアミン類であり，その最終産物がアドレナリンです．アドレナリンだけではなく，その途中で作られるノルアドレナリン，ドパミンもまたカテコールアミン類であり，神経伝達物質としてそれぞれの受容体に結合・刺激することによって指令を伝えます．「チロシン」→「レボドパ」→「ドパミン」と代謝されてゆく途中にある「レボドパ」は，パーキンソン病の治療に使われます．これは脳内に取り込まれたレボドパがドパミンに変換されて，脳内で伝達物質の役割を果たすためです（ドパミン前駆体は本章E「抗パーキンソン病薬」を参照）．

（2）副交感神経の情報伝達物質

　副交感神経の伝達物質は ACh です．ACh は神経伝達を行ったのち，シナプス内で酵素であるコリンエステラーゼによって速やかに分解されます．また，血中にも類似の偽コリンエステラーゼが存在し，薬物として入ってきた ACh を速やかに分解します．そのため，頻繁に使われるのは，後述する①コリンエステラーゼでは分解されにくい改良を加えた ACh 類似品（コリンエステラーゼ抵抗性コリンエステル類：ベタネコールなど）か，または②コリンエステラーゼを阻害することによって ACh が壊されるのを防ぎ，貯められた ACh の働きでコリン作用を発揮する「コリンエステラーゼ阻害薬」（ネオスチグミン，ドネペジルなど）であり，ACh の効果がある程度の時間，長く続くようになります．

c. 体性神経

　体性神経のうち感覚神経は，末梢組織で発生した傷害を痛み（警告）として伝える役割があります．もともとは自分の身体を正常に守るために働いてくれるはずの「痛み」ですが，これが強すぎたり，長く続きすぎたりすると，体にとって負担となります．そこで薬物を使って痛みを和らげ，そのストレスから解放することが生体にとって利益となります（鎮痛）（6章「痛みと炎症に作用する薬」参照）．

B. 自律神経系に作用する薬

POINT

- 交感神経と副交感神経の二重支配・拮抗支配が自律神経系の基本原理である．
- 交感神経のアドレナリン，副交感神経のアセチルコリン（ACh）が情報伝達物質である．

1. 自律神経作用薬の分類

　自律神経は，さまざまな内臓をバランスよく動かすための司令塔であり，アクセル役の交感神経と，ブレーキ役の副交感神経に分類されます．さらに体内の情報伝達物質がそれぞれ異なるので，制御に使う薬物も両者で違ったものになります．自律神経作用薬は，受容体刺激薬，受容体遮断薬，伝達物質の代謝に影響する薬物の3つに分類できます．伝達物質の代謝に影響する薬物としては，副交感神経の伝達物質である ACh に対して，その分解酵素（コリンエステラーゼ）を阻害することによって ACh 作用を増強する薬（コリンエステラーゼ阻害薬）が該当します．

2. 交感神経刺激薬

a. 生理的情報伝達物質
(1) アドレナリン

　アドレナリン受容体にはα受容体，β受容体の2種類があり，それぞれがさらにサブクラスに分かれています．つまり，$α_1$，$α_2$，$β_1$，$β_2$，$β_3$の5つが知られています（**表3-1**）．生命維持のために重要な働きが多いのですが，特に代表的なものとしては$α_1$受容体刺激による血管収縮と，その結果として起こる全身血圧の上昇があります．また$β_1$受容体刺激は心臓の働きを活発化させる心機能亢進作用があり，心拍数や心筋収縮力を増大させ，その結果心拍出量が増加します．もう1つ，$β_2$受容体刺激は全身の平滑筋を弛緩させる働きがありますが，その結果たとえば気管支平滑筋が緩むと気道が拡張し，呼吸を助けることになります．気管支喘息における呼吸困難は，$β_2$受容体刺激が有効な治療になります．内臓に分布する血管はこの$β_2$受容体刺激によって弛緩し，血流量が増えます．

　アドレナリンの臨床適用としては，アナフィラキシーショックの治療に用いられる「エピペン」が有名です．アナフィラキシーショックでは低血圧および呼吸困難を早急に改善する必要があることから，医療従事者でなくても投薬できるように設計された，筋肉注射器具を用いて投与します．

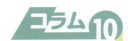

アナフィラキシー

　「アナ」は離れること，「フィラキシー」は防御，をそれぞれ意味する言葉です．すなわち，アナフィラキシーとは「われわれがもともと備えていた防御機構が離れていってしまい，自分自身を守れなくなった危機的状況」を意味します．その正体は「ヒスタミンの大量放出による，低血圧ショックと呼吸困難」で，I型アレルギー反応が強く働いた状態に該当します．ヒスタミンは血管内皮細胞のヒスタミンH_1受容体を刺激することによって一酸化窒素（NO）を放出させます．このNOが隣にある中膜平滑筋を弛緩させることで血管が広がり，血圧は大きく低下します．またヒスタミンは気管支平滑筋のH_1受容体も刺激してこれを収縮させるため，気道が狭くなって呼吸困難も起こします．このような状況は脳への酸素供給を大きく減らすことから生命の危機となるため，速やかに救助する必要があります．アドレナリンは即効性があり，血管平滑筋収縮と心機能亢進により血圧を回復し，気管支平滑筋を弛緩させて気道を拡張するので，アナフィラキシーショックの治療では第一選択薬となります．

　アドレナリンのこのような効果は，文字通りアドレナリン受容体への刺激によるものです．ショックの原因になっているヒスタミン受容体に対して働いているわけではなく，それとは別のアドレナリン受容体に効いてその影響を打ち消すことから「生理学的拮抗」と呼ばれます．これは，同じ1つの受容体を複数の薬物が取り合う「薬理学的拮抗」とは仕組みが異なります．

表 3–1　アドレナリン受容体の分類と代表的作用

受容体	サブクラス	主な分布	作　用
α	α_1	血管平滑筋	血管収縮・全身血圧↑
	α_2	シナプス前膜	伝達物質遊離↓
β	β_1	心臓	心拍数↑・心筋収縮力↑
	β_2	気管支平滑筋	気道拡張
	β_3	脂肪組織	分解促進

（2）ノルアドレナリン

　ノルアドレナリンもアドレナリンと同様にアドレナリン受容体に結合して指令を送りますが，アドレナリンに比べると β_2 受容体に対する働きは弱いです．α_1 受容体刺激による血圧上昇は，よく知られています．

（3）ドパミン

　ドパミンはアドレナリン受容体とは別の，独自のドパミン受容体に結合して刺激します．中枢神経における働きが重要ですが，末梢組織の受容体は D_1 および D_2 受容体に分類されます．特に D_1 受容体刺激によって起こる腎臓の血管拡張は腎血流を増やす働きがあることから，これも生命維持に重要な意味をもちます．

b．合成刺激薬

（1）フェニレフリン

　α_1 受容体を選択的に刺激し，血管を収縮します．血圧を上げるために使用します．

（2）イソプロテレノール（イソプレナリン）

　β_1 受容体刺激作用によって心拍出量を増やし，β_2 受容体刺激作用によって内臓血管を拡張させます．その結果，収縮期血圧は上昇し，拡張期血圧は下がります．

（3）ドブタミン

　β_1 受容体を選択的に刺激して心収縮力を増強させ，心拍出量を増やします．急性心不全の治療に用います．

（4）サルブタモール

　β_2 受容体を選択的に刺激し，気管支平滑筋を弛緩することによって気道を拡張するので，喘息の治療に用いられます．

3.　交感神経遮断薬

a．α 受容体遮断薬（α 遮断薬）

　フェントラミンは α_1・α_2 受容体を遮断するため，褐色細胞腫においてアドレナリン過剰放出による高血圧の解消に用いられます．プラゾシンは α_1 受容体を選択的に遮断し，高血圧治療に用いられます．

b．β 受容体遮断薬（β 遮断薬）

　β_1 受容体の遮断は心拍数低下や心拍出量抑制により降圧および不整脈抑制に有効です．プロプラノロールは β_1 受容体だけでなく β_2 受容体も非選択的に遮断するため，気管支収縮による喘息悪化が副作用としてみられます．アテノ

B. 自律神経系に作用する薬　**41**

ロールなどの選択的β_1受容体遮断薬ならばβ_2受容体には影響しないため，より安全に用いられます．

4. 副交感神経刺激薬

　副交感神経の生理的情報伝達物質であるAChが人工的に合成され，製剤として用いられています．ただしこの製剤はコリンエステラーゼによる分解が早く，血中半減期が短いことから適応範囲が限定的です．よってこの分解を防ぐ工夫がされたベタネコールなどの薬物がよく用いられます．

　副交感神経におけるAChシグナルはムスカリン受容体を介して伝達され，M_1〜M_3のサブクラスがあります．腸蠕動や分泌刺激の指令を送るのはM_3受容体であり，心臓にブレーキを掛け徐脈化するのはM_2受容体経路です．

a. ベタネコール（コリンエステル類）

　AChの構造を一部変え，受容体刺激活性を保ったままコリン分解酵素（コリンエステラーゼ）による代謝を受けにくい形にして生体内寿命を延ばしたものです（＝コリンエステラーゼ抵抗性）．消化管運動および排尿を促進します．

b. ネオスチグミン（コリンエステラーゼ阻害薬）

　生体内のコリンエステラーゼを阻害すると，生理的AChが失活せずに長く留まり，これが受容体を繰り返し刺激することによって副交感神経活性が高まります．コリンエステル類と同様，腸管の麻痺性イレウスや排尿困難に用いられます．医薬品となるコリンエステラーゼ阻害薬が可逆性の阻害薬であるのに対し，不可逆的に阻害する物質は毒薬として生命の危険をもたらしますので注意が必要です．有機リン系殺虫剤や毒ガスのサリンなどがこれに該当します．

5. 副交感神経遮断薬

a. アトロピン

　アトロピンは競合的拮抗によってムスカリン受容体のすべてのサブクラス（M_1〜M_3）を遮断します．その効果として，たとえば心臓のM_2受容体を遮断して心拍数を増加させることができます．これは心蘇生のときにも用いられます．消化管のM_3受容体を遮断すると消化液の分泌を抑制し，腸蠕動を抑制します．これは開腹手術がしやすくなるため，麻酔補助薬として用いられます．

> ●**競合的遮断薬**
> 作動薬は受容体を活性化する役割を持つ．その作動薬や競合するはずのポケットに先に結合し，活性化が起こらないよう蓋をしてしまう薬を指す．

　「交感神経と副交感神経」および「受容体刺激と受容体遮断」は，それぞれ反対の働きをしています（**表3-2**）．そのため，この2つの組み合わせである「アドレナリンによる交感神経刺激」と「アトロピンによる副交感神経遮断」が，どちらも同じ効果をもたらします．アドレナリンが心臓のβ_1受容体を刺激すると，心拍数は増加し，心筋の収縮力も高まり心拍出量は増えます．一方，アトロピンが心臓のM_2受容体を遮断すると，心拍数を下げたり，収縮力を弱めたりする経路が遮断されるので心臓は働かざるを得ません．たとえていえば，「ブレーキから足を離して，止まらなくする」働きです．実際に，救命救急外来で心蘇生を行うときにはアドレナリンとアトロピンが同時に使われます．これはどちらの薬も心臓を動かして止めないようにする，という方向性が共通して

42 第3章 神経に作用する薬

表3-2 「交感神経/副交感神経の拮抗支配」と「受容体刺激/遮断」の関係

受容体に対する作用		交感神経	副交感神経
	刺激	力を発揮 アドレナリン	力を蓄える アセチルコリン
	遮断	力を節約（蓄える） プロプラノロール	力を発揮 アトロピン

交感神経と副交感神経は，力を発揮する命令と力を蓄える命令とで，お互いに逆の働きをする．受容体に対する刺激薬と遮断薬も，指令を伝えるのかそれとも指令を止めてしまうのか，ちょうど逆の関係にある．
したがってアドレナリンで交感神経を刺激することは「力を発揮しなさい」という注文，アトロピンで副交感神経を遮断するのは「休んじゃダメだよ」という注文で，どちらも体の活性を高めて動きを活発にする（赤）．

いるから，同時に使用しても効果は競合せず，効率的といえます．
　このような現象は，先に述べたように交感神経と副交感神経とがちょうど真逆の命令を出す，「拮抗支配」の関係にあることが理由です．そのためにやはり反対の関係にある，受容体の「刺激」と「遮断」とを組み合わせることによって，このように「同じ結果をもたらす薬物療法」を作ることができるわけです（同じような理由で，副交感神経刺激薬のAChと，交感神経遮断薬のプロプラノロールも「心拍数を下げてゆっくりにし，収縮力を弱めて心拍出量を減らす」という結果が共通します）．

C. 筋弛緩薬・抗痙縮薬

POINT

- 作用機序から，中枢神経系に作用する中枢性筋弛緩薬と，末梢の骨格筋自体に作用する末梢性筋弛緩薬に分類される．
- リハビリテーションでは，脳性麻痺や脳血管障害後の痙縮改善に用いる．

1. 筋弛緩・筋痙縮とは

　筋肉の緊張状態が長く続くと，肩こり，腰痛，頭痛などの症状が発生します．また筋肉が過度に緊張すると，手足がこわばったり突っ張ったりして動きにくくなり，あるいは意思に反して勝手に動いてしまう，といった問題を起こします（筋痙縮）．このような理由から，不必要に長く続く筋緊張や過度の筋緊張は解除する必要があり，その方法としては薬物を使うものと使わないものとがあります．
　一般的に医学の領域で筋弛緩というと，たとえば全身麻酔をかけて開腹手術を行うときを意味します．腹壁の筋肉が緊張状態にあると作業が非常にしづらいので，これを緩めて操作のしやすい柔らかい腹部にします．一方，リハビリテーションの領域では，脳性麻痺患者や脳血管障害片麻痺患者の痙縮を改善す

C. 筋弛緩薬・抗痙縮薬 **43**

るために筋弛緩を行います．本項ではリハビリテーション領域での用途を中心に整理します．

筋弛緩薬は，作用部位によって中枢性のものと末梢性のものに分けられます．

2. 中枢性筋弛緩薬

a. バクロフェン

γ-アミノ酪酸（GABA）は抑制性シグナルを伝える神経伝達物質の代表格です．受容体刺激薬としては，$GABA_A$ 受容体アゴニストが抗不安薬・睡眠薬として使われることがよく知られています．これに対してバクロフェンは Gi タンパクが共役する $GABA_B$ 受容体を刺激するアゴニストで，主に脊髄の γ 運動ニューロンに作用して単シナプス反射および多シナプス反射を抑制します．脊髄損傷や多発性硬化症での筋弛緩にも使われます．基本は内服薬ですが，特別な使い方として皮下にポンプを植え込んでおいて持続的にくも膜下腔に注入する方法も取られます（バクロフェン髄注療法：ITB）．眠気やめまいなどが副作用としてみられることがあります．

b. チザニジン

α_2 受容体作動薬です．チザニジンは神経シナプス終末の α_2 受容体を刺激することにより，ここからのノルアドレナリン放出を抑制し，その結果，シナプス伝達自体が抑制され多シナプス反射が起こりにくくなるため筋緊張が緩む仕組みです．疼痛緩和作用も併せ持っています．内服で用いられますが，急激な血圧低下，ふらつき・転倒などの副作用に注意が必要です．

c. トリヘキシフェニジル

内服で用いられる抗コリン薬で，線条体のムスカリン受容体を遮断することによってパーキンソン症候群の振戦や筋固縮に対し有効です．末梢のムスカリン受容体も遮断するために口渇，排尿困難，便秘などが副作用としてみられ，高齢者では認知症を発症しやすいことに注意が必要です．

d. ジアゼパム，エチゾラム

ベンゾジアゼピン系と呼ばれる薬物で，γ-アミノ酪酸（GABA）受容体のうち $GABA_A$ タイプを刺激します．ジアゼパムやエチゾラムがこの受容体に結合すると Cl^- チャネルが開きやすくなり，抑制性の Cl^- シグナルが増えることによって筋弛緩をもたらします（**図3-4**）．筋弛緩作用は脊髄の $GABA_A$ 受容体を刺激することによって現れますが，大脳皮質や辺縁系への作用によって抗不安効果や痙攣の抑制，脳幹網様体への作用は催眠となって現れます．内服または注射で用いられ，副作用としては呼吸抑制に注意が必要です．依存形成されやすいことがこの薬物の短所です．

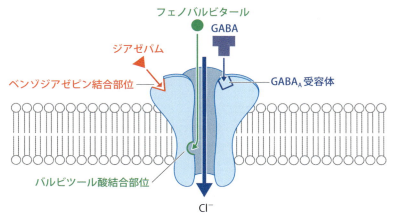

図 3-4　GABA_A受容体の構造とアロステリック結合
GABA本来の働きを青字で示してあり，それに対するベンゾジアゼピンのアロステリック効果を赤字で，バルビツール酸のアロステリック効果を緑字で示してある．

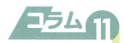

アロステリック効果とは？

　「本来の受容体ポケットとは異なる，別の場所に結合することによって，もともと備わっているシグナル伝達を変化させる」効果のことです．GABA_A受容体に対するベンゾジアゼピン系睡眠薬や，バルビツール酸系睡眠薬が典型例です．GABA_A受容体に対する本来の刺激薬はγ-アミノ酪酸（GABA）であり，これが結合することによってチャネルが開き，細胞外から中へと流入してくる塩素イオン（Cl⁻）が細胞内メッセージの役目を果たします．この仕組みに対して，GABAとは違う別のポケットにベンゾジアゼピンやバルビツール酸が結合すると「GABAが受容体に結合した時のCl⁻シグナルを増強する」ことによって，GABA経路の鎮静効果を高めます．「アロステリック」という言葉自体がもともと「別の場所」という意味をもつので，このような仕組みの働き方をよく表す名前が付けられています．

3. 末梢性筋弛緩薬

a. ダントロレン

　筋小胞体からのCa^{2+}遊離を抑制することによって筋肉を弛緩させる，筋直接型弛緩薬です．脊髄性痙性麻痺や小児脳性麻痺，脳卒中痙性麻痺などに内服で使われます．全身麻酔の重篤な副作用である悪性高熱症はCa^{2+}の大量放出が原因で起こることから，この薬物が静脈内注射で使われます．副作用として呼吸抑制，ショックなどに注意が必要です．

b. ボツリヌス毒素

　ボツリヌス菌が生成する毒素を使った製剤は，神経筋接合部においてAChの遊離を抑制することにより筋肉が弛緩します．四肢痙縮，顔面麻痺，痙性斜頸に対して主にA型毒素製剤が筋肉注射で用いられます．効果が2〜3日後から

D. 抗てんかん薬　**45**

現れ，3〜4ヵ月続きます．この効果が消えたら，再び注射します．呼吸困難や嚥下障害が副作用として重要です．

c. その他

　末梢性筋弛緩薬としては脱分極性遮断薬のスキサメトニウム，競合性遮断薬（非脱分極性）のベクロニウムおよびツボクラリンがあり，喉頭部の筋緊張を和らげて気管内挿管をしやすくする場合などに使います．そのほかフェノールブロック注射があります．痙縮の軽減や痛みの抑制に使われてきましたが，フェノール自体は神経破壊薬であり慎重に行う必要があります．ボツリヌス治療の普及に伴い，実施数は減少しています．

リハビリテーション実施上の注意点　**筋弛緩薬・抗痙縮薬とリハビリテーション**

　多くのセラピストが，"痙縮＝悪" と思いがちですが，痙縮は体重支持などにおいては，むしろ有益な側面もあります．したがって，安易に抑制すればよいというわけではなく，種々の検査とともに動作観察・分析をしたうえで，対象筋の痙縮抑制が有効となるか否かを見極めなければなりません．

　痙縮治療の第一選択肢は，筋伸張を中心とした理学療法と内服治療です．内服薬は全身に作用するために眠気や脱力感，筋力低下などの症状をきたすので，それを念頭に置いてリハビリテーションを実施する必要があります．

　一方，ボツリヌス療法やフェノールブロック療法は，注射による局所的な痙縮抑制が可能な方法です．ボツリヌス療法は，2010 年の保険適用を機に，また，従来のフェノールブロック療法よりも手技が容易であることから，現在広く普及しています．理学療法士・作業療法士はボツリヌス療法前後における modified Ashworth scale（MAS）変化を評価し，その有効性を確認します．また，治療効果を増強・長期化させるために有効期間内（3〜4ヵ月）に拮抗筋の強化や運動学習，ストレッチによる関節可動域の拡大，装具療法との併用など適切なリハビリテーションを実施することが重要です．

D. 抗てんかん薬

POINT

- 部分発作と全般発作とで治療薬が大きく異なる．
- それぞれに第一選択薬，第二選択薬が位置づけられる．

1. てんかんとは

a. 病態と症状

　てんかんでは，脳神経が異常に興奮して必要のない指令を出すことによって痙攣や意識消失などの症状が現れます．頭部外傷，脳出血，脳梗塞，脳腫瘍，脳炎などの原因があり，それにより傷害された部分から異常電流が流れること

表3-3 てんかんの発作型分類と第一・第二選択薬

発作型		第一選択薬	第二選択薬
部分発作		カルバマゼピン ゾニサミド	フェニトイン バルプロ酸
全般発作	強直間代発作 間代発作	バルプロ酸	ラモトリギン フェノバルビタール
	欠神発作	バルプロ酸 エトスクシミド	ラモトリギン[*1]
	ミオクロニー発作	バルプロ酸 クロナゼパム	レベチラセタム[*2]
	強直発作 脱力発作	バルプロ酸	ラモトリギン

[*1] ラモトリギン：主に神経細胞の Na^+ チャネルを阻害し，グルタミン酸放出を抑制し，ニューロンの興奮を低下させることが，作業機序として考えられている.
[*2] レベチラセタム：神経伝達物質の入った小胞体に作用し，グルタミン酸放出を抑制し，ニューロンの興奮を低下させることが，作用機序として考えられている.

で症状が現れると考えられています．ただし，子供のてんかんのように原因がはっきりしないものもあります.

b. 分類と特徴

大きく分けて部分発作と全般発作があります（**表3-3**）.

（1）部分発作

部分発作は異常電流が限られた部分にだけ発生するものです．さらに部分発作は単純部分発作と複雑部分発作，二次的全般化に細かく分かれます．単純部分発作は意識消失を起こさないもので，意識消失を伴う場合は複雑部分発作にあたります（以前は「側頭葉てんかん」と呼ばれていました）．部分発作から始まっても，時間とともに強直間代発作へと移行する場合は二次的全般化と呼ばれます.

（2）全般発作

全般発作は，脳全体に広く異常電流が流れると考えられています（両側の大脳半球）．強直間代発作，間代発作，欠神発作，非定型欠伸発作，ミオクロニー発作，強直発作と脱力発作とに分けられます．これとは別に特殊なものとして，てんかん重積発作があります.

最も多い病型は，従来「大発作」と呼ばれていた強直間代発作です．これは体が弓のように反り返る筋硬直ではじまり，その後ガクガクと振動する律動性の痙攣が起こり，睡眠を経て回復します．痙攣を伴わない意識障害は全般発作のうちの欠神発作にあたり，旧来「小発作」と呼ばれていました．最も重篤なのはてんかん重積発作で，強直間代発作が30分以上続き，その間意識が戻りません．治療薬もほかの病型とは異なります.

c. 治　療

治療の中心は薬物療法ですが，それ以外にも食事療法や迷走神経刺激術などが長期的に行われ，発作の軽減が見られる場合もあります.

神経細胞の興奮は，Na^+ チャネルや Ca^{2+} チャネルを通って流れ込む Na^+，Ca^{2+} のシグナルによって伝えられます．したがって，Na^+ チャネル遮断薬や Ca^{2+} チャネル遮断薬を使って異常興奮を止める方法がとられます．別の方法と

して，私たちの体にはもともと神経興奮を止めようとする「抑制性シグナル」も備わっていることから，たとえばその代表格である GABA 受容体機能を増強する薬物を治療に使うことができます．ここでいう「抑制」とは，神経過敏や反射，イライラするなどといった状態を抑えて落ち着かせる効果のことです．この抑制が深くなると意識消失に至ります．

　第一選択薬としては，部分発作にはカルバマゼピン，全般発作にはバルプロ酸が代表的です．例外はてんかん重積発作で，ジアゼパムが第一選択薬になります（**表 3-3**）．

　てんかん治療薬は安全域の狭いものが多く，薬物血中濃度が高くなり過ぎるとさまざまな副作用につながりやすいことから，血中濃度を厳密に管理するためのモニタリング therapeutic drug monitoring（TDM）対象になるものが多くあります．慢性疾患であり，長期間にわたって薬物を使用する必要性もあることから，この点に注意が必要になります．

2. 部分発作に使う抗てんかん薬

a. 第一選択薬

（1）カルバマゼピン

　部分発作に対する第一選択薬で，主に膜電位依存性 Na^+ チャネルを不活性化することによって痙攣の症状を抑えます．これと併せて Ca^{2+} チャネルに対しても抑制効果があり，てんかんのほか神経障害性疼痛や双極性障害にも用いられます．内服で用いますが，副作用として皮膚症状の中毒性表皮壊死融解症や，めまい・ふらつき・運動失調などの小脳症状が知られています．

（2）ゾニサミド

　複雑部分発作の第一選択薬です．T 型 Ca^{2+} チャネルおよび Na^+ チャネルを抑制することによって効果を示します．もともとてんかん治療薬として開発されましたが，ドパミン合成を促進するとともにモノアミン分解を抑制する効果を併せ持つことがあとから分かり，パーキンソン病の治療にも用いられるようになりました．副作用として腎結石や代謝性アシドーシスがあります．

b. 第二選択薬

（1）フェニトイン

　単純部分発作および二次的全般化の第二選択薬であるほか，全般発作のなかのてんかん重積発作においても第二選択薬として使われます．Na^+ チャネルを遮断することによって神経細胞の興奮を抑えます．二次的全般化では痙攣の伝播を抑える（抗痙攣作用）ことで効果を発揮します．血中濃度のわずかな増大で副作用が出やすいため，血中濃度モニタリングの対象になります．運動失調や眼振などの小脳症状が出現しやすく，長期投与では認知障害や学習能力の低下もみられます．このほか歯肉肥厚や催奇形性もあります．

3. 全般発作に使う抗てんかん薬

a. 第一選択薬

（1）バルプロ酸

全般発作の第一選択薬として用いられます．その主な機序はNa^+チャネル抑制ですが，高濃度になると視床ニューロンのT型Ca^{2+}チャネルも抑制し，さらにGABA$_A$受容体－Cl^-チャネル系を増強することによって鎮静効果も併せ持ちます．精神科領域では双極性障害（躁うつ）の治療にも使われます．副作用に高アンモニア血症，傾眠などがあります．

（2）ジアゼパム

てんかん重積発作の第一選択薬です．ベンゾジアゼピン系薬物の代表格で，GABA$_A$受容体－Cl^-チャネル経路をアロステリック効果により増強します（本章C「筋弛緩薬・抗痙縮薬」参照）．内服と注射の両方で使われますが，副作用として呼吸抑制，さらに依存形成しやすい点に注意が必要です．

（3）エトスクシミド

T型Ca^{2+}チャネルを特異的に抑制する一方，Na^+チャネルには影響しません．欠神発作に対して有効です．副作用としては頭痛，眠気といった中枢神経症状のほか，消化器症状（嘔吐），骨髄抑制（顆粒球減少による感染症）があります．

（4）クロナゼパム

ジアゼパムと同じベンゾジアゼピン系薬物でGABA$_A$受容体－Cl^-チャネル系を促進します．これとあわせてT型Ca^{2+}チャネルも抑制し，ミオクロニー発作のほか欠神発作，部分発作にも使われます．眠気，ふらつきのほか依存形成に注意が必要です．

b. 第二選択薬

（1）フェノバルビタール

強直間代発作の第二選択薬として用いられます．比較的低用量で痙攣を抑える効果があり，それよりも高用量では鎮静効果が得られます．ベンゾジアゼピン系薬物と同じように，GABA$_A$受容体にアロステリック結合する結果，Cl^-チャネル開口を促進してシグナルを増強します．副作用としては，高齢者では興奮や錯乱，小児では多動や易刺激性が現れることもあります．

4. その他の抗てんかん薬

a. ガバペンチン

Ca^{2+}チャネルを遮断することによって，シナプス末端からの神経伝達物質（グルタミン酸）放出を抑制して効果を表します．第二選択薬までの効果が不十分な部分発作に用いられるほか，神経障害性疼痛，三叉神経痛，偏頭痛の治療にも用いられます．神経障害性疼痛緩和薬のプレガバリンに似た効果があります．

E. 抗パーキンソン病薬

> **POINT**
> - パーキンソン病の原因はドパミンの不足である．
> - 不足したドパミンを補うためにレボドパ，カルビドパの併用療法がある．
> - ドパミン不足に起因する神経系アンバランスの補正も，症状改善に有効である．

1. パーキンソン病とは

a. 病態と症状

　パーキンソン病は中脳にある黒質線条体で作られているドパミンが減少することによって，運動障害が起こる疾患です．主要な症状が4つあり，①無動・寡動（動きが少なくなり，遅い，または動かない），②振戦（特に安静時，手が小刻みに震える），③筋強剛（筋肉が固くなり関節の動きが悪くなる），④姿勢反射障害（体が傾いたときなど，姿勢を立て直すことができずそのまま転んでしまう），です．その結果，患者の全体像としては「背中を丸めた前傾姿勢で，腕を振らずに小刻みにちょこちょこ歩く」「動きは固くてぎごちない」「静止時にも体を細かく震わせており，動き出すときの動作が緩慢」という特徴があります（図3-5）．

b. 「パーキンソン症候群」とは

　パーキンソン病と似た名称の「パーキンソン症候群」があります．これは，前述した4症状がみられ，患者の外観も同じですが，脳血管障害，水頭症，進行性核上麻痺，大脳皮質基底核変性症や薬剤性などの別の原因があり，その結果としてドパミンの働きがわるくなった病態が「パーキンソン症候群」です．治療としては原因疾患に対する治療（薬剤が原因ならばその中止）が重要で，症状を緩和させるためにはパーキンソン病と同じ治療薬を用います．

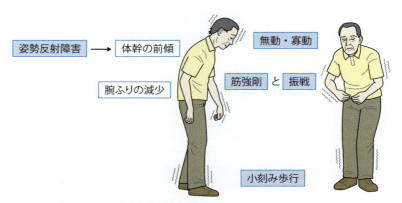

図3-5　パーキンソン病患者特有の外観

c. 特　徴

パーキンソン病の特徴として,「on-off 現象」と呼ばれるものがあります．これは，治療薬を正しく飲み続けているにもかかわらず，突然スイッチが切れたように動きがわるくなって症状が現れたり，逆に突然スイッチが入ったようにうまく動けるようになったりする変化が現れることを意味します．

この on-off 現象は患者の体調が 3 つのステージを行ったり来たりすることによって発生します．つまり①治療域に収まりうまくコントロールできている状態，②治療薬が効き過ぎてジスキネジアが発生する状態，③治療薬が効かなくなって 4 症状が前面に出た状態（wearing-off 現象），が交互に現れます（図 3-6）．

②ジスキネジアという言葉は本来「運動障害」や「動きがわるい」ことを意味しますが，神経症候として用いられるジスキネジアは不随意運動を指しており，口をもぐもぐさせたり手がいつも動いていたりと，本人の意思とは無関係に体が勝手に動く現象です．

逆に，③wearing-off 現象は治療薬の効きがわるくなり，症状を抑え切れない状態のことです．薬を長期間服用している患者で，服用し始めた頃にはよく効いていたのにもかかわらず，途中から効いている時間が短くなってしまう現象です．治療開始から 5 年くらいで半数近くの患者に現れるといわれます．このような効果の現象が，先に説明した「on-off 現象」となって現れてくるものと考えられています．

d. 治　療

健康なヒトが体の動きをスムーズに行えるのは，ドパミンが錐体外路系の神経伝達物質として働き，体のバランスを取ってくれるからです．このドパミンが枯渇して働かなくなると不随意運動などパーキンソン病の症状が出現してきます．したがって，その治療はドパミンの補充が基本となります．ただしドパミンシグナルは，その下流でアセチルコリンシグナル・ノルアドレナリンシグナル・GABA シグナルの調整役を果たしています．そのためドパミンの枯渇に

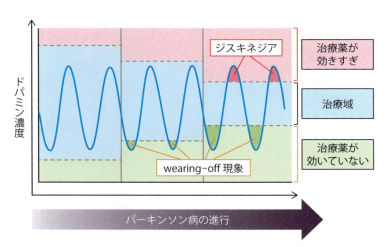

図 3-6　wearing-off 現象の経過

よる障害は症状が多様で，個々の伝達物質に対する治療法の選択肢が沢山あり複雑になります．

（1）薬物療法

　薬物療法は大きく分けて，ドパミンの働きを回復させる方法（ドパミン補充，増強）と，より下流の神経伝達を補正する方法（ドパミン以外）との2つに整理することができます．薬物療法のなかの特殊なものとして，ポンプなどの機械を用いるデバイス補助療法があります．具体的には，ポンプを用いて，レボドパ・カルビドパ配合経腸用液を胃ろうから挿入したチューブを通して空腸に持続的に投与したり，あるいは皮下に持続的に投与したりする方法です．血液中の薬の濃度が安定し，wearing-off 現象やジスキネジアを軽快することができます．

（2）その他の治療法

　薬物以外の治療法としては，運動療法，作業療法により運動機能の維持や改善をするものがあります．また薬を使わないデバイス補助療法として，手術により頭部に細い電線を差し入れ，そこに電気信号のパルスを送って脳を刺激する脳深部刺激療法 deep brain stimulation（DBS）もあります．さらには頭部に超音波を当てて病巣部を刺激する MR ガイド下集束超音波療法 MR guided focused ultrasound surgery（MRgFUS）も 2020 年から始まりました．

2. ドパミン補充療法

　パーキンソン病の発症原因であるドパミンですが，これがそのまま単純に投与されるのではなく，薬物動態の原則に沿って二段階の工夫をこらした治療が行われます．その第一段階は L-ドーパ（レボドパ）の使用であり，第二段階としてカルビドパとの併用があります．

a. レボドパ

　ドパミンを静脈内注射により直接投与しても，不足している現場（＝黒質線条体）までは届きません．これはドパミンが血液脳関門を通過できず，脳内へ入って行けないためです．そこで，必要な部位まで薬物を届けるために，ドパミンの前駆体であるレボドパを投与すると，この物質は脳内に入っていくことができます（図 3-7）．脳内に入ったレボドパは，そこにある代謝酵素の AADC（芳香族アミノ酸デカルボキシラーゼ）の働きによってドパミンへと変換され，不足していた分を補うことができます（補充完了）．副作用には抑うつ，幻覚があります．

b. カルビドパ併用

　上記のように生体内物質の前駆体を使うことは有用な手法であり，さまざまな薬物療法において採用されています．ただしドパミンの場合はこの方法を使っても効率がわるいのが難点です．それは，腸管・肝臓・腎臓などの末梢臓器に代謝酵素の AADC が豊富に存在し，体内に入ってきたレボドパを素早くドパミンへと変換してしまうためです．そのため，血流に乗って脳の手前まで運ばれたとしても，すでにドパミンへと変換されているので脳内に入ることができません．

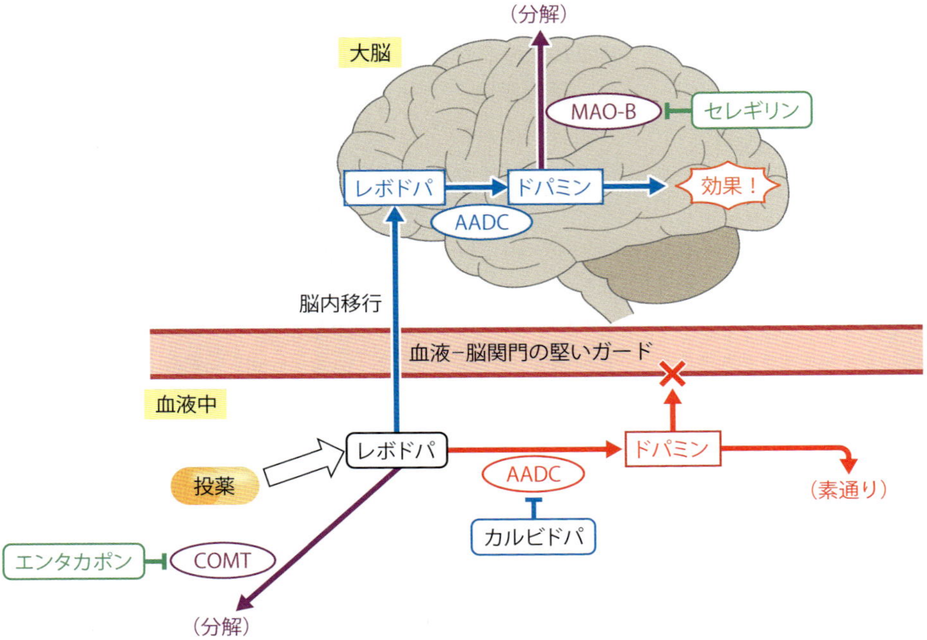

52 第3章 神経に作用する薬

図3-7 ドパミン補充療法とカルビドパ併用の必要性
レボドパ静脈内投与以降について，単独投与時の望ましくない流れを赤で，カルビドパ併用時の有効な流れを青で示す．また酵素による分解を紫で，それに対する阻害薬の効果を緑で示す．
AADC：芳香族アミノ酸デカルボキシラーゼ，COMT：カテコール-*O*-メチルトランスフェラーゼ，
MAO-B：モノアミンオキシダーゼB

このような事態を解決する手法として，レボドパに加えてカルビドパを同時に投与する方法があります．カルビドパは**AADC**に対する酵素阻害薬であり，加えて血液脳関門を通過できないため，脳内には入れません．そのためカルビドパは，レボドパ→ドパミンの変換を「もっぱら末梢組織（＝脳組織外）においてだけ，妨害する」ことになります．つまり，末梢組織を循環しているレボドパがドパミンへと変換されることはなく，そのまま脳内に入ることができます．そこで初めてドパミンへと変換され，不足分を補います（**図3-7**）．

3. ドパミン作用増強薬

a. ドパミン受容体作動薬

ドパミンは脳内のドパミン D_2 受容体を刺激することによって生理的な役割を果たしているため，これに代わり D_2 受容体刺激薬を用いた場合，必要な効果を得ることができます．初代のドパミン受容体作動薬として登場したブロモクリプチンは内分泌疾患にも使われる薬物ですが，麦角アルカロイド*に共通の問題点として心臓弁膜症や悪心・嘔吐などの副作用があります．現在ではこれに代わって非麦角系のプラミペキソールなどが使われます．

b. 分解酵素阻害薬

ドパミンはシナプス内で伝達を行ったあと，MAO-B（モノアミンオキシダーゼB）によって代謝・分解されてその役割を終えます．前駆体レボドパは，

●**麦角アルカロイド**
カビの一種であるバッカクキンが麦の穂に寄生したときに作られる菌の塊が麦角で，このなかで作られる物質は窒素を含んだアルカリ性の有機化合物であることから麦角アルカロイドと呼ばれる．血管収縮作用などによって人体にさまざまな症状を引き起こす毒である．

AADC による変換とは別に COMT（カテコール–*O*–メチルトランスフェラーゼ）による代謝を受け，分解・失活します（**図 3–7**）．これら分解酵素はドパミン系の働きを弱める方向に作用することから，酵素阻害薬により分解を抑制することでドパミン機能を強化することができます．

（1）セレギリン

モノアミンオキシダーゼ（**MAO**）には A 型・B 型の 2 種類があり，そのうちの A 型は主にカテコールアミン（アドレナリン）やセロトニンの分解を，B 型はドパミンの分解を行います．B 型 MAO 阻害薬であるセレギリンを用いることで脳内のドパミン分解を抑制し，レボドパ投与の効果を高めるものとして併用されます．

（2）エンタカポン

カテコール–*O*–メチルトランスフェラーゼ（**COMT**）は末梢組織においてレボドパを分解失活する酵素です．エンタカポンにより COMT を阻害すると，カルビドパの効果と同様にレボドパを血中に高濃度で維持することができます．その結果，脳内に入ってドパミンに変換される量が増え，治療効果は高まります．

c. その他のドパミン作用増強薬

アマンタジンは当初 A 型インフルエンザの治療薬として登場しましたが，今日ではその目的で用いられることはほとんどありません．一方，機序不明ながらドパミン神経の働きを高めることが分かり，パーキンソン病に用いられることになりました．その効果は先に説明したドパミン受容体作用薬や分解酵素阻害薬などに比べて弱いものの，効果発現が早いことから発症初期に使いやすいという長所があります．

4. ドパミン系以外のパーキンソン病治療薬

a. 抗コリン薬

ドパミンが不足すると，運動調節がうまくいかなくなるだけでなく，ドパミンの刺激を受けて働いていた ACh のシグナルが相対的に強くなり過ぎ，その結果として運動失調を起こします．このアンバランスを改善するために ACh の働きを抑制する抗コリン薬を用いる方法が古くからとられてきました．パーキンソン病の仕組みがより詳しく分かってきてから，治療の中心はドパミン受容体作用薬に変わってきましたが，抗コリン薬のなかでも中枢神経に入りやすいトリヘキシフェニジルは，振戦や固縮の改善に有効であるとされていて現在でも使われています（p. 43「トリヘキシフェニジル」参照）．高齢患者では中枢性副作用として記銘力低下，末梢性副作用として口渇，尿閉，便秘などがあります．

b. ノルアドレナリン前駆物質

パーキンソン病においては，ドパミンを原料として生成されるノルアドレナリンが欠乏することから，その前駆物質となるドロキシドパが投与されます．ドロキシドパは脳内でノルアドレナリンに変換されることにより，すくみ足や無動の改善に有効です．

> **リハビリテーション実施上の注意点**　**パーキンソン病治療薬とリハビリテーション**
>
> 　パーキンソン病の治療において薬物療法は必須ですが，その効果をより高め，患者の身体機能を維持・向上させるために運動療法は有効な手段となります．
> 　レボドパ製剤は運動症状に対して最も効果的ですが，長期投与によって薬効持続時間が短縮してしまう wearing-off 現象や舞踏運動のような不随意運動（ジスキネジア）が出現してきます．理学療法士・作業療法士は患者と接する時間が長いので，薬の副作用を早期に発見したり症状の日内変動を観察したりすることができます．したがって，薬の内服量や時間の調整に役立つ情報を医療チームのメンバーに提供する役割を担っているといえるでしょう．
> 　また，服薬のタイミングとは関係なく，スイッチが切れたり入ったりするかのように症状が現れたり（off 状態）消えたり（on 状態）する急激な症状変化（on-off 現象）がみられることがあります．運動療法は可能な限り薬の効果がみられる時間帯に実施することが望ましいですが，すくみ足歩行や突進現象などが急に生じる可能性がありますので転倒には十分注意する必要があります．

F. 抗うつ薬

POINT

- うつ病はノルアドレナリンおよびセロトニンシグナルの不足が主な原因とされる．
- トランスポーターによる再取り込みの抑制が神経伝達を促進し効果を現わす．

1. うつ病とは

a. 病態と症状

　うつ病とは「気分障害」の代表です．ものごとに興味が湧かない，仕事も趣味もやる気が出ない，思考停止してしまうなど，抑うつ気分がその中心です．以前は「感情障害」と呼ばれた時期もありましたが，一時的なものではなく，また感情の問題だけに限ったものでもありません．体全般にわたる変化が長期間続いて日常生活に支障がでます．症状としては食欲減退，睡眠障害，性欲減退などがあり，重症化すると自殺企図につながります．

b. 類似疾患

　うつ病とよく対比されてきたのがかつての「躁うつ病」，現在では「双極性障害」と呼ばれるものです．これは抑うつ状態だけではなく，その逆に当たる躁状態，つまり気分が異常に高揚して問題行動を起こすような状況が抑うつ状態と交互に現れます．双極性障害で使われる薬は気分安定薬と呼ばれるもので，抗うつ薬とはまったく別の物です．双極性障害自体が，うつ病よりもむしろ統合失調症に近い，別の病気だと考えられつつあります．

F. 抗うつ薬　　**55**

c. 治　療

　うつ病の原因をある程度説明できる考え方に「モノアミン仮説」があります. モノアミンとはアミノ基 NH_2^- を1つ含んだ神経伝達物質のことで, なかでもセロトニンとノルアドレナリンがうつ病に関係するといわれます. 神経のシナプス間隙でこのモノアミンがうまく働かなくなるのがうつ病の原因と考えられ, 抗うつ薬はシナプスにおけるモノアミンの働きを強めるものが使われます.

2. 三環系抗うつ薬

　2つのベンゼン環を含めて3つの環状構造をもつことからこの名前があります. 代表格はイミプラミンであり, これはセロトニンとノルアドレナリンの再取り込みを抑制してシナプス伝達を促進します. また, 同時にムスカリン受容体, ヒスタミン受容体, α_1 受容体を遮断する作用ももっていることから, その効果が副作用にもつながります. ヒスタミン受容体遮断により眠気, ムスカリン受容体遮断により口渇, 便秘, 視力障害があり, α_1 受容体遮断により起立性低血圧が起こります. クロミプラミン, アミトリプチリンもこのグループに入ります.

3. 四環系抗うつ薬

　ミアンセリンやマプロチリンは4つの環状構造をもつことからこの名前で呼ばれます. 三環系抗うつ薬に似た抗うつ作用ですが, 抗コリン作用が弱いために口渇, 便秘, 視力障害といった副作用は比較的弱くなります.

4. 選択的取り込み阻害薬

　三環系および四環系抗うつ薬はモノアミンの再取り込み阻害だけでなく, ムスカリン受容体やヒスタミン受容体を遮断する作用もあるため, 副作用につながります. 副作用の少ない効果を狙って特定のモノアミンに対するトランスポーターだけを, 選択的に取り込み阻害する薬があります.

a. 選択的セロトニン再取り込み阻害薬（SSRI）

　選択的セロトニン再取り込み阻害薬 selective serotonin reuptake inhibitor（SSRI）は, セロトニントランスポーターへの選択性が高く, ムスカリンシグナルやヒスタミンシグナルへの影響が小さい分, 副作用が少ない薬です. 鎮静作用が弱くて心血管系への影響が少ない一方, 抗不安作用を併せ持つためにパニック障害や強迫性障害も抑制して気分を安定させます. うつ病治療の第一選択薬に位置づけられていて, フルボキサミンおよびパロキセチンがあります.

b. セロトニン・ノルアドレナリン再取り込み阻害薬（SNRI）

　セロトニン・ノルアドレナリン再取り込み阻害薬 serotonin noradrenalin reuptake inhibitor（SNRI）は, セロトニントランスポーターおよびノルアドレナリントランスポーターを選択的に抑制してこれら2経路の伝達を促進します. ムスカリンシグナルやヒスタミンシグナルによる口渇・便秘や眠気などの副作用は少ないかわりに, セロトニン受容体刺激による悪心・嘔吐, 下痢など消化器症状があります. SSRIと並んでうつ病治療の第一選択薬であり, ミルナシプラ

ン，デュロキセチンなどがあります．デュロキセチンは痛みにおける下行性抑制系を活性化するため，鎮痛効果も見込めます．

5. その他の抗うつ薬

ミルタザピンはシナプス前でα_2受容体を遮断するため，ここからのセロトニンおよびノルアドレナリン放出を増やします．ノルアドレナリン作動性・特異的セロトニン作動性抗うつ薬 noradrenergic and specific serotonergic antidepressant（NaSSA：ナッサ）と呼ばれ，これらのシグナル伝達を増強する点は他の抗うつ薬と共通します．

またトラゾドンはシナプス前ではセロトニン再取り込みを阻害してセロトニンシグナルを増強します．その一方で，シナプス後部ではセロトニン受容体を遮断するために不眠や焦燥感などの症状は少なく，鎮静作用が強くでます．

6. 気分安定薬

抑うつ状態と躁状態が交互に出現する双極性障害には，気分安定薬として炭酸リチウムが使われます．作用機序は解明されていませんが，複数の脳内酵素を阻害するためと考えられます．副作用として手指振戦，口渇，甲状腺機能低下があります．

G. 統合失調症治療薬

POINT
- ドパミン受容体抑制を中心とした定型抗精神病薬と，セロトニン受容体遮断により重きを置く非定型抗精神病薬とに大別される．
- 多くの神経シグナルが複雑に関与しており，効果および副作用の面で薬物治療は難しい．

1. 統合失調症とは

a. 病態と症状

感情，思考，行動がうまく統合できない病像からこの名前がつけられ，以前は精神分裂病と呼ばれてきました．青年期に発症しやすく人格全般が障害される疾患です．

症状は陽性症状と陰性症状とに大きく分類されています．陽性症状とは正常な精神機能が過剰に現れたり，ゆがんだ形で現れたりすることを意味していて，具体的には妄想，幻覚，精神運動興奮，思考過程のゆがみなどが当てはまります．陰性症状とは正常機能が減退または消失することを意味しており，具体的には意欲や自発性の欠如，感情の平板化，会話の貧困化がこれに当てはまります．

G. 統合失調症治療薬　　**57**

b. 特　徴

　原因は解明されていませんが，陽性症状はドパミンの働きが特に中脳辺縁系で過剰になっていることの現れであると考えられています（ドパミン仮説）．また，アンフェタミンやメタンフェタミンなど，ドパミンの働きを強くする薬によって統合失調症が悪化することが知られています．一方，陰性症状はグルタミン酸神経の活動低下が関与していると考えられています．

c. 治　療

　治療薬は抗精神病薬と呼ばれ，大きく分けて定型抗精神病薬と，非定型抗精神病薬とに分類されます．いずれの薬物もドパミン D_2 シグナルを抑制しますが，定型抗精神病薬では副作用として錐体外路症状が出やすくなっています．非定型抗精神病薬では D_2 シグナル抑制に加えてセロトニン 5-HT_A 受容体も遮断するため，副作用が弱く抑えられるとともに，陰性症状に対しても効果があるとされます．

2. 定型抗精神病薬

a. クロルプロマジン

　長く治療の中心に置かれてきた薬物で，D_2 受容体遮断のほかヒスタミン H_1 受容体，α_1 受容体，M_3 受容体など，多くのシグナルを遮断することによって効果を現します．副作用も多様で，D_2 受容体遮断による錐体外路症状，α_1 受容体遮断による起立性低血圧，M_3 受容体遮断による便秘・口渇などが知られています．鎮静薬あるいは制吐薬としての用途もあります．

b. ハロペリドール

　クロルプロマジン類似の D_2 受容体抑制が，幻覚や妄想など陽性症状の軽減に有効です．それ以外のシグナル経路に対する抑制は弱く，鎮静作用や自律神経系副作用は少ないです．錐体外路症状はクロルプロマジン同様に強く出ます．

c. スルピリド

　ドパミン受容体のなかでも D_2・D_3 受容体を選択的に遮断する特徴があります．胃機能改善効果と抗うつ効果を併せ持つ一方，高プロラクチン血症や無月経をきたしやすい傾向があります．

3. 非定型抗精神病薬

a. リスペリドン

　D_2 受容体のみならず 5-HT_{2A} 受容体も遮断し，陰性症状に対しても効果があります．副作用としての錐体外路症状は定型抗精神病薬に比べ少ないです．

b. クロザピン

　クロザピンは D_2，5-HT_{2A} 受容体のみならず D_4，H_1，α_1，M_1 受容体などの数多くの受容体経路を抑制することによって効果を発揮します．このような薬物は多元受容体作用抗精神病薬 multi-acting receptor targeted anti-psychotics （MARTA）と呼ばれます．ほかにはオランザピン，クエチアピンがこれに該当します．ほかの薬物が効きにくい治療抵抗性統合失調症に効果がある反面，無顆粒球症*，糖尿病性ケトアシドーシス*など重篤な副作用も起こしうるため，

●**無顆粒球症**
白血球のなかでも好中球，好酸球，好塩基球のことを顆粒球と呼び，細胞質の顆粒のなかには殺菌成分を含む．骨髄で作られる細胞であるが，抗がん剤そのほかの薬物が原因で骨髄が傷害されると，これらの細胞が作られなくなり，感染症を起こしやすくなるのが無顆粒球症である．

●**糖尿病性ケトアシドーシス**
糖尿病の急性合併症で，インスリンが働かないために脂肪から作られたケトン体が高濃度で蓄積する病態である．体内環境が酸性に傾く代謝性アシドーシスと高血糖を伴い，悪心・嘔吐，腹痛，脳浮腫，昏睡，といった症状が現れ死亡する危険もある．

使用には慎重を要します.

c. アリピプラゾール

D_2受容体に対する部分作動薬です. 部分作動薬は, ドパミンが過剰なときは抑制し, 微弱なときは増強するという働きをもち, 常に安定した一定のドパミンシグナルを維持します. このため陽性症状・陰性症状の両方に有効で, 錐体外路症状などの副作用も少ないとされます.

H. 認知症治療薬

POINT

- アミロイドの関与する神経細胞傷害が原因と考えられる.
- アセチルコリン伝達の増強およびグルタミン酸NMDA伝達の抑制を行う.

1. 認知症とは

a. 病態と症状

認知症とは「さまざまな脳の病気により, 脳の神経細胞の働きが徐々に低下し, 認知機能 (記憶, 判断力など) が低下して, 社会生活に支障をきたした状態」です.

主な症状は, 「認知機能障害 (中核症状)」と「行動・心理症状 (BPSD)」の2つに分類されます. 中核症状は, 脳の神経細胞が消失することで発生し, 記憶障害, 理解・判断力の障害, 実行機能障害, 失語・失認・失行行動, 見当識障害などが挙げられます. BPSDは, 中核症状によって引き起こされる二次的な症状で, うつ状態・不安・焦燥・徘徊・幻覚・妄想などが代表的です.

b. 分類と特徴

認知症はアルツハイマー型認知症, 血管性認知症, レビー小体型認知症, 前頭側頭葉変性症, その他に分類されます. 2010年代前半の全国調査によると, 認知症疾患の頻度は, アルツハイマー型認知症が67.6%で最多で, 次いで血管性認知症が19.5%, レビー小体型認知症が4.3%と報告されています.

(1) アルツハイマー型認知症 (AD)

アルツハイマー型認知症 Alzheimer diseases (AD) は社会の高齢化と共に急速に増加しています. 生理的老化以上のスピードで記銘力判断力低下などの認知機能障害, 不穏, 妄想などが進行し, 社会生活に大きな影響を及ぼします. 大脳新皮質と海馬において神経細胞の変成脱落がみられ, その原因として異常タンパク質であるアミロイドβが沈着することが分かっています.

(2) 血管性認知症

脳梗塞や脳出血などの脳血管病変が原因となり脳細胞が破壊されることで発症する認知症です. 認知症の症状以外に, 運動障害, 抑うつ, 感情失禁, 麻痺・

言語障害・嚥下障害など多様な症状がみられます.

（3）レビー小体型認知症

脳へのレビー小体（異常なタンパク質）の蓄積により発症します.認知機能の変動,幻視,パーキンソン症状などが特徴的です.

（4）前頭側頭葉変性症

主に前頭葉や側頭葉の神経細胞の変性や脱落により,発症します.段階的な進行が特徴的であり,人格変化や行動障害,失語症,認知機能障害,運動障害といったさまざまな症状があります.

c. 治　療

根本治療はまだ確立されていませんが,進行を遅らせる薬はあります.対症療法としてコリンシグナルの増強,およびグルタミン酸シグナルの抑制が行われます.薬物療法は脳の血液循環を改善し脳代謝を活性化させる薬物と併用して使われることが多く,その他,運動療法や食事療法なども並行して行われます.

2. 認知症治療薬

中核症状にはコリンエステラーゼ阻害薬やグルタミン酸受容体遮断薬が用いられ,BPSDには循環改善薬が用いられます.副作用としては不整脈に注意が必要です.

a. コリンエステラーゼ阻害薬

アルツハイマー型認知症において脳内AChの減少がみられることから,その分解酵素コリンエステラーゼを阻害する薬物が使われます.この薬は生理的なAChの脳内寿命を延ばし,AChの刺激伝達を強化することによって機能回復を目指します.ドネペジルが代表的薬物で,ガランタミンはコリンエステラーゼ阻害作用に加えてニコチン受容体へアロステリック結合してニコチンシグナルを強化することによっても神経伝達を活性化します.

b. NMDA型グルタミン酸受容体遮断薬

認知症は,アミロイドβが引き金となってNMDA型グルタミン酸シグナルが過剰に活性化され,これによって引き起こされるCa^{2+}流入が神経細胞を傷害することが原因の1つと考えられています.NMDA受容体に対する非競合的遮断薬としてメマンチンが使われると,このような神経障害を防いで認知症の進行を抑制すると考えられます.重篤な副作用として痙攣,意識障害,精神異常が現れることもあります.

c. アミロイドβ凝集体モノクローナル抗体

アミロイドβというタンパク質が脳内に蓄積することがアルツハイマー病の発症に関与しているといわれています.そのアミロイドβを取り除く作用を有している薬として,アミロイドβ凝集体モノクローナル抗体（p. 117用語解説「モノクローナル抗体」参照）であるレカネマブがあります.レカネマブは,軽度認知障害の患者に使用します.

> **リハビリテーション実施上の注意点**　**認知症治療薬とリハビリテーション**
>
> 　認知症に対する非薬物療法（回想法や音楽療法など）の効果についてはエビデンスレベルが低いのが実情です.
>
> 　一方, 健常高齢者や軽度認知障害者に対する運動療法が認知症発症予防や認知機能低下抑制に有効であることが『認知症疾患診療ガイドライン2017』において示されています. 運動の強度や頻度などについては一致した見解は得られていませんが, 中等度の有酸素運動を30～40分/日, 3日/週, 6ヵ月継続することが必要とされています. また, 運動療法単独ではなく, ほかの非薬物療法との組み合わせによる有効性が報告されています. 薬物療法の効果を mini-mental state examination（MMSE）などで定期的に評価するとともに非薬物療法の有効性についても検証していく必要があります.
>
> 　骨折などによる入院中に認知機能が低下する高齢者は珍しくありません. 早期からリハビリテーションを開始し, 積極的に運動療法を実施することが認知症の発症予防に有効であると思われます.

I. 睡眠薬・抗不安薬

POINT

- GABA 受容体シグナルの増強による鎮静が基本である.
- 比較的新しい薬物としてメラトニン受容体作動薬, オレキシン受容体作動薬もある.

1. 不眠症・不安神経症とは

a. 病態と症状

　不眠症には入眠障害, 中途覚醒, 早朝覚醒などがあり, いずれの場合も十分な睡眠の量と質が得られないことにより日中の眠気・倦怠感, 集中力の欠如, 精神運動機能の低下, 抑うつなどの精神症状・身体症状を引き起こします.

　不安神経症にはパニック障害, 適応障害, 強迫症などがあり, 心理的な原因がもとで精神症状・身体症状が現れます.

b. 治療

　不安神経症では鎮静作用をもつ薬物が求められますが, 催眠作用は少ない方が有益です. 睡眠薬も催眠作用は十分に欲しい反面, 覚醒後に効果が残りすぎるとふらつき, 頭痛, 倦怠感などの症状が残り日常生活に支障をきたします（持ち越し効果）. 一般的に広く使われているベンゾジアゼピン系薬物では, 一過性健忘が出やすいとされます. 筋弛緩作用があるとふらつき・転倒が増えます. 依存形成しやすい薬物もあることから注意が必要になります.

　不安神経症にはベンゾジアゼピン系薬物が使われ, 不眠症にはベンゾジアゼピン系のほか, 非ベンゾジアゼピン系睡眠薬, メラトニン受容体刺激薬, オレ

キシン受容体遮断薬，バルビツール酸が用いられます．

2. ベンゾジアゼピン系薬物

$GABA_A$ 受容体は，γ-アミノ酪酸（GABA）が結合すると Cl^- の流入がメッセージとなって抑制性シグナルが伝わります．ベンゾジアゼピン系薬物は，この $GABA_A$ 受容体に結合することによって抑制性シグナルを増強します．薬物群の基本形はジアゼパムですが，入眠障害の改善目的ならば超短時間型（血中半減期 2〜4 時間）のトリアゾラムが，中途覚醒に対しては持続時間が比較的長い（血中半減期約 30 時間）中間型のニトラゼパムが用いられます．睡眠薬を服用し，翌朝になっても眠気やふらつきなどの症状が残っていることを持ち越し効果といいます．そのほか副作用に一過性健忘などがあります．せん妄，過鎮静，運動失調，転倒，認知機能低下のリスクが高まるため，高齢者への使用は推奨されていません．長期使用では依存形成が問題となります．

3. 非ベンゾジアゼピン系薬物

化学構造としてはベンゾジアゼピン骨格をもたないものの，同じように $GABA_A$ 受容体のベンゾジアゼピン結合部位に結合して，その抑制性シグナルを増強するために催眠効果を発揮します．レム睡眠を抑制せずに自然に近い睡眠パターンを維持できることから，ベンゾジアゼピン系薬物よりも持ち越し効果や健忘などの副作用が少ないとされます．ゾピクロンが使用されます．

4. メラトニン受容体刺激薬

松果体からはホルモンとしてのメラトニンが分泌され，生理的な概日リズムを形成しています．このシグナルを利用する方法は生理的な睡眠をもたらすと期待されることから，メラトニン MT_1 および MT_2 受容体刺激薬であるラメルテオンが使われ，ベンゾジアゼピン系薬物にみられる筋弛緩，健忘や依存は少ないとされています．

5. オレキシン受容体遮断薬

オレキシンは視床下部において覚醒シグナルを送る生体内伝達物質であり，オレキシン受容体を刺激すると覚醒が維持されます．睡眠障害のナルコレプシーはオレキシンが十分に働かないことが原因とされています．オレキシン受容体を遮断するスボレキサントは，覚醒時間を短縮して睡眠時間を延長します．この薬物もベンゾジアゼピン系薬物にみられるような筋弛緩，健忘や依存は少ないとされています．

6. バルビツール酸

ベンゾジアゼピン系薬物と同じように，$GABA_A$ 受容体のアロステリック部位に結合することによって抑制性シグナルを増強します．ただし，ベンゾジアゼピン系薬物よりも依存を形成しやすく安全域も狭いなどの理由で，睡眠薬として利用される頻度は少なくなっています．

7. その他の睡眠薬・抗不安薬

　鎮静作用をもつ薬物の多くは催眠薬として使用されますが，一部の薬物は催眠作用が現れにくく，もっぱら抗不安薬として用いられます．$5-HT_{1A}$ 受容体の部分作動薬であるタンドスピロンは，筋弛緩や健忘など副作用の少ない抗不安薬として使用されます．また SSRI のフルボキサミンや，SNRI のミルナシプランなども安全に使いやすい抗不安薬と考えられます．

8. 薬物治療における注意点

　依存形成薬物にはさまざまな種類がありますが，神経系に作用する薬物に特に多いです．たとえば催眠薬・抗不安薬として用いられるベンゾジアゼピン系薬物およびバルビツール酸がこれに該当します．その特徴としては，薬物を摂取したい欲求と探索行動が現れる「精神依存」と，薬物摂取を中断したときに退薬症状（禁断症状）が現れる「身体依存」の両方が出現します．同じように精神・身体依存の両方を起こすものには麻薬性鎮痛薬のオピオイド，および嗜好品として摂取するエチルアルコールがあります．これらに共通する性質として，中枢神経機能を抑制する作用があります．これに対して，身体依存は起こさずに精神依存だけを発現する薬物には覚醒剤（アンフェタミン），コカイン，大麻，幻覚剤および有機溶剤があり，これらに共通する性質として中枢神経機能を逆に活性化させ興奮をもたらす，という点があります．唯一の例外は煙草にも含まれるニコチンで，これは中枢興奮薬ですが，精神依存も身体依存も引き起こします．

　薬物依存は，薬物をただ 1 回だけ使用（単回投与）したときに起こることはなく，繰り返し使い続けるうちに受容体の数が減少したり，細胞内情報伝達系が変化したりします．その結果，同じ量の薬物に対する効果が減弱し，より多くの薬物が必要になる「耐性」を伴います．

リハビリテーション実施上の注意点　　**睡眠薬とリハビリテーション**

　ベンゾジアゼピン系薬物を服用している場合，筋弛緩作用によるふらつきが生じやすくなります．特に，高齢者においては薬効が翌朝まで残りやすい（持ち越し効果）ので，リハビリテーション施行時には転倒に注意します．また，一過性健忘を誘発することもあるので，こちらの指示や注意事項が守られているかどうか確認する必要があります．

I. 睡眠薬・抗不安薬　　**63**

練習問題　　**正しいものには○を，間違っているものには×をつけましょう.**

①いくつかの薬は，ほかの臓器よりも中枢神経に入りやすい.
②アドレナリンとドパミンは同じ原料から作られる.
③アドレナリンとアセチルコリンは作用の方向が逆である.
④ベンゾジアゼピンとバルビツール酸は Ca^{2+} の流入を促進して効果を表す.

解説　　①×：中枢神経系には血液脳関門が存在するため，むしろ入りにくい.
②○：チロシンからドパミンが作られ，さらに代謝されアドレナリンになる.
③○：自律神経の拮抗支配のため.
④×：GABA 受容体が Cl^- を流入させる働きを間接的に促進する.

脳血管障害治療薬

4

A. 脳血管障害の分類

POINT

● 脳血管障害の病型は脳梗塞，脳出血，くも膜下出血に分類される.
● 病型により治療法および治療薬が異なる.

1. 脳血管障害とは

　脳血管障害は大きくは脳梗塞，脳出血，くも膜下出血に分類されます（**図 4-1**）. 脳卒中とは脳血管に障害が起こる病気（脳血管障害）の総称で，同じものを指しています.

a. 脳梗塞

　脳梗塞は，穿通枝病変が原因の「ラクナ梗塞」，頸部から頭蓋内の比較的太い動脈の粥状硬化（アテローム硬化）が原因の「アテローム血栓性脳梗塞」，心疾患が原因の「心原性脳塞栓症」に大別されます（**図 4-1**）. アテローム硬化は動脈が硬くなって，弾力がなくなった状態で，動脈硬化ともいわれます. 血管内腔には脂質を多く含んだプラークが存在し，血栓を生じて血管が詰まりやすくなります. 脳梗塞は，心原性脳塞栓症と非心原性脳梗塞（アテローム血栓性脳梗塞とラクナ梗塞）に分けられることもあります.

b. 脳出血

　脳出血は，脳内の細い動脈が破れて脳内に出血するものであり，くも膜下出血は，脳血管に瘤ができ，その瘤が破裂してくも膜下に出血するものです（**図 4-1**）.

2. 脳血管障害の疫学

　脳梗塞の病型として，ラクナ梗塞，アテローム血栓性脳梗塞，心原性脳塞栓症はそれぞれ約 30％ずつの発症率です. 心原性脳塞栓症が最も重症で，ついで

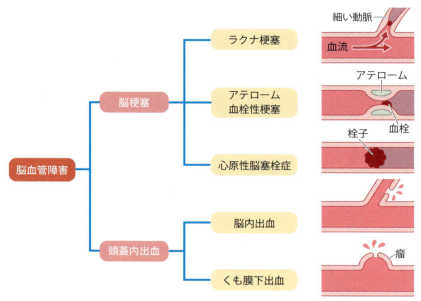

図4-1 脳血管障害の分類

アテローム血栓性脳梗塞の順となります．これらに比べ，ラクナ梗塞は軽症です．急性期は発症後2〜4週間で，急性期治療が行われます．その後は再発予防として慢性期治療が行われます．

　国際的にみると，わが国は脳血管障害死亡率が1965年の時点で世界一高く，さらにそのなかで脳出血死亡率が非常に高いことが特徴でした．その後，高血圧治療の普及や食生活の改善などにより脳出血死亡率は劇的に低下し，1975年に脳梗塞死亡率よりも低くなりました．脳出血死亡率の低下は1980年代まで続きましたが，その後は大きな変化はなく横ばいの状態で現在に至っています．

　くも膜下出血は予後不良例が多いため，発症予防や早期の治療が重要です．予後を悪化させる因子として，再出血と遅発性脳血管攣縮があります．

B. 脳梗塞の原因

> **POINT**
> - 脳梗塞の危険因子として，高血圧，糖尿病，脂質異常症，心房細動，飲酒・喫煙，肥満・メタボリックシンドローム，慢性腎臓病などがある．
> - 発症予防，再発予防ともに高血圧のコントロールが最も重要と考えられている．

1. ラクナ梗塞

ラクナ梗塞は脳の深い場所に発生する，直径15 mm以下の小さな脳梗塞です．脳の奥には，太い血管から枝分かれした穿通枝と呼ばれる細い血管があり，この穿通枝の先が詰まります．特に高齢者や男性に多く発症する傾向があります．リスク因子として，高血圧，糖尿病，慢性腎疾患があります．

2. アテローム血栓性脳梗塞

動脈硬化発症のメカニズムは次のとおりです．まず，内皮細胞に傷がついた際に，血中のLDL（low density lipoprotein）コレステロール*が，損傷した部分から内皮下組織に入り込みます．内皮細胞と血管壁の間に入ったLDLコレステロールは酸化され，酸化LDLへと変化します．酸化LDLはマクロファージによって食べられて排除されます．しかし，酸化LDLが過剰になると，食べきれずにマクロファージは死んでしまいます．そして，マクロファージが死ぬことで，粥状のプラークが生じます．プラークが肥大化すると血流が乱流を起こし，内皮細胞が傷害され，内皮下組織が露出します．内皮下組織にはコラーゲン線維や組織因子が多く存在するため，血小板が粘着・凝集し，血栓が形成*されます．さらに，組織因子と活性化された血小板により凝固系が活性化されると，血栓はさらに成長し，最終的に血管を塞ぎ，血流を遮断して，脳梗塞を発症します（図4-2）．

3. 心原性脳塞栓症

心原性脳塞栓症は，心房細動により左心房内に血栓ができ，その一部が剥がれて左心室から大動脈へ駆出され，頸動脈を通って脳血管へと流れ，最終的に

● **LDL・HDLコレステロール**
LDLコレステロールは悪玉コレステロールといわれており，HDL（high density lipoprotein）コレステロールは善玉コレステロールといわれている．動脈硬化に蓄積してプラークを形成するのはLDLコレステロールで，LDLコレステロールを回収して動脈硬化を予防するのがHDLコレステロールである．

● **血栓の形成**
血管内皮細胞が障害されると，血小板が粘着・凝集を起こす．その周辺では凝固系の活性化により，フィブリンが形成される．そして，赤血球がフィブリンに絡まり血の塊としての血栓が形成される．

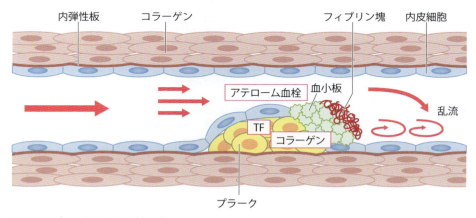

図4-2 プラークによる血栓形成
プラークにより血流が乱流を起こす．乱流によるシェアーストレスが内皮細胞にかかり，傷害を受ける．
内皮が傷害を受けると，内皮下組織が露出する．内皮下組織には，コラーゲン線維や組織因子tissue factor（TF）が多く含まれている．
コラーゲン線維に刺激され血小板が粘着・凝集を起こす．TFは凝固系を活性化し，血栓を成長させる．

血栓が脳内の血管を塞ぐことで脳梗塞を発症することが多いです．

アテローム血栓性脳梗塞やラクナ梗塞は生活習慣病の進行により動脈硬化が徐々に悪化して起こりますが，心原性脳塞栓症は前ぶれもなく突然発症することと，梗塞範囲が広いことが特徴的です．重度の運動麻痺や意識障害を起こしやすく，再発の可能性も高いため，命に関わる危険な脳梗塞です．

C. 脳梗塞急性期治療薬

> **POINT**
> - 急性期の治療薬として，血栓溶解薬，抗血小板薬，抗凝固薬などがある．
> - 急性期は，血栓溶解薬の投与にて血栓を溶解して，血流を再開することが重要である．また，末梢の動脈からカテーテルを挿入して，脳内の血栓を直接除去する血栓回収術が行われている．

1. 血栓溶解療法

●主な脳梗塞急性期治療薬
血栓溶解薬：生じた血栓を直接溶解する．
抗血小板薬：血栓形成に作用する血小板の働きを抑制する．
抗凝固薬：血液凝固を防ぐ．

血栓にて血管が閉塞されているので，速やかに血栓を溶解して再開通させることを目的として行われます．現在は，遺伝子組み換え組織型プラスミノゲン・アクチベーター recombinant tissue plasminogen activator（rt-PA であるアルテプラーゼ）が使用されており，発症後 4.5 時間以内の脳梗塞患者に適応があります．発症後 4.5 時間を過ぎての使用は，脳出血を助長して，予後を悪化させます．また，脳出血が認められている患者には禁忌となります．

rt-PA はプラスミノゲンをプラスミンに変換し，プラスミンはフィブリンを分解することで，血栓を溶解します（図 4-3）．副作用として，病変部以外の血

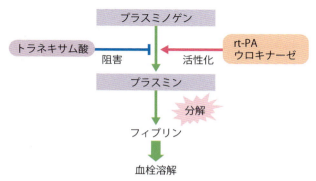

図 4-3　rt-PA 血栓溶解作用
rt-PA はプラスミノゲンをプラスミンに変換する．
プラスミンは血栓のなかのフィブリンを分解して，血栓を溶解する．トラネキサム酸は，プラスミノゲンと結合しプラスミンへの変換を抑制し，血栓溶解を阻害する．

栓を溶解して，脳出血を起こすことがあります．

2. 抗血小板療法

　抗血小板薬であるアスピリン，クロピドグレル，シロスタゾールは経口投与で，オザグレルナトリウムは点滴投与で用いられます．それぞれの抗血小板薬は発症後の時間や脳梗塞の病型に適した使用方法で用いられます．

　血小板では，アラキドン酸からシクロオキシゲナーゼ（酵素）によりプロスタグランジン prostaglandin H_2（PGH_2）に変換され，トロンボキサン thromboxane A_2（TXA_2）合成酵素により TXA_2 が生成されます．TXA_2 は受容体と結合し，血小板を活性化し，凝集させます．アスピリンはシクロオキシゲナーゼを阻害することによって，また，オザグレルは TXA_2 合成酵素を阻害することによって血小板凝集を抑制します．クロピドグレルやプラスグレルは血小板膜の$P2Y_{12}ADP$ 受容体を遮断して，ADP（adenosine diphosphate）による血小板凝集を抑制します．シロスタゾールは，cAMP（cyclic adenosine monophosphate）を分解するホスホジエステラーゼを阻害することで cAMP を増加させ，血小板凝集を抑制します（**図 4-4**）．

　副作用として，アスピリンは消化性潰瘍，出血傾向，喘息発作の誘発があり，クロピドグレルは白血球減少，肝機能障害があり，シロスタゾールは動悸，頻脈，めまいがあります．

3. 抗凝固療法

　アルガトロバン，未分画ヘパリンは点滴投与，低分子ヘパリンは静脈内投与

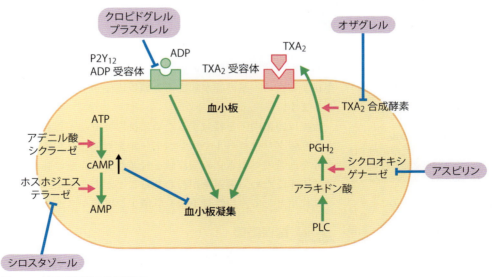

図 4-4　抗血小板薬の作用機序
PGH_2：プロスタグランジン prostaglandin H_2
TXA_2：トロンボキサン thromboxane A_2
PLC：ホスホリパーゼ phospholpase C
←：活性化，⊢：阻害

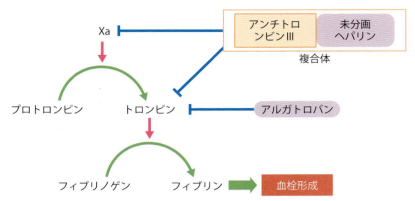

図4–5　未分画ヘパリン，アルガトロバンの抗凝固作用
活性化第X因子（Xa）によりプロトロンビンからトロンビンへ変換される．血栓の部位ではトロンビンによりフィブリノゲンがフィブリンに変換され，血栓が強固になる．
未分画ヘパリンはアンチトロンビンIIIを活性化することで，活性化第X因子とトロンビンを阻害することによって抗凝固作用を発揮する．
アルガトロバンはトロンビンを直接的に阻害することで抗凝固作用を発揮する．
⬅：活性化，┠：阻害

で用いられます．アルガトロバンはトロンビンを直接阻害することで凝固活性を阻害します．未分画ヘパリンはアンチトロンビンIIIと結合して凝固因子Xaとトロンビンを抑制し，低分子ヘパリンはアンチトロンビンIIIと結合してトロンビンを抑制することで抗凝固作用を生じます（図4–5）．

副作用として，出血傾向があります．

4. 脳浮腫管理

神経細胞や脳血管が傷害され，脳組織の水分量が増加することで脳の容積が増加した状態を脳浮腫といいます．脳は頭蓋骨に囲まれた限られたスペースに存在するため，脳浮腫が起こると頭蓋内圧が上昇し，そのことによる障害が起こります．

治療は頭蓋内圧を軽減するために抗浮腫療法が行われます．浸透圧利尿薬である高張グリセロールやマンニトールを点滴投与します．それらの薬は脳内の水分を血管内へ引き込み脳浮腫を軽減します．脳浮腫が進行するような状態では減圧するため，開頭術が行われることがあります．

副作用として，急性腎不全や乳酸アシドーシスがあります．

5. 脳保護薬

エダラボンは脳保護作用を期待して用いられます．エダラボンは点滴投与で用いられ，フリーラジカル*を消去することで神経細胞や血管内皮細胞の傷害を抑制して脳保護作用を生じます．

副作用は，急性腎不全，肝機能障害，血小板減少，顆粒球減少があります．

●**フリーラジカル**
通常，分子のなかの電子は2つが対をなして存在している．しかし，対をなしていない電子（不対電子）をもつ分子や原子のことをフリーラジカルという．高い反応性を有するため，脂質の過酸化反応などを引き起こし，細胞に損傷を与える．活性酸素と混同されることがあるが，活性酸素のなかには不対電子をもつものと，もたないものがあるので，必ずしも同じではない．

C. 脳梗塞急性期治療薬　71

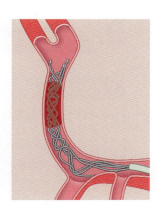

図 4-6　機械的血栓回収療法
Solitaire FR（血液除去デバイス）である．血管内に挿入されたカテーテルにより血栓が除去される．

6. 血管内治療

　発症から 6 時間以内の内頸動脈または脳内の太い血管における急性閉塞の脳梗塞患者には，大腿動脈からカテーテルが挿入され，カテーテルによる機械的血栓回収療法が用いられます（**図 4-6**）．

リハビリテーション実施上の注意点　脳梗塞急性期治療薬とリハビリテーション

　脳梗塞急性期（発症から 2～3 週間まで）においては，脳血流自動調節能 auto-regulation が破綻しているので，血圧低下による脳血流量の低下が生じる可能性があります．そのため，原則として収縮期血圧 220 mmHg または拡張期血圧 120 mmHg を超える状態が続く場合を除いて積極的な降圧治療を行わないことが『高血圧治療ガイドライン 2019』に示されています．したがって，リハビリテーション実施前の血圧が高値（古典的に広く用いられている収縮期血圧 200 mmHg または拡張期血圧 120 mmHg 以上）という理由で，必ずしもリハビリテーションを中止する必要はありません．

　しかし，病型や合併症によって降圧目標が異なるので，個々の症例の服薬状況を把握するとともに，リハビリテーションの中止基準値について必ず主治医に確認しておくべきです．

アルテプラーゼの適応時間と合併症　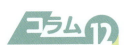

　血栓が詰まるとその末梢の脳組織は虚血となり，徐々に壊死していきます．つまり，発症から時間が経てば経つほど梗塞が大きくなり，麻痺等が悪化していきます．血栓溶解薬は，特に心原性脳塞栓症に対して，詰まった血栓を溶解することで血流を再開通して症状を改善します．アルテプラーゼによる血流の再開通によって症状の改善が期待できる時間は発症後 4.5 時間以内となります．この時間を過ぎてアルテプラーゼを使用して再開通しても，傷害を受けた血管から出血し，出血性脳梗塞を合併するため，状態はさらに悪化することになります．

D. 脳梗塞慢性期治療薬

POINT

- 再発予防に重要なことは，危険因子である高血圧，脂質異常症，糖尿病，メタボリックシンドローム・肥満の管理である.
- 薬物療法としてラクナ梗塞，アテローム血栓性脳梗塞（非心原性脳梗塞症）には抗血小板薬，心原性脳塞栓症には抗凝固薬が用いられる.

　久山町の疫学調査によれば，脳梗塞の初発後 10 年間の再発率は 49.7％であり，病型別では，ラクナ梗塞は 46.8％，アテローム血栓性脳梗塞は 46.9％，心原性脳塞栓症は 75.2％と高率に再発がみられます.

　慢性期における主な介入として，まずは危険因子の管理が重要です. 降圧療法は脳梗塞の再発を有意に抑制すると報告されています（5 章 E-1「高血圧とは」参照）. 脂質異常症に対するスタチンの投与は脳梗塞の再発予防には重要です（11 章 D-1「脂質異常症と動脈硬化性疾患とは」参照）. そのほか糖尿病，メタボリックシンドローム・肥満に対しての管理も推奨されています.

　以下のような薬物療法が再発予防に対して行われます.

1. 非心原性脳梗塞（抗血小板療法）

　非心原性脳梗塞の再発予防には抗血小板薬が用いられます. アスピリン，クロピドグレル，プラスグレル，シロスタゾールが用いられます（**図 4-4**）. プラスグレルはクロピドグレルと同様に血小板膜上の P2Y$_{12}$ADP 受容体を遮断して血小板凝集を抑制します.

2. 心原性脳塞栓症（抗凝固療法）

　心房細動を伴う心原性脳梗塞の再発予防には直接作用型経口抗凝固薬 direct oral anticoagulant（DOAC）やワルファリンが用いられます（**図 4-7**）. ワルファリンは経口投与され，ビタミン K 依存性凝固因子であるプロトロンビン，Ⅶ，Ⅸ，Ⅹ因子の生成を抑制することで，抗凝固作用を発揮します. 抗凝固作用の個体差が大きく，また作用の強さは日常生活（食欲不振や脱水等）や食事（納豆など）によって影響を受けます（p.21「薬と食事の相互関係」参照）. そのために，血液を採取して，凝固機能 prothrombin time-international normalized ratio（PT-INR）を測定することでその患者に適した投与量を決めています. 一方，DOAC は食事の影響や薬物間相互作用が少なく，薬効のモニタリングは不要です.

　副作用として，出血傾向があります.

3. 脳循環代謝改善薬

　脳梗塞後遺症のめまいに対して，イブジラストの内服が使用されます. イブジラストは，プロスタサイクリン活性の増強やホスホジエステラーゼの阻害に

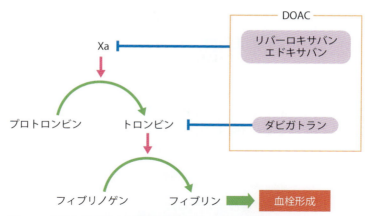

図 4-7 直接作用型経口抗凝固薬（DOAC）の作用機序
DOACであるリバーロキサバンやエドキサバンはXa因子を阻害することで，ダビガトランはトロンビンを抑制することで抗凝固作用を発揮する．
⬅：活性化，⊢：阻害

よる，血管拡張作用と血小板凝集抑制作用を有しています．
　副作用として，血小板減少や肝機能障害があります．

リハビリテーション実施上の注意点　脳梗塞慢性期治療薬とリハビリテーション

　慢性期（発症から1ヵ月以降）における最も重要なことは，再発を予防することです．そのため，抗血小板療法や抗凝固療法とともに再発危険因子である高血圧・糖尿病・脂質異常症などに対する薬物療法が行われます．したがって，服薬状況ならびに臨床検査所見を確認するとともに，それらの薬による副作用や服用時の注意点を念頭に置いてリハビリテーションを実施する必要があります．（5章E「降圧薬」p.91，11章B「糖尿病治療薬」p.172，D「脂質異常症治療薬」p.181参照）
　特に，血圧管理については急性期の基準とは異なることに注意しなければなりません．主幹動脈閉塞では140/90 mmHg未満，ラクナ梗塞では130/80 mmHg未満を目標とすることが『高血圧治療ガイドライン2019』に示されています．血圧上昇をきたす努力性のレジスタンス運動やいきむような動作を控え，血圧変動に十分注意しながらリハビリテーションを実施します．

E. 脳出血治療薬

POINT
● 脳出血の急性期および再発予防に最も重要なのは血圧の管理である．

　脳出血急性期では，できるだけ早期に収縮期血圧を140 mmHg未満まで降圧することで，予後の改善が期待できます．また，脳出血の再発においても，血

圧の管理は重要です（5章 E「降圧薬」参照）.

1. 止血薬

止血のために，トラネキサム酸を静脈内投与で用いることがあります．トラネキサム酸はプラスミノゲンと結合して，プラスミノゲンがプラスミンに変換されるのを抑制し，プラスミン生成を低下させることでフィブリン溶解を阻害します（**図 4-3**）.

副作用として，ショック，発疹などの過敏症があります.

2. 脳浮腫・頭蓋内圧亢進の管理

脳浮腫改善のために，高張グリセロールやマンニトールの点滴静注が行われます（本章 C-2「抗血小板療法」参照）.

3. くも膜下出血治療薬

くも膜下出血症例の初期治療の目的は，再出血の予防と重症例における全身状態の改善および頭蓋内圧の管理となります．再出血の予防として，発症直後はできるだけ安静を保ち，鎮痛や鎮静が必要であり，カルシウム拮抗薬のニカルジピンの静脈内投与により，収縮期血圧を 160 mmHg 未満に降圧します.

再出血の予防処置として，開頭による外科的治療あるいは開頭を要しない血管内治療を行います．外科的治療として，クリップを用い脳動脈瘤頸部をクリッピングします．また，血管内治療は，血管内からコイルにて動脈瘤を塞栓させます.

発症数日から 2 週間後に遅発性脳血管攣縮が起こることがあります．攣縮が起こることにより脳に十分な血流を送り込むことができず，意識障害や運動麻痺を生じることがあり，血管攣縮を抑制する目的でファスジルやオザグレルナトリウムの点滴静注が用いられます.

リハビリテーション実施上の注意点

脳出血治療薬とリハビリテーション

脳出血急性期における血圧管理は非常に重要です．降圧基準は脳梗塞とは異なり，収縮期血圧を 140 mmHg 未満に抑制することが『脳卒中治療ガイドライン 2021〔改訂 2023〕』や『高血圧治療ガイドライン 2019』において推奨されています．したがって，血圧上昇をきたすような運動療法や動作を控え，血圧変動に十分注意しながらリハビリテーションを実施しなければなりません（5章 E「降圧薬」p. 91 参照）.

一方，慢性期においては，血圧コントロール不良例での再発が多いことから，降圧目標は 130/80 mmHg 未満とされています．退院後の在宅患者に対しては，服薬アドヒアランスとともに家庭での活動状況や自主トレーニングの内容などについても確認・指導する必要があります.

練習問題 正しいものには○を，間違っているものには×をつけましょう．

①脳血管障害疾患は，脳梗塞と脳出血に分類される．
②アテローム血栓性脳梗塞は動脈硬化が原因で起こる．
③心原性脳梗塞症は肺から血栓が飛んでいき脳梗塞を起こす．
④血栓溶解薬はフィブリノゲンを分解して，血栓を溶解する．
⑤アスピリンは抗血小板薬であり，ヘパリンは抗凝固薬である．
⑥心原性脳塞栓症には抗血小板薬が主に用いられる．
⑦再発予防において最も重要なのは糖尿病の管理である．
⑧脳出血急性期においては降圧することは禁忌である．

解説
①×：くも膜下出血も含まれる．
②○
③×：左心房内の血栓が飛んでいき，脳内の血管を塞ぎ起こる．
④×：血栓溶解薬はフィブリンを分解して血栓を溶解する．
⑤○
⑥×：心原性脳塞栓症には主に抗凝固薬が用いられる．
⑦×：再発予防において最も重要なのは血圧の管理である．
⑧×：脳出血急性期において，できるだけ早期に降圧することが重要である．

循環器（心臓・血管）に作用する薬

5

A. 心臓と血管

POINT

- 心臓は左心系と右心系に分けられ，左心室からは大動脈に血液が駆出され，右心室からは肺動脈に駆出される．
- 血管内腔は内皮細胞に覆われている．毛細血管では，酸素，二酸化炭素，栄養素，老廃物，水などを血液と組織の間で交換している．

1. 心臓の構造と機能

a. 構 造

心臓は右心房と右心室（右心系），左心房と左心室（左心系）の4つに区切られています．さらに，右心系と左心系は中隔で区切られています（**図5-1**）．右心室からは肺動脈を経由して肺へ，左心室からは（上行）大動脈を経由して全身へ血液を駆出します．右心房は全身循環から，左心房は肺循環から血液が戻ってきます．それぞれの部屋の間には弁が存在し，血液の逆流を防いでいます．

b. 機 能

心臓は，全身や肺に血液を送り出すために，収縮や拡張を繰り返し，ポンプの役割をしています（**図5-2**）．心臓のポンプ機能は，心筋自体の収縮・拡張特性，前負荷（左心室血液流入量），後負荷（体血管抵抗），心拍数によって規定されます．1回の収縮で心臓から駆出される量を1回拍出量，1分間に心臓から駆出される血液量を心拍出量といいます．

c. 体循環と肺循環

右心室から肺動脈へ血液を運び，肺で二酸化炭素と酸素を交換して，酸素の多い血液が肺静脈を通って左心房へ戻ってきます．その後，左心房から左心室を通って，大動脈そして全身循環へと血液が駆出されます．全身を循環してい

第 5 章　循環器（心臓・血管）に作用する薬

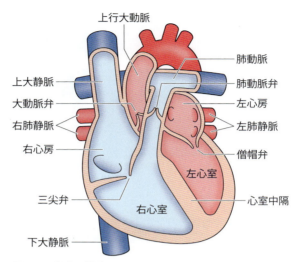

図 5-1　心臓の構造
心臓は右心房と右心室（右心系），左心房と左心室（左心系）の 4 つに区切られている．
右心系と左心系は中隔（心房中隔と心室中隔）によって隔てられている．
弁は血液の逆流を防ぐ役割をしている．

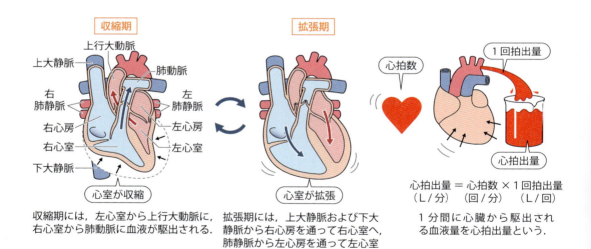

収縮期には，左心室から上行大動脈に，右心室から肺動脈に血液が駆出される．

拡張期には，上大静脈および下大静脈から右心房を通って右心室へ，肺静脈から左心房を通って左心室へ血液が流入する．

心拍出量 ＝ 心拍数 × 1 回拍出量
（L／分）　（回／分）　（L／回）

1 分間に心臓から駆出される血液量を心拍出量という．

図 5-2　心臓の機能
心臓は収縮と拡張を繰り返す．
血液を全身に駆出するポンプとしての役割をもっている．

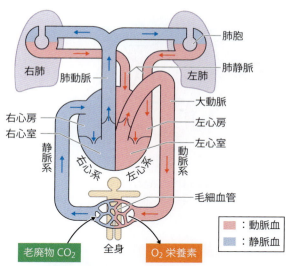
図 5-3 体循環と肺循環

る血液は末梢の毛細血管で組織に酸素と栄養素を運ぶとともに，二酸化炭素と老廃物を回収し，大静脈を通って右心房へ戻ってきます．老廃物は，腎臓等から体外へ排出されます（**図 5-3**）．

d. 仕組みと働き

心臓は固有心筋と特殊心筋（刺激伝導系）の 2 つの細胞からなります．心臓のリズミカルな収縮は，自動能を有している洞房結節*により行われています．その刺激が刺激伝導系を伝わり心臓全体を収縮させます（**図 5-4**）．

心筋の収縮と弛緩の仕組みを**図 5-5** に示します．心筋細胞に刺激が伝わると Na^+ チャネルが開き，Na^+ が細胞内へ流入して脱分極を起こし，Ca^{2+} チャネルが開き，細胞内に Ca^{2+} が流入します．それにより筋小胞体から Ca^{2+} が細胞質内へ放出され，その Ca^{2+} が筋フィラメントに結合し，収縮します．その後，細胞質内の Ca^{2+} が筋小胞体へ取り込まれたり，細胞外へ汲み出されたりすることにより細胞質内の Ca^{2+} 濃度が低下し，心筋は弛緩します．

心電図は心筋の電気的興奮の時間的変化を体表面に取り付けた電極から記録するものです．正常心電図の波形を**図 5-6** に示します．

2. 血管の構造と機能

血管は大きく動脈，静脈，毛細血管に分けられます．それぞれの血管の構造を**図 5-7** に示します．動脈と静脈の血管壁は内膜，中膜，外膜の 3 層からなり，筋細胞はすべて平滑筋です．血管の内腔側は血管内皮細胞に覆われています．血管内皮細胞からはいろいろな生理活性物質が放出されたり，発現したりして，抗血栓作用などを発揮します．毛細血管は内皮細胞一層からできており，毛細血管の部位で酸素，二酸化炭素，栄養素，水，老廃物などを交換しています．

●洞房結節
右心房の上大静脈接合部にみられる特殊細胞の集まりで，生理的な状態における心臓興奮のペースメーカーとなる．

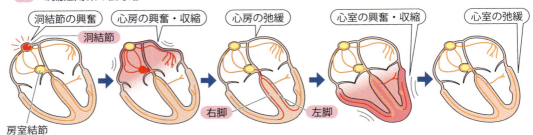

図 5-4　刺激伝導系
洞結節は自動能を有しており，そこで始まった興奮が刺激伝導系を伝わって心房に，そして心室へと伝わり，心臓は機能的に収縮をすることができる．この繰り返しによって，心臓はリズムよく収縮する．

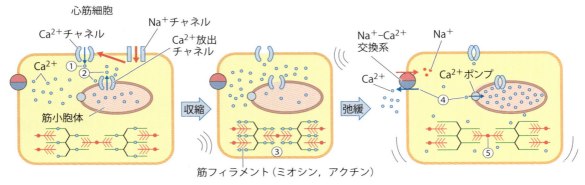

図 5-5　心臓の収縮と弛緩の仕組み
①細胞内に Ca^{2+} の流入．
②筋小胞体から細胞内へ Ca^{2+} の放出．
③細胞内 Ca^{2+} 上昇により，筋フィラメントが収縮する．
④ Ca^{2+} が筋小胞体に取り込まれ，また細胞外に汲み出される．
⑤細胞内 Ca^{2+} が減少することで，筋フィラメントは弛緩する．

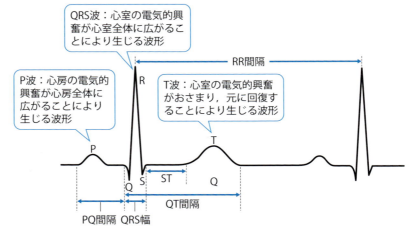

図 5-6　正常心電図
P 波：心房の興奮（収縮）
QRS 波：心室の興奮（収縮）
T 波：心室の回復（弛緩）

A. 心臓と血管　81

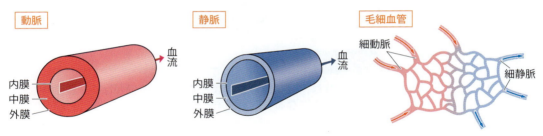

図 5-7　血管の構造
血管は，大きく動脈，静脈，毛細血管からなっている．血管の内腔側は血管内皮細胞におおわれており，血液がスムーズに流れるような機能を有している．

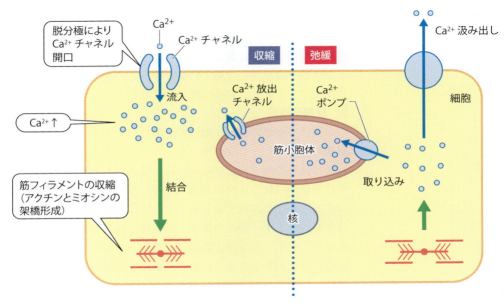

図 5-8　平滑筋細胞の収縮・弛緩の仕組み

　血管の収縮と弛緩の仕組みを**図 5-8**に示します．血管平滑筋細胞において，ノルアドレナリンの刺激により，Ca^{2+}チャネルが開き，細胞質内へCa^{2+}が流入します．Ca^{2+}が細胞質内のタンパク質と結合することで筋フィラメントの収縮が起こります．一方，弛緩は細胞質内のCa^{2+}が細胞外に汲み出され，また筋小胞体に取り込まれることで筋フィラメントが弛緩します．

B. 虚血性心疾患（狭心症・心筋梗塞）治療薬

> **POINT**
> - 狭心症は，冠動脈の狭窄などで血流に予備がなく，運動時などにより心臓が虚血になる状態である．
> - 心筋梗塞は冠動脈が血栓で閉塞して心筋が壊死してしまった状態である．

1. 虚血性心疾患（狭心症・心筋梗塞）とは

a. 病態と症状

心臓を栄養する血管は冠動脈といいます．冠動脈がなんらかの原因で狭窄や閉塞をしてしまうと酸素の供給ができなくなり心筋が虚血に陥ります．このような状態を虚血性心疾患といいます．その大きな原因は冠動脈にできる動脈硬化病変です．また，冠動脈が異常に収縮する冠攣縮のこともあります．

b. 分類や特性

虚血性心疾患には，一過性の心筋虚血である狭心症と血栓などにより血管が継続的に閉塞し，心筋が壊死してしまう心筋梗塞があります（図5-9）．

労作性狭心症（安定狭心症）は，症状である胸痛発作の頻度（数回／週以下）や持続時間（数分以内），強度などが一定であることや，一定以上の運動や動作によって発作が出現するといった，発作の出現の仕方が安定している狭心症のことをいいます．多くの場合，動脈硬化病変によって冠動脈が狭くなることにより生じます．動脈硬化病変にプラークが蓄積し，血管の内腔が狭くなると，血液の流れがわるくなるため，心臓に酸素が足りない状態が続くと労作時（運動時）に症状を引き起こします．

一方，不安定狭心症は，プラークが進行し，プラークが崩れやすくなり，血栓ができやすくなっています．そのため，発作の回数や強さが一定しておらず，以前は問題なかった軽い運動や安静時に発作が起きたり，持続時間が長くなったりします．近い将来に心筋梗塞へ進行する可能性が高く，特に注意が必要で

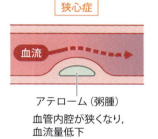
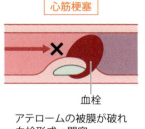

狭心症
アテローム（粥腫）
血管内腔が狭くなり，血流量低下

心筋梗塞
血栓
アテロームの被膜が破れ血栓形成→閉塞

図 5-9　狭心症と心筋梗塞の病態

す. また，冠動脈が攣縮により一過性に閉塞することで心筋が虚血を起こす冠攣縮性狭心症があります.

c. 治　療

　虚血性心疾患に対しては，生活習慣の改善とともに運動療法，薬物療法が実施されます. 運動療法や薬物療法でも対処できない場合は血行再建術が施行されます.

2. 狭心症治療薬

　発作時には，冠動脈を拡張させる速効型硝酸薬であるニトログリセリンの舌下錠を用います. 発作の予防として，カルシウム拮抗薬，硝酸薬，β遮断薬が用いられます.

a. カルシウム拮抗薬

　血管平滑筋細胞にCa^{2+}がL型Ca^{2+}チャネルを通って細胞外から細胞内に流入すると血管が収縮します（**図5-5**）. このCa^{2+}チャネルを阻害して血管の収縮を抑制する薬がカルシウム拮抗薬（アムロジピン）となります. すべてのカルシウム拮抗薬は冠動脈平滑筋を弛緩させ，冠血流を増加させます. また，ベラパミルやジルチアゼムは心拍数の減少，心収縮力の抑制による心筋酸素消費量の低下により抗狭心症作用に貢献します.

　副作用は，**表5-3**を参照してください.

b. 硝酸薬

　硝酸薬は体内で一酸化窒素（NO）を遊離します. NOは冠動脈血管平滑筋を弛緩させ，冠血流を増加させます. 硝酸薬であるニトログリセリンは舌下錠として投与されます. 口腔粘膜から吸収され，速やかに血中濃度が上昇して効果が認められます. 発作時の第1選択です.

　副作用として，急激な血圧低下，頭痛，顔面紅潮，動機，頻脈，めまい，立ち眩みなどがあります.

c. β受容体遮断薬（β遮断薬）

　β遮断薬（アテノロール）は，心筋のアドレナリンβ受容体を遮断して，心拍数の低下や心収縮力を抑制し，心筋酸素消費量を低下することで抗狭心症作用を生じます.

　副作用は，**表5-3**を参照してください.

3. 冠攣縮性狭心症

　冠攣縮とは，一過性に起きる冠動脈の攣縮であり，夜間から早朝，安静時に好発します. 発作時には，速効性がある硝酸薬（ニトログリセリン）の舌下錠を投与します. 予防にはカルシウム拮抗薬や硝酸薬が用いられます. β遮断薬の単独投与は禁忌です.

4. 急性心筋梗塞

　動脈硬化病変の内皮傷害が起こると内皮下組織のコラーゲン線維や凝固系を活性化する組織因子が露出し，血小板の活性化，凝固系の亢進が起こり，血栓

第5章 循環器（心臓・血管）に作用する薬

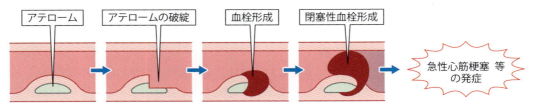

図5-10　アテロームの破綻による血栓形成

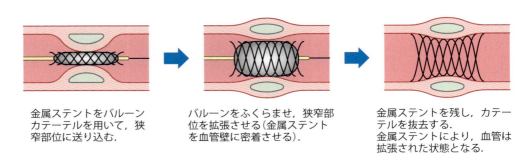

a. 経皮的冠動脈インターベンション

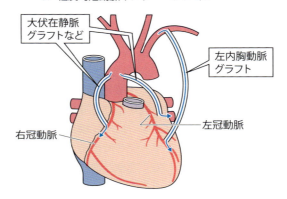

b. 冠動脈バイパス手術

図5-11　急性心筋梗塞に対する血行再建術

が形成されます（図5-10）．さらに，血栓が成長して，血管を塞ぐと急性心筋梗塞となります．心筋梗塞は心筋が虚血により壊死する状態です．

初期治療として，モルヒネの静注，酸素投与，速効性硝酸薬の投与，アスピリン投与が行われます．速やかに再灌流療法である経皮的冠動脈インターベンション percutaneous coronary intervention（PCI）により血管の再開通が行われます（図5-11a）．場合によっては，冠動脈の狭窄部よりも末梢側の血管と大動脈をバイパスでつなぎ末梢の血流を確保する術式である冠動脈バイパス手術（CABG）が行われます（図5-11b）．

アスピリンは血小板内のシクロオキシゲナーゼを抑制することで，トロンボキサン A_2 の生成を抑制し抗血小板作用を生じます（p.69, 図4-4）．

再発予防として，動脈硬化病変を抑制するために，脂質異常症治療薬である

スタチンが用いられます．内皮が傷害されると最初に血小板血栓が形成されることから，抗血小板薬であるアスピリン，プラスグレル，クロピドグレルなどが投与されます．

また，再発予防やQOL改善を目的に心臓リハビリテーションが行われます．

リハビリテーション 実施上の注意点 ｜ **虚血性心疾患（狭心症・心筋梗塞）治療薬とリハビリテーション**

急性期心筋梗塞に対する運動療法は，基本的に『心血管疾患におけるリハビリテーションに関するガイドライン2021年改訂版』に示された進行基準にしたがって進めます．実際には，胸痛・動悸・息切れなどの自覚症状とともに，心電図上の虚血性ST下降や期外収縮，血中筋原線維マーカー（トロポニンT，I）値などの他覚的所見についても確認しながら実施します．

また，服薬前の運動は血圧上昇が大きくなるので避けるべきです．日常生活においても，和式トイレの使用や重量物運搬時の「いきみ」など，血圧上昇につながる動作を控えるよう具体的な指導も必要です．

C. 心不全治療薬

POINT

● 心不全は，心臓のポンプ機能が低下し，全身に血液を十分に供給できない状態である．
● 急性心不全の治療として，利尿薬や強心薬が用いられる．慢性心不全では，利尿薬，アンジオテンシン受容体拮抗薬（ARB），ジギタリス製剤等が用いられる．

---

1. 心不全とは

a. 病態と症状

心不全は診断名ではなく，心臓のポンプ機能の低下により心拍出量が減少して，全身の各臓器の酸素需要に対して，十分な血液を供給できない状態です．症状として，息切れやむくみがみられます．

b. 分類や特徴

原因としては，虚血性心疾患，高血圧，弁膜症，心筋症などがあります．心不全の分類として，急性心不全，慢性心不全，また，右心室か左心室のどちらの働きが低下するかによって右心不全と左心不全に分けられます（**図5-12**）．

急性心不全は，急激に心臓のポンプ機能が低下し，血行動態が急速に悪化したものです．心筋梗塞などの急性に起こった心臓の機能低下や慢性心不全の急性増悪があります．慢性心不全は，血行動態の悪化が徐々に進行し，息切れや足のむくみなどの症状が慢性的に持続している状態です．

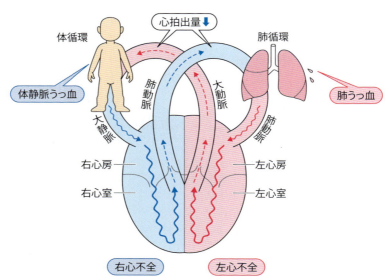

図 5-12 心不全の病態

c. 治　療

心不全治療の中心は，運動療法と薬物療法です．薬物療法として，急性心不全では利尿薬や強心薬が用いられます．慢性心不全では，利尿薬，アンジオテンシン受容体拮抗薬（ARB），ジギタリス製剤等が用いられます．

2. 急性心不全治療薬

急性心不全の治療薬としては，利尿薬や強心薬が用いられます．利尿薬として，ループ利尿薬や心房性ナトリウム利尿ペプチド atrial natriuretic peptides（ANP）製剤があり，強心薬としては，ジギタリス製剤，β_1受容体作動薬，ホスホジエステラーゼ阻害薬が用いられます．肺うっ血や浮腫などを軽減する目的で，静脈の血管拡張作用を有している硝酸薬が使用されます．

a. ループ利尿薬（フロセミド）

腎臓の尿細管にあるヘンレループにおける Na^+ と Cl^- の再吸収を抑制することで，水分移動を抑制して，利尿作用を生じます．副作用として，低カリウム血症，高尿酸血症，耐糖能低下などがあります．

b. ANP 製剤（カルペリチド）

遺伝子組み換え ANP で利尿と血管拡張作用を有しています．副作用として，血圧低下，徐脈，心室性不整脈などがあります．

c. ジギタリス製剤（ジゴキシン）

ジギタリス製剤は心筋細胞の Na^+/K^+ ポンプを阻害することで，細胞内 Ca^{2+} 濃度が上昇して，心筋収縮増強作用を生じます．副作用として，不整脈，めまい，頭痛などがあります．

d. β_1 受容体作動薬（ドブタミン）

心筋細胞の β_1 受容体に作用し，心収縮力を増強します．副作用として，頻脈，不整脈等があります．

e. ホスホジエステラーゼ阻害薬（ミルリノン）

心筋細胞内のホスホジエステラーゼを阻害することで，cAMP 濃度を上昇させ心筋収縮力を増強します．副作用として，心室細動，心室頻拍，血圧低下などがあります．

3. 慢性心不全治療薬

慢性心不全の治療薬としては，前負荷を軽減するために利尿薬や硝酸薬が用いられます．後負荷を軽減するために，アンジオテンシン変換酵素（ACE）阻害薬，ARB，硝酸薬や ANP 製剤を用います．また，心収縮力の増強のためにジギタリス製剤が用いられます．

ACE 阻害薬や ARB の副作用は，5 章 E「降圧薬」を参照．

前負荷と後負荷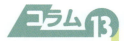

前負荷は容量負荷ともいわれており，体液量や循環血漿量の増加などにより静脈還流量が増加したときに前負荷が増強します．前負荷の増大が慢性化すると心臓の容積が拡張し，十分に収縮できず心拍出量が低下します．後負荷は，圧負荷ともいわれており，動脈硬化病変などにより末梢血管抵抗が増大したときに後負荷は増大します．後負荷の増大が慢性化すると心筋が肥大し，十分に拡張できなくなり心拍出量が低下します．

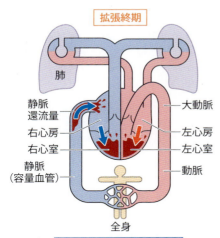

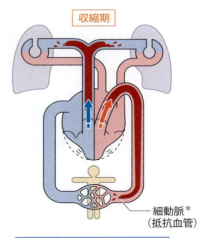

前負荷：静脈から心臓に戻ってくる血液量が増えると，心臓は多くの血液を押し出さないといけなくなり，心臓に負荷がかかる．

後負荷：末梢血管抵抗が増大すると心臓から血液を駆出するための圧力が増し，心蔵に負荷がかかる．

図 前負荷と後負荷
＊末梢血管抵抗は，主に細動脈による．

リハビリテーション実施上の注意点	心不全治療薬とリハビリテーション

　高齢者人口の増大に伴い，心不全罹患者数は増加の一途を辿っています．したがって，運動器疾患や脳血管疾患をはじめとしたリハビリテーション対象患者が心不全を合併しているケースは少なくありません．

　心不全患者で運動療法が禁忌となる病態・症状は『心血管疾患におけるリハビリテーションに関するガイドライン 2021 年改訂版』に示されていますので，内服薬の種類にかかわらずリハビリテーション実施前に確認しておく必要があります．

　また，運動強度や頻度についても上記ガイドラインを参考にリハビリテーションプログラムを作成・実施するとよいでしょう．

　最近，糖尿病治療薬である SGLT2 阻害薬が新たに心不全治療薬として使用され始めました．尿排泄を促進し脱水を生じる可能性があるため，運動中は水分補給を促すようにしましょう．

D. 抗不整脈薬

POINT

- 不整脈は通常のリズムと異なった拍動がみられる状態をいう．リズムを作るところの異常と刺激を伝える経路の異常から発生する．
- 抗不整脈薬はヴォーン・ウイリアムス Vaughan Williams 分類で I から IV 群に分かれます．

1. 不整脈とは

a. 病態と症状

　不整脈とは，通常のリズムで拍動しているものとは異なる拍動がみられることをいいます．心拍数が 100 回/分を越えるものを頻脈といい，60 回/分未満を徐脈といいます．不整脈は頻脈性不整脈と徐脈性不整脈に分けられ，頻脈性不整脈は上室性（心房性）と心室性に分けられます．

　不整脈の症状はさまざまで，個人差が大きいです．症状がないことも多くあります．胸部不快感や動悸などの症状がみられることもあります．重篤な症状として，心拍出量の低下により脳虚血をきたし，失神することがあります．

b. 分類や特徴

　不整脈の発生のメカニズムは，リズムを作るところの異常（刺激生成異常）と刺激を伝える経路の異常（刺激伝導異常）に分類されます．洞結節がリズムを作りますが，その自動能が亢進したり低下したりすることで起こります．さらに洞結節以外の部位（心房や心室など）の自動能が亢進することでも起こります．また，刺激を伝える経路の異常により起こる不整脈として伝導ブロックがあり，また心筋梗塞などにより心筋が壊死することで伝導経路に異常が起こ

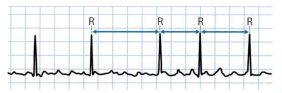

図 5-13　心房細動の心電図
RR 間隔が不規則で基線が細かに動揺している．P 波がない．正常心電図は図 5-6 を参照．

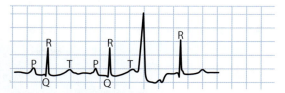

図 5-14　心室期外収縮の心電図
心室期外収縮 ventricular premature contraction (VPC) 単発例を示す．QRS 波が早期出現し，先行する P 波がない．

り不整脈が生じることがあります．

上室性の頻拍性不整脈には心房細動（**図 5-13**）があり，心室性では心室期外収縮（**図 5-14**）があります．徐脈性不整脈には洞不全症候群や房室ブロックがあります．

c. 治　療

不整脈の治療は，薬物治療と非薬物治療があります．非薬物治療には，電気的除細動，カテーテルアブレーション，心臓ペースメーカーによる治療があります．

電気的除細動による治療は，除細動器を用いて心臓に通電し，心臓全体を同時に脱分極させて，洞調律に戻します．カテーテルアブレーションは不整脈の起源部位や，刺激を伝える経路の異常部位を高周波などのエネルギーで焼灼する治療法です．人工ペースメーカーは，洞結節の代わりに適切な電気刺激を心臓に与え，調律を調整する治療法です．

2. 抗不整脈薬

頻脈性不整脈の治療薬は，ヴォーン・ウイリアムス Vaughan Williams 分類でⅠからⅣ群に分けられます（**表 5-1**）．

a. Na^+ チャネル遮断薬（Ⅰ群）

Ⅰ群は心筋の Na^+ チャネルを遮断することで抗不整脈作用を発揮します．上室性および心室性の頻脈性不整脈に用いられます．ジソピラミド，メキシレチン，フレカイニドなどがあります．

b. β受容体遮断薬（β遮断薬，Ⅱ群）

Ⅱ群はβ遮断薬（プロプラノロール）であり，交感神経を抑制することで上室性および心室性の頻脈性不整脈の治療に用いられます．

c. K^+ チャネル遮断薬（Ⅲ群）

Ⅲ群は K^+ チャネル遮断薬（アミオダロンなど）で，心筋の活動電位の持続時間を延長し，次の興奮を起こすまでの時間を延長することで不整脈を抑制します．心室性頻拍や心室細動に用いられます．

d. カルシウム拮抗薬（Ⅳ群）

Ⅳ群は，カルシウム拮抗薬（ベラパミル，ジルチアゼム）で自動能の亢進を抑制することで，不整脈を抑制します．上室性の頻脈性不整脈に用いられます．

表5-1 抗不整脈薬のヴォーン・ウィリアムズ分類

		薬物	一般名	作用機序	主な適応	副作用
ヴォーン・ウィリアムズ分類	Ⅰ群	Na^+チャネル遮断薬	・ジソピラミド ・メキシレチン ・フレカイニド	・心筋の活動電位の立ち上がり（0相）を抑制し，興奮伝導速度を低下させる	・頻脈性不整脈（上室性，心室性）	催不整脈作用 心機能抑制
	Ⅱ群	β遮断薬	・プロプラノロール	・交感神経のβ作用を抑制し，洞結節や房室結節を抑制	・頻脈性不整脈（上室性，心室性）	めまい，ふらつき，徐脈
	Ⅲ群	K^+チャネル遮断薬	・ソタロール ・アミオダロン	・心筋の活動電位の持続時間を延長	・心室頻拍（VT） ・心室細動（VF）	催不整脈作用 間質性肺炎
	Ⅳ群	カルシウム拮抗薬（Ca^{2+}チャネル遮断薬）	・ベプリジル ・ベラパミル ・ジルチアゼム	・洞結節や房室結節を抑制	・頻脈性不整脈（上室性）	頭痛，めまい，ふらつき

［ヴォーン・ウイリアム分類より著者作成］

3. 心房細動

　心房細動は，この不整脈自体の治療も必要ですが，この病態が引き起こす心原性脳塞栓症を予防することが重要です．心房細動により左心房内の血流がうっ滞し，血栓が形成されやすくなります．この血栓の一部あるいは全部が血流にのり，左心室から大動脈，そして頸動脈から脳血管へと運ばれ，最終的に血栓が脳血管を塞ぎ，心原性脳塞栓症を引き起こします．予防するためには，抗凝固薬が用いられます．

　心房細動を治療するために，電気的徐細動，カテーテルアブレーションや薬物治療が行われます．薬物治療としては，Ⅰ群の一部やⅢ群が用いられます．それらの副作用として催不整脈作用があり，トルサード・ド・ポアンツという重篤な不整脈を誘発することがあります．

リハビリテーション実施上の注意点　　**抗不整脈薬とリハビリテーション**

　抗不整脈薬には催不整脈作用があります．特に高齢者においては，軽度の不整脈だけでなく心室頻拍や心室細動などの致命的な不整脈を引き起こすことがあります．したがって，顔色や血圧，自覚症状とともに心電図変化を注意深く観察しながら運動療法を実施する必要があります．

E. 降圧薬　　**91**

E. 降圧薬

POINT

- 血圧は，心臓から押し出される血液量（心拍出量）と，血管の太さ・血管壁の柔軟性によって変化する血液の流れにくさ（血管抵抗）によって決まる.
- 高血圧は，心拍出量の増加，かつ/または，血管抵抗の増加によって起こる.
- 降圧治療には，生活習慣の改善はもちろんのこと，食事療法や運動療法などの非薬物療法と薬物療法がある.
- 降圧薬には，血管の収縮を抑制して末梢の血管抵抗を減らす作用を持つアンジオテンシンⅡ受容体拮抗薬（ARB），アンジオテンシン変換酵素（ACE）阻害薬，カルシウム拮抗薬がある. また，循環血液量や心拍数を減らすことで心拍出量を減らす利尿薬，β遮断薬がある.

1. 高血圧とは

a. 病　態

　血圧とは，血液が血管を流れるときに血管壁を押す力（圧力）です（**図5-15**）. 心臓から押し出される血液量（心拍出量）と血管の太さ・血管壁の柔軟性によって変化する血液の流れにくさ（血管抵抗）のかけあわせによって決まります. 心拍出量の増加や血管抵抗の増加によって血圧は上昇し，その逆によって低下します.

　血圧は主に自律神経系とレニン・アンジオテンシン系により調節されています. 自律神経系は交感神経と副交感神経からなり，交感神経はノルアドレナリンを介して心臓にあるβ受容体を刺激して心収縮を増強し，心拍数を増加させます. また，血管にあるアドレナリンα受容体を刺激して血管を収縮させ血管抵抗を増大させます. また，交感神経は腎臓にも作用し，そこでレニンという酵素が生成されます（**図5-16**）. レニン・アンジオテンシン系は，交感神経の亢進や血圧の低下を感知して血圧を上昇させる系です. 血漿中のアンジオテンシノゲンに腎臓から分泌されるレニンが作用して，アンジオテンシンⅠが生成されます. アンジオテンシンⅠはアンジオテンシン変換酵素 angiotensin converting enzyme（ACE）によりアンジオテンシンⅡに変換されます. アンジオテンシンⅡは血管平滑筋や心筋のアンジオテンシンⅡ AT_1受容体に働き，血管を収縮させたり，心筋を肥大させたりします. さらに，腎臓からアルドステロンを分泌させ，尿からNaと水を再吸収し，体液貯留を起こします（**図5-17**）. 一方，副交感神経は，アセチルコリンを介して心収縮を抑制し，心拍数を減少させることによって血圧を低下させます.

b. 特　徴

　正常の血圧は，収縮期血圧120 mmHg未満かつ拡張期血圧80 mmHg未満で

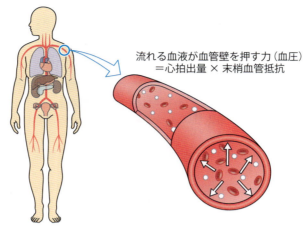

図 5-15　血管の断面図と血圧

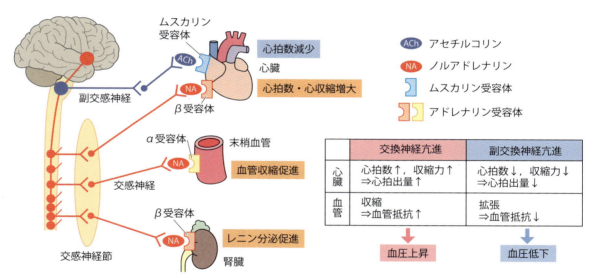

図 5-16　自律神経による血圧の調整
交感神経が亢進すると血管収縮により末梢血管抵抗が増大し，心拍数・心収縮増大により心拍出量が増加するため血圧が上がる．また，腎臓からのレニン分泌も促進されて昇圧系であるレニン・アンジオテンシン系が活性化される．副交感神経が優位になると心拍数が減少し血圧は下がる．

す．一方，収縮期血圧 140 mmHg 以上かつ/または，拡張期血圧 90 mmHg 以上で高血圧症となります（**表 5-2**）．

　ほとんどの高血圧症は原因が特定できない本態性高血圧症といわれるもので，通常は無症状です．高血圧の状態が続くと血管壁が強い圧によって損傷を受け，血管内が狭くなり，弾力が失われる動脈硬化を引き起こします．動脈硬化が進んだ血管では血管抵抗が増加するため，心臓自体の負担も増大し，心臓が肥大します．このようにしてさらに高血圧症が進展すると，動脈硬化のプラークの破綻による血栓形成によって生じる脳梗塞や心筋梗塞，腎動脈の硬化

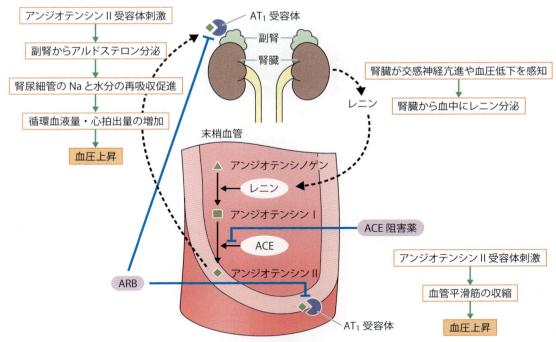

図 5-17 レニン・アンジオテンシン系の血圧上昇作用とその阻害薬
ARB：アンジオテンシンⅡ受容体拮抗薬，ACE：アンジオテンシン変換酵素
├─：阻害

表 5-2 成人における血圧値の分類

分類	診察室血圧（mmHg） 収縮期血圧		拡張期血圧	家庭血圧（mmHg） 収縮期血圧		拡張期血圧
正常血圧	<120	かつ	<80	<115	かつ	<75
正常高値血圧	120–129	かつ	<80	115–124	かつ	<75
高値血圧	130–139	かつ/または	80–89	125–134	かつ/または	75–84
Ⅰ度高血圧	140–159	かつ/または	90–99	135–144	かつ/または	85–89
Ⅱ度高血圧	160–179	かつ/または	100–109	145–159	かつ/または	90–99
Ⅲ度高血圧	≧180	かつ/または	≧110	≧160	かつ/または	≧100
（孤立性）収縮期高血圧	≧140	かつ	<90	≧135	かつ	<85

［日本高血圧学会高血圧治療ガイドライン作成委員会編：「高血圧治療ガイドライン2019」ライフサイエンス出版，p18，表2-5より転載］

による慢性腎臓病を引き起こします．血圧を継続的に下げることにより，これらの発症リスクを低下させることができます．

　高血圧症の治療においては，減塩を中心とした食事療法や有酸素運動を中心とした運動療法，アルコール摂取制限や禁煙などといった生活習慣の改善によって降圧効果が期待できます．まずは，これらを実施・継続し効果を検証したうえで薬物治療の開始を検討します．

コラム14 塩分摂取によってどうして血圧が上がるのか

私たちの体内には塩分濃度を一定に保つ機能があります．そのため，塩分を過剰に摂取すると体内の水分量を増やすことで濃度を保とうとします．その結果，血液量が増加し，心拍出量が増えることによって血圧が上昇します．カリウムを含んだ野菜や果物には，塩分の尿への排泄を促進する作用があるため血圧上昇を防ぐ効果があります．

コラム15 アルコール摂取制限の必要性

高血圧に関しては，アルコール摂取量と正の比例関係が認められています．高血圧の管理においては，エタノールで男性 20〜30 mL（おおよそ日本酒1合，ビール中瓶1本，ワイン2杯に相当）/日以下，女性はその約半分の 10〜20 mL/日以下に制限することが勧められます．

2. 降圧薬

降圧薬には，血管の収縮を抑制して末梢の血管抵抗を減らす作用をもつアンジオテンシンⅡ受容体拮抗薬 angiotensin Ⅱ receptor blocker（ARB），ACE 阻害薬，カルシウム拮抗薬と循環血液量や心拍数を減らすことで心拍出量を減らす利尿薬，β遮断薬があります（図 5–18）．よく使われるのは，ARB，ACE 阻害薬，カルシウム拮抗薬，利尿薬で，一般的に1つの薬剤を少量から開始することが多いです．効果が得られない場合は増量やほかの薬への変更，複数の薬の併用が行われます．降圧薬はそれぞれ作用機序や副作用が異なるため，個々の患者の合併症を考慮し，最も適したものが選択されます．それぞれの降圧薬の適応と禁忌，副作用を表 5–3 に示します．

a. ARB，ACE 阻害薬（レニン・アンジオテンシン系を抑制する薬）

ARB（ロサルタン，バルサンタン）はアンジオテンシンⅡが作用する血管の AT_1 受容体を遮断することで，血管の収縮を抑制し，降圧効果を生じます．

ACE 阻害薬（カプトプリル）はアンジオテンシンⅠからアンジオテンシンⅡへ変換する酵素である ACE の作用を阻害することで，アンジオテンシンⅡの生成を抑制し，降圧効果を生じます（図 5–17）．

心筋梗塞後やタンパク尿を有する慢性腎疾患を持った高血圧患者には積極的な適応があります．

b. カルシウム拮抗薬

血管平滑筋細胞に Ca^{2+} が L 型 Ca^{2+} チャネルを通って細胞外から細胞内に流入すると血管が収縮します（図 5–19）．この Ca^{2+} チャネルを阻害して血管の収縮を抑制する薬がカルシウム拮抗薬（アムロジピン）となります．降圧薬として使用されるものはジヒドロピリジン（DHP）系であり，血管選択性が高いで

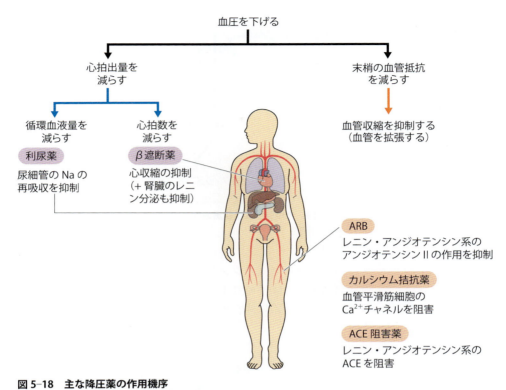

図 5-18 主な降圧薬の作用機序
ARB：アンジオテンシン II 受容体拮抗薬
ACE：アンジオテンシン変換酵素

表 5-3 降圧薬の代表的な禁忌と副作用，積極的な適応

	禁忌	副作用	積極的な適応
ARB	妊娠	血管神経性浮腫，高カリウム血症	左心室肥大，LVEF の低下した心不全，心筋梗塞後，タンパク尿/微量アルブミン尿を有する CKD
ACE 阻害薬	妊娠，血管神経性浮腫，特定の膜を用いるアフェレーシス/血液透析	空咳，血管神経性浮腫，高カリウム血症	
カルシウム拮抗薬	（非 DHP 系）うっ血性心不全，II 度以上の房室ブロック，洞不全症候群	頻脈，動悸，めまい，ふらつき，頭痛，顔面紅潮，浮腫，歯肉増生	左心室肥大，頻脈（非 DHP 系），狭心症
サイアザイド系利尿薬	体液中のナトリウム，カリウムが明らかに減少している病態	高尿酸血症，高中性脂肪血症，耐糖能低下，低ナトリウム血症，低カリウム血症，低マグネシウム血症	LVEF の低下した心不全
β 遮断薬	喘息，高度徐脈，未治療の褐色細胞腫	喘息様症状（β₂ 遮断によるもの），徐脈，心不全の誘発・増悪，眠気，不眠，悪夢，幻覚，抑うつ（脂溶性の高いもの）	LVEF の低下した心不全，頻脈，狭心症，心筋梗塞後

CKD：慢性腎臓病（chronic kidney disease）
LVEF：左心室駆出率（left ventricular ejection fraction）
左心室拡張末期容積に対する一回心拍出量の割合（％）
［日本高血圧学会高血圧治療ガイドライン作成委員会編：高血圧治療ガイドライン 2019, p.77, ライフサイエンス出版，2019 より著者作成］

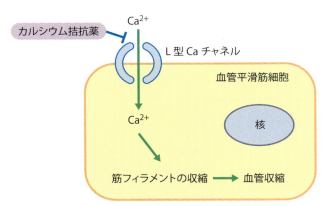

図 5-19　カルシウム拮抗薬の作用機序
⊢：阻害

す．ジヒドロピリジン系とは，ジヒドロピリジン骨格を有したカルシウム拮抗薬を指し，多くのカルシウム拮抗薬はこのグループに属します．一方，ジヒドロピリジン系以外の薬としてはジルチアゼムがありますが降圧作用は弱いです．

> **コラム16　カルシウム拮抗薬とグレープフルーツの組み合わせ**
>
> ジヒドロピリジン系のカルシウム拮抗薬のなかには，グレープフルーツを食べると作用が増強し，過度な血圧低下，頭痛，ふらつき，顔面紅潮の副作用が出現するものがあります．これは，ジヒドロピリジン系カルシウム拮抗薬の代謝酵素がグレープフルーツの成分により阻害され，カルシウム拮抗薬が代謝されず，血中濃度が上昇することで，血管拡張作用が増強するためです．

c．利尿薬

利尿薬は尿の排泄を促進し，循環血漿量を減らし，心拍出量を減少させることで血圧を降下させます．高血圧症治療にはサイアザイド系利尿薬（フルイトラン）と呼ばれるグループの薬が主に使用されます．

d．β受容体遮断薬（β遮断薬）

交感神経亢進によってβ受容体が刺激されると血圧が上昇します（本章 E-1「高血圧とは」参照）．β遮断薬（アテノロール）はそれぞれの臓器のβ受容体を抑制することで，心拍数減少，心収縮力抑制，腎臓でのレニン生成の抑制，さらには中枢での交感神経の抑制によって降圧作用を示します．交感神経活性が亢進している疾患による高血圧症には，特に適応があります．

現在，降圧薬としてα受容体遮断薬（α遮断薬）は使われていませんが，β遮断薬のなかには，α遮断作用を併せ持った薬もあります．頻脈，心筋梗塞後，狭心症を持った高血圧症患者には，積極的な適応があります．

F. 末梢動脈疾患治療薬　　**97**

> **リハビリテーション実施上の注意点**　　**降圧薬とリハビリテーション**
>
> 　高血圧は動脈硬化の促進因子であり，脳血管障害の最大の危険因子です．近年，心疾患や脳血管疾患のみならず，リハビリテーション対象患者においては高血圧症を合併しているケースが多くみられます．したがって，筋力増強トレーニングや歩行練習などを実施するうえで，薬の内服状況を把握しておく必要があります．特にβ遮断薬を服用している場合は心拍数上昇が抑制されているため，運動負荷時の心拍数変化がリスク管理の指標とならないことに注意しなければなりません．顔色や自覚症状なども確認しながら実施しましょう．
>
> 　一般に，努力性のレジスタンス運動，特に等尺性筋収縮は末梢血管抵抗を増大させ，血圧上昇をきたすことが知られています．また，上肢の運動は下肢の運動に比べて血圧上昇が大きいです．これらのことを念頭に置いてリハビリテーションプログラムを作成・実施することが重要です．

F. 末梢動脈疾患治療薬

POINT

- 末梢動脈が狭窄，閉塞したために四肢末梢に循環障害（虚血）をきたした状態を示す．
- 急性動脈閉塞症では，早急に血栓を取り除き血流を再開することが必要である．
- 慢性動脈閉塞症では，間欠性跛行がみられる．進行すると安静時疼痛や潰瘍，壊死に至る．

1. 急性下肢動脈閉塞治療

　急性下肢動脈閉塞は下肢の末梢動脈で血栓や塞栓症により血流が突然途絶えた下肢虚血の状態をいいます．血流が途絶えた末梢の部位では，疼痛，蒼白，運動障害，知覚障害をきたし，放置すれば患部は壊死することがあります．心房細動により心房内に血栓が生じ，その血栓が飛んで，末梢動脈を塞ぐことで引き起こされることもあります．脳血管へ血栓が飛べば塞栓性脳梗塞症となります．

　治療では速やかに未分画ヘパリンの静脈内投与を行います．バルーンカテーテルによる血栓塞栓除去やバイパス手術が行われます．

2. 慢性下肢動脈閉塞治療

●**間欠性跛行**
少し歩くと，足が痛くなったりしびれたりすることで歩けなくなり，少し休むと，また歩けるようになることをいう．

　慢性下肢動脈閉塞は，動脈硬化病変が主な原因となります．動脈硬化病変により，血管が狭窄し，間欠性跛行＊や進行すると安静時疼痛，潰瘍，壊死がみられます．

98 第 5 章　循環器（心臓・血管）に作用する薬

治療は，リスク管理が重要です．リスク因子として，高血圧，肥満症・メタボリックシンドローム，脂質異常症，糖尿病，喫煙，腎不全・腎透析があります．薬物治療のみでなく，運動療法や禁煙等包括的なリスク管理が原則となります．薬物治療としては，抗血小板薬であるアスピリン，クロピドグレルやシロスタゾール＊（ホスホジエステラーゼ阻害薬）が用いられます．

副作用は，うっ血性心不全，心室性頻脈などがあります．

●**シロスタゾール**
血小板内の cAMP を分解する酵素であるホスホジエステラーゼを阻害することで cAMP 濃度を上昇させ，血小板凝集を抑制する．間欠性跛行の歩行距離を延ばす報告がある．

> **リハビリテーション実施上の注意点**　　**末梢動脈疾患治療薬とリハビリテーション**
>
> 　末梢動脈疾患 peripheral arterial disease（PAD）は，冠・頸動脈狭窄の合併率が高いことから全身の動脈硬化症と認識すべきです．したがって，歩行などの運動療法を実施する場合には，他の循環器疾患と同様に血圧や心拍数の変動，胸痛の出現などに注意します．また，靴擦れや外傷などは潰瘍発生につながり切断に至ることもあるので足部の観察を十分に行いましょう．
>
> 　間欠性跛行は PAD の特徴的な症状ですが，それは動脈閉塞（血管性）だけでなく，腰部脊柱管狭窄症（神経性）に起因する場合も多くみられます．そのため，血管系に作用する薬を内服していても症状改善がみられない場合は，神経性の可能性も否定できません．皮膚色や足関節上腕血圧比 ankle brachial pressure index（ABI）などの血管性の所見だけでなく，前屈姿勢による症状変化や異常感覚の部位などを確認し，原因を明らかにしたうえで適切なリハビリテーションプログラムを作成・実施する必要があります．

G.　静脈血栓症治療薬

> **POINT**
> ● 深部静脈血栓症は肺塞栓症の原因となる．維持療法として経口の抗凝固薬が用いられる．

1.　静脈血栓症の病態と症状

　深部静脈血栓症は深部静脈に血栓が生じ，静脈閉塞を起こすもので，下肢に多く発生します．深部静脈にできた血栓が下大静脈から右心房，そして右心室から肺動脈に運ばれると肺血管を閉塞する肺塞栓症を発症することがあり，その際には突然の呼吸困難を生じ，死に至ることもあります．

　危険因子として，手術，肥満，うっ血性心不全，長距離旅行によるエコノミークラス症候群＊などがあり，先天的には凝固能亢進があります．

●**エコノミークラス症候群**
食事や水分を十分にとらない状態で，飛行機や車などの狭い座席に長時間座っていて足を動かさないと，下肢に血行不良が起こり，血液が固まりやすくなり，血栓が生じる．その血栓が飛んで，肺に詰まってしまうと肺塞栓症を発症する．

2.　静脈血栓症治療

　急性期治療として，血栓溶解薬の遺伝子組み換え組織型プラスミノゲン・アクチベーター（rt-PA：アルテプラーゼ）の点滴静注，未分画ヘパリンや低分子

G. 静脈血栓症治療薬　　**99**

ヘパリンの点滴静注，ワルファリンや第Ⅹa因子阻害薬（エドキサバン，リバーロキサバン）の経口投与による抗凝固療法を行います（4章C-2「抗血小板療法」，3「抗凝固療法」参照）．場合によっては，外科的血栓摘除術も行われます．その後の維持療法としては抗凝固剤の経口投与が行われます．

**リハビリテーション
実施上の注意点**　　　**静脈血栓症治療薬とリハビリテーション**

　脳血管障害や下肢骨折術後の患者においては，深部静脈血栓症を生じることが多いです．基本的には，早期離床や自動・他動運動をはじめ弾性ストッキング装着や間欠的空気圧迫法などによる一次予防に努めるべきです．しかし，深部静脈血栓症の発生に気づかないまま下肢の他動運動や起立動作を実施すると，血栓が遊離して肺血栓塞栓症を引き起こす可能性があります．したがって，片側下肢の腫脹や疼痛，色調変化などを注意深く観察するとともに，血中Dダイマー値の確認もしておきたいところです．
　抗凝固療法下では，巨大血栓がなく状態が安定していれば，離床・歩行が推奨されています．しかし，血栓遊離リスクがないわけではありませんので，歩行や下肢関節の他動・自動運動開始時には呼吸状態の悪化や血圧低下，頻脈などの症状に十分注意する必要があります．

練習問題　　**正しいものには○を，間違っているものには×をつけましょう．**

①左心室からは肺に血液が駆出されている．肺では，酸素と二酸化炭素が交換されている．
②心収縮は細胞内に流入してくるCa^{2+}により筋フィラメントが収縮して起こる．
③心電図は心臓の収縮している状態を反映している．
④狭心症発作時の治療薬として，ニトログリセリンの経口投与が用いられる．
⑤心筋梗塞急性期の治療として，カテーテルなどで速やかに血栓を取り除くことが重要である．
⑥慢性期心不全には，β_1受容体作動薬により心機能を亢進させる．
⑦慢性期心不全には，利尿薬やアンジオテンシン受容体拮抗薬が用いられる．
⑧心房細動は，アテローム血栓性脳梗塞の原因となる．
⑨抗不整脈薬は心筋のイオンチャネルに働く薬が多い．
⑩血圧は中枢血管抵抗と心拍出量で決まる．
⑪主な降圧薬は，ARB，カルシウム拮抗薬，利尿薬である．
⑫ジヒドロピリジン系カルシウム拮抗薬は心臓に働いて，降圧効果を発揮する．
⑬β遮断薬は心臓と中枢神経のβ受容体を抑制して，降圧効果を発揮する．
⑭急性動脈閉塞症では，薬物治療を主に行う．
⑮慢性動脈閉塞症の薬物治療は主に抗血小板薬が用いられる．
⑯深部静脈血栓症は塞栓性脳梗塞症の原因となる．

解説　　①×：肺には右心室から血液が駆出されている．
②○
③×：心電図は，心筋の電気的興奮の時間的変化を示している．
④×：ニトログリセリンは内服でなく，舌下で投与される．
⑤○
⑥×：慢性期にはジギタリス製剤が用いられる．β_1受容体作用薬は急性期心不全時に用いられる．

⑦○
⑧×：心房細動は，塞栓性脳梗塞の原因となる．
⑨○
⑩×：血圧は末梢血管抵抗と心拍出量で決まる．
⑪○
⑫×：ジヒドロピリジン系カルシウム拮抗薬は血管に作用して，降圧効果を発揮する．
⑬○
⑭×：早急に血栓を取り除く必要がある．
⑮○
⑯×：肺塞栓症の原因となる．

痛みと炎症に作用する薬

6

A. 痛みと炎症とは

POINT

- 痛みとは生体に対する警告であり，負担の大きい痛みは抑制する必要がある.
- 痛みの神経伝達は一次知覚神経から上行性伝達路に情報を伝える経路と下行性抑制経路からなる.
- 炎症とは刺激に対する応答で，損傷修復と痛みを伴う.
- 炎症性メディエーターは痛みの伝達を末梢で増強する物質である.

1. 痛みの伝達路

痛みは体に侵害刺激が加わっていることを知らせ，それを回避させるための警告といえます．痛みのもととなっている侵襲を放置すれば，損傷が進んで機能の障害が大きくなり，最終的には生命の危険にまで及ぶためです.

図 6-1 に示すように，痛みのもととなる侵害刺激を最初に感じるのは末梢神経の①**一次知覚神経**であり，これが脊髄後角で中枢神経へ情報を受け渡すと，②**上行性伝達路**を通って大脳に伝えられます．こうして伝えられた情報は，視床や大脳皮質などに投影されて痛みとして認識されます．これに対して中枢神経には，痛みを幾分か和らげて認識できるように③**下行性抑制経路**もあり，痛みのシグナルを生理的な働きにより弱めます．上行性伝達路ではグルタミン酸が，下行性抑制経路ではセロトニン（5-HT）やノルアドレナリンが伝達物質として働いています．さらに，侵害刺激が一次知覚神経へと伝わる過程を増強する生体内物質があります（④**増強物質**）．このような機構に対して，非ステロイド性抗炎症薬（NSAIDs），ステロイド，麻薬性鎮痛薬（オピオイド）などが使われます.

2. 炎症による痛みの増強

痛みを伝える神経線維のつながりは，上記「1.痛みの伝達路」で述べたように一次知覚神経から上行性伝達路に情報を伝える経路と下行性抑制経路の3つの構造で成り立っています．

痛みのシグナルは，最初に知覚神経の末端で認識される際にケミカルメディエーターによる修飾を受けています．これは傷害を受けた組織が生成する物質で，神経線維の受容体を刺激することにより情報を伝える，あるいは情報を増幅する働きがあります．傷害部位で作られるブラジキニンは発痛物質と呼ばれ，いわば痛みそのものです．一方で，同じように傷害組織が生成するものにプロスタグランジン類があり，その中でも PGE_2（prostaglandin E_2）は神経の痛覚閾値を下げて痛みを感じ易くするとともに，発熱の原因にもなります．また，PGI_2（prostaglandin I_2）も痛覚過敏を起こす物質とされています．さらにヒスタミンやセロトニン，アデノシン三リン酸（ATP）を含むさまざまな化学物質が生成され，神経線維上の受容体を刺激します．

これらヒスタミンやセロトニン，ATPなどの化学物質は**炎症性メディエーター**ともいわれ，毛細血管の血流を増やして**発赤**を起こし，血管透過性を高めて血液中の水分が周辺組織へ漏出することにより**腫脹**させたり，**熱**を生成して体温を高めたりするとともに**疼痛**を引き起こすという，炎症の四徴候をもたらす原因物質です．

3. 鎮痛薬の分類と位置づけ

痛みを薬物で抑えようとすると，4つの作用点部位が考えられます（**図6-1**：

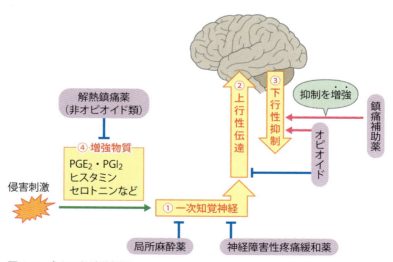

図6-1　痛みの伝達路概観
①一次知覚神経，②上行性伝達路，③下行性抑制経路，の大きく分けて3つの経路がある．これに痛みの④増強物質を加えた4部位が鎮痛薬の効き処となる．伝達経路と薬物の作用部位を黄色で示す．紫色は薬物群．
⟵：活性化，⊢：阻害

①～④）．まず始めに，末梢組織で作られる炎症性メディエーターは痛みを増強する働きがあるので，これを抑えることにより痛みを和らげることができます（④増強物質）．その代表として**解熱鎮痛薬（非オピオイド類）**があります．ついで一次知覚神経（①）の伝達そのものを抑制するものとして，**局所麻酔薬**および**神経障害性疼痛緩和薬**があります．**オピオイド類**は上行性伝達路（②）と下行性抑制経路（③）の複数箇所に作用して痛みを強力に抑制することができ，これが中枢性鎮痛薬の主役となります．また，作用が比較的弱いため補助的な位置づけにはなりますが，下行性抑制経路を増強する薬物も一定の効果が期待でき，痛みを和らげる**鎮痛補助薬**として分類されます．抑制経路の伝達がセロトニンやノルアドレナリンのようなモノアミン*であることから，モノアミン再取り込み阻害薬がこの補助薬に該当します．

●**モノアミン**
アミノ基 NH_2- を一つ含んだ神経伝達物質のことである．たとえばセロトニンとノルアドレナリンは痛みを増強するモノアミンであると同時に，うつ病のときに働きが不足して病態の原因になるモノアミンでもある．したがって痛みを抑えたいときにはモノアミンを抑制し，うつ病のときには逆にモノアミンの働きを強化して症状を和らげる．

B. 解熱鎮痛薬（NSAIDs・アセトアミノフェン）

POINT

● 糖質コルチコイドの抗炎症作用を模した非ステロイド性抗炎症薬（NSAIDs）が頻用される．
● 作用対象であるプロスタグランジンの作用が多岐にわたることから，副作用も多彩である．
● NSAIDs は COX を阻害することによって効果を示す．

1. 概　要

a. 非ステロイド性抗炎症薬（NSAIDs）とは

　生体内の生理的な抗炎症物質として，副腎皮質から全身に向けて放出される糖質コルチコイド（いわゆるステロイドホルモン）があります．末梢性の解熱鎮痛薬は，化学構造において糖質コルチコイドとは異なりますが，これと類似の抗炎症・解熱・鎮痛作用を併せ持つものです．これを非ステロイド性抗炎症薬 non-steroidal anti-inflammatory drugs（NSAIDs）と呼びます．

b. アラキドン酸代謝経路

　NSAIDs の作用点は，糖質コルチコイドと対比するとわかりやすくなります．**図6-2**にプロスタグランジン類を作る代謝カスケードを示します．この代謝反応は「細胞膜の構成成分であり，体中に広く存在するリン脂質」を出発点として，まず始めの反応で中間代謝産物であるアラキドン酸が作られることから「アラキドン酸カスケード」と呼ばれます．このアラキドン酸からロイコトリエン類を作るリポキシゲナーゼ（LOX）経路とプロスタグランジン類を作るシクロオキシゲナーゼ（COX）経路に分かれます．酵素リポキシゲナーゼの働きで作られるロイコトリエン類は，喘息やアレルギー性鼻炎を起こす物質と考えられます．酵素シクロオキシゲナーゼによって作られる物質は，プロスタグラン

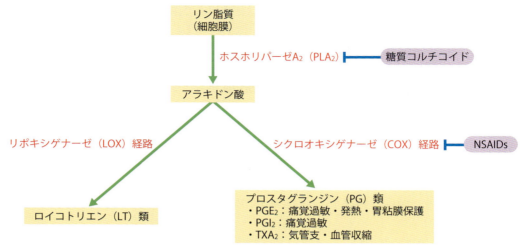

図 6–2　アラキドン酸カスケードと NSAIDs の関係
黄色は物質名，赤字は代謝酵素，紫色は薬物を表す．糖質コルチコイドの効果は，PLA₂ 抑制作用をもつタンパク質「リポコルチン」を誘導することによる，間接的な抗炎症効果である．
├─：阻害

ジン E_2・I_2・$F_{2\alpha}$ などのほか，トロンボキサン A_2（TXA_2）など，多数あります．

c．鎮痛のメカニズム

プロスタグランジン類のなかで痛みの伝達に関係するのはプロスタグランジン E_2（PGE_2）であり，痛覚過敏，発熱および胃粘膜保護に働きます．また PGI_2 には PGE_2 と類似の痛覚過敏を起こす作用があり，これを止めることによっても痛みは和らぎます．薬物の作用点としては，PGE_2 や PGI_2 の生成経路をどこかで止める薬物が使われます（**図 6–2**）．第一段階のリン脂質からアラキドン酸を生成する反応に対しては，酵素ホスホリパーゼ A_2（PLA_2）を阻害して止める糖質コルチコイド（ステロイド）とその類縁製剤があります．これに対し，1 つ下流のアラキドン酸から PG 類を生成する酵素シクロオキシゲナーゼ（COX）を阻害するのが NSAIDs です．

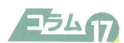

名前の由来：プロスタグランジン

多種多様なサブタイプがあるプロスタグランジン類は，発見当初は前立腺（prostate gland）から分泌されると考えられたことから「前立腺由来ホルモン」という意味を込めて prosta–gland–in と名付けられました．その後，前立腺だけでなく全身のあらゆる組織で生成されることが分かりましたが，このような発見の経緯からプロスタグランジンの名前が定着して今日に至っています．

B. 解熱鎮痛薬（NSAIDs・アセトアミノフェン）　　**105**

2.　解熱鎮痛薬

a.　アスピリン

　NSAIDs の元祖と呼ばれる薬物で適用範囲が広く，関節リウマチ，腰痛，がん性疼痛，月経痛，などあらゆる種類の痛みに用いられます．低用量で血栓抑制作用もあり，脳梗塞や虚血性心疾患の予防にも有用です．ほかの NSAIDs と違って COX を不可逆的に抑制するので，効果が持続します．

　副作用も多様で，消化器障害をはじめ喘息誘発（アスピリン喘息），痙攣（ニューキノロン系抗菌薬と併用すると出やすい），腎障害，出血，Reye（ライ）症候群およびインフルエンザ脳症といった小児の神経疾患が挙げられます．NSAIDs の副作用で胃炎や胃潰瘍などの消化器症状が出やすいのは，PGE_2 生成を止めることによって粘液生成や血流増加などの胃粘膜保護作用が阻害されるためです．血中タンパク質の1つであるアルブミンとの結合率が高いことから，ほかの薬物と相互作用を起こすことが多く，その結果組織中で高濃度になると副作用を起こしやすくなります．

　剤形としては内服と坐剤とがあり，内服用にはダイアルミネートを配合した錠剤もあります．ダイアルミネートは胃酸を中和する制酸剤なので，消化器障害を防ぐ目的で配合されています．

（1）アスピリンジレンマ

　アスピリンの血栓予防効果については特徴的な現象があります．それは低用量（81 mg/日）において有効で，関節リウマチに対する鎮痛目的で使われるような高用量（325 mg/日）だと血栓予防効果がなくなる，というものです．この現象は，用量反応関係の原則に反するようにもみえることから「アスピリンジレンマ」と呼ばれるようになりました．これはアスピリンの組織選択性に基づくもので，低用量では血小板でのトロンボキサン生成だけを抑制して抗血栓に働きますが，用量が増えると血管内皮細胞からの PGI_2 生成までも抑制します．PGI_2 は血小板凝集抑制作用をもつので，PGI_2 が消去されることにより血栓が生じやすくなります．

b.　COX-2 選択的阻害薬

　アスピリンの副作用として消化器障害の問題が大きかったため，COX 阻害作用に選択性をもたせる方法が採られています．COX には2つのサブタイプがあり，COX-1 は生理的機能を維持するため恒常的に発現するタイプ，COX-2 は炎症促進のため必要時のみ誘導されるタイプです．したがって，COX-1 を阻害することなく胃粘膜保護作用を保持しておき，炎症の元となっている COX-2 のみを選択的に抑制すれば消化器障害などの副作用が生じることなく鎮痛効果が得られると考えられています．現在，選択的阻害薬としてセレコキシブが臨床応用されています．

c.　インドメタシン

　アスピリンに類似した鎮痛・抗炎症作用があり，その作用はアスピリンよりも強力です．副作用もアスピリンに準じます．軟膏，貼付，坐剤としても製剤化されており，関節など運動器への外用にも用いられます．

d. ロキソプロフェン

プロドラッグ（p.19 参照）であることから，吸収後に体内で代謝されて初めて酵素阻害活性をもちます．そのため消化器障害などの副作用が比較的少ないNSAIDs として選択されます．

e. ジクロフェナク

坐剤として頻用されます．COX 阻害作用に加えてリポキシゲナーゼ（LOX）も抑制し，抗炎症作用の強い薬です．

f. アセトアミノフェン

NSAIDs ではないものの，類似の鎮痛効果および解熱効果をもつ非ピリン系解熱鎮痛薬です．末梢における COX 阻害作用はほとんどなく弱いですが，中枢において COX 阻害することが薬効につながると考えられています．抗炎症作用は弱く，副作用は NSAIDs より比較的少ない頻度です．経口投与によって速やかに吸収されます．過剰投与は重篤な肝障害を起こします．

リハビリテーション実施上の注意点　　**解熱鎮痛薬（NSAIDs）とリハビリテーション**

　炎症は治癒過程における生体の防御反応ですが，過度の炎症反応によって激しい疼痛や機能障害を生じることがあります．NSAIDs は市販されていて容易に入手できることから広く用いられており，適切な NSAIDs の使用は円滑にリハビリテーションを進めるための有効手段です．

　しかし，NSAIDs の使用によって痛みが軽減していても，あくまで対症療法であることを理解しておかねばなりません．過度の荷重や抵抗運動，歩行練習などによって関節や筋に過剰な負担をかけないよう注意しながらリハビリテーションを実施します．

　NSAIDs の主な副作用として，悪心・嘔吐，食欲不振，下痢などの消化器障害があります．これらの症状の有無や程度に応じてリハビリテーションを実施する時間や負荷量を調節しましょう．

　また，NSAIDs は血圧を上昇させ降圧効果を減弱させますので，血圧の変化にも注意する必要があります．

C. ステロイド

POINT

- 副腎皮質から分泌される糖質コルチコイドは炎症抑制作用や物質代謝作用をもつ．
- 多数の作用点があり，適用疾患も副作用も多様である．

C. ステロイド **107**

1. ステロイド（糖質コルチコイド）

a. 名前と由来

　ステロイドという名称は，ホルモンの化学構造に由来しています．「3つの6員環と1つの5員環が融合してできたステロイド核」を構造にもつものすべてを意味しますが，実臨床でステロイドというときには，そのなかでも糖質コルチコイドのことを指します．

　糖質コルチコイドは副腎皮質から放出される脂溶性ホルモンで，抗炎症，免疫抑制，糖新生，タンパク分解，脂肪分解などの多彩な作用をもちます．同じ副腎皮質から分泌されるホルモンには，電解質代謝を行う鉱質コルチコイドや性機能に作用する性ホルモンもあり，いずれも構造上はステロイド核を含んでいますが，これらとは区別されます．糖質コルチコイドの作用は生体機能維持に重要であることから，その働きを再現できる合成薬が作られており，そのうちのいくつかはステロイド核を含んでいます．

b. 作用と副作用

　糖質コルチコイドおよびその関連薬は，鎮痛作用は弱いですが炎症抑制作用が強いため，さまざまな疾患に用いられます．気管支喘息，各種アレルギー，関節リウマチ，膠原病，ネフローゼ，炎症性腸疾患など用途は多岐にわたり，皮膚科領域では糖質コルチコイドを含む軟膏が頻用されます．鉱質コルチコイド様の電解質作用も多少は併せ持つことから，高血圧などの副作用として現れます．長期間使用にて感染症，消化性潰瘍，骨粗鬆症，動脈硬化，糖尿病などが問題となります．中心性肥満や満月様顔貌（フルムーンフェイス）が特徴的なクッシング Cushing 病もその1つであり，これは糖質コルチコイドによる代謝機能の修飾によって起こる疾患です．小児に長期使用すると成長障害を起こすこともあります．外部からの投与は副腎皮質でのホルモン生成能をネガティブフィードバックで抑制することから，急激な投薬中止や減量は離脱症候群を引き起こします．このため減量や中止は，段階的に徐々に進めることが重要です．

　糖質コルチコイドは抗炎症作用のほか免疫抑制作用ももちますが，これは免疫担当細胞のTリンパ球やマクロファージの機能を抑制し，抗体生成も抑制するなど，細胞性免疫と液性免疫との両方を抑制する機序によります．

リハビリテーション実施上の注意点　ステロイドとリハビリテーション

　ステロイドは関節リウマチなどの自己免疫疾患や激しい疼痛など，さまざまな疾患の治療に用いられます．しかし，その強力な効果とともに多くの有害作用も有しています．

　長期間の服用（3ヵ月以上）による副作用の1つにグルココルチコイド（糖質コルチコイド）誘発性骨粗鬆症があります．原発性骨粗鬆症と異なり，年齢・性別に関係なく生じ，骨密度が低下する以前に骨折リスクが増大します．そのため，筋力測定やトレーニング時の抵抗量，起居・移動動作時の負荷量について考慮しなければなりません．

　また，突発性大腿骨頭壊死症をきたすこともあるため，股関節痛の有無を確認することも必要です．

　ほかの副作用として，ステロイドミオパチーがあります．筋萎縮・筋力低下が生じるため起立動作や階段昇降時においては転倒に注意する必要があります．また，筋力増強を目的とした一般的な高負荷（最大筋力の40～50％以上）のトレーニングは，過用性筋力低下を引き起こす可能性があるので，筋痛や筋疲労を確認しながら低負荷・高頻度にて行うようにします．

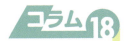

ネガティブフィードバック

　ホルモン生成などにおいて，働きが過剰になりすぎないように恒常性を保つための仕組みです．ホルモンが分泌されたことを体が感知したときに「もう十分」と止めておこうとします．ホルモン産生臓器に対して，製造中止のブレーキをかける指令が「ネガティブフィードバック」です．

　副腎皮質での糖質コルチコイド生成にはこのブレーキがよく働き，体外からのホルモン投与がしばらく続くと，ホルモンはほぼゼロにまで抑えられてしまいます．そのため，あるとき急に薬がこなくなると，すぐには調達できず，体がホルモン不足の状態に陥ります．糖質コルチコイドは生命維持にとって重要なことから，その不足は命の危険につながります．これが離脱症候群です．

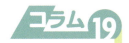

離脱症候群

　ある種の薬は，投薬を急に中止すると体にさまざまな症状が現れます．これは「薬が体内にいつもある状態」に体が慣れ切ってしまうと，急にそれがなくなった変化に驚いて体が過剰反応するものです．煙草やアルコール，依存性のある薬物で現れやすく，投与の再開で症状は消失します．糖質コルチコイドの場合は，全身倦怠感，低血圧，微熱などがみられます．

2. ステロイド製剤

a. ヒドロコルチゾン

　天然型の糖質コルチコイドはコルチゾールであり，それを製剤化したのがヒドロコルチゾンです．血中半減期は1〜2時間と短く，副作用として現れる血圧上昇や低カリウム血症は，鉱質コルチコイド作用に基づいたナトリウム貯留が原因です．

b. プレドニゾロン

　合成型製剤であり，コルチゾールのもつ糖質コルチコイド作用を強め，鉱質コルチコイド作用を弱めたものです．このように作用のバランスを変えることによって，副作用が少ない強力な抗炎症薬になっています．

c. デキサメタゾン

　プレドニゾロンよりもさらに糖質コルチコイド作用を増強し，鉱質コルチコイド作用をきわめて弱くした製剤です．血中半減期は約5時間で，ヒドロコルチゾンよりも長いことが知られています．

3. 合成酵素阻害薬

　コルチゾールの生成を抑制する合成酵素阻害薬としてメチラポンがあり，クッシング病のような糖質コルチコイド過剰状態の改善に用いられます．

D. 麻酔薬

POINT

- 麻酔薬には全身麻酔薬と局所麻酔薬がある．
- Na^+チャネル遮断により活動電位の発生を抑えて痛みの伝播を防ぐ．
- 局所麻酔および神経ブロックとして応用される．

1. 概　要

　麻酔薬のなかでも全身麻酔の使用は，手術などを対象とした場合に限られます．また局所麻酔薬を用いて行う手法の一つ，脊椎麻酔も薬液が脊髄くも膜下腔に入ることや手術目的で使われることから，日常診療の域からは外れます．リハビリテーション領域に関係が深いのは局所麻酔薬を用いて行われる神経ブロックです．適用箇所の違いによって，硬膜外麻酔（硬膜外腔），伝達麻酔（神経幹・神経叢・神経節の周辺），浸潤麻酔（皮下・筋肉内），表面麻酔（粘膜・角膜）に分類されます．作用機序としては，神経細胞の興奮（活動電位の元となるNa^+チャネル）を遮断することによって効果を発揮します．

2. 適用法

a. 硬膜外麻酔

脊髄神経が椎間孔を出たところ（硬膜外腔）で痛みの伝達を遮断します. 急性虫垂炎の切除術や無痛分娩の際に使われることで知られています. また, カテーテルを留置し定期的に投薬する方法も取られ, 癌性疼痛や手術後の痛み, 帯状疱疹後神経痛, 椎間板ヘルニアなどにも適用となります.

b. 伝達麻酔

神経節, 神経叢や神経幹などに局所麻酔薬を注入して痛みの伝達を止める方法です. 三叉神経節, 上腕神経叢, 坐骨神経などが対象となります. 頸部前面にある星状神経節の遮断は, 頭頸部の痛みに対する直接的なコントロールだけでなく, 交感神経シグナルを遮断することで血流を増やして機能回復を図ったり, 血流増加によって発生する間接的な痛みを軽減したりすることを目的としています.

c. 浸潤麻酔

皮下注射によって, 注入した局所とその周辺で知覚神経線維の末端を麻痺させます. 外来診療において覚醒下で行われる小外科手術でも使われる手法です.

d. 表面麻酔

塗布によって粘膜や角膜表面や創面の知覚を麻痺させます.

3. 局所麻酔薬

代表的な局所麻酔薬には, リドカイン, ブピバカイン, プロカイン, コカインがあります. 各薬物と適用について**表6-1**に示します.

a. リドカイン

最も頻用される局所麻酔薬で, 作用の発現が早く, 強い効力をもちます. あらゆる神経の興奮を抑制し, 静脈内注射では抗不整脈薬としても使用されます. 中枢性の副作用は比較的少ないです.

b. ブピバカイン

リドカイン類似の局所麻酔薬で, 作用時間は長いです. 心筋抑制, 伝導障害などの心毒性がやや強いことが知られています.

c. プロカイン

初期の合成局所麻酔薬で, アレルギー反応を起こすことや作用発現が遅いため, リドカインに取って代わられました. 不穏, 振戦など中枢性副作用や心血管系への抑制があります.

表6-1 局所麻酔薬と適用

薬 物	適 用
リドカイン	表面麻酔, 浸潤麻酔, 伝達麻酔, 硬膜外麻酔
ブピバカイン	伝達麻酔, 硬膜外麻酔
プロカイン	浸潤麻酔, 伝達麻酔, 硬膜外麻酔
コカイン	表面麻酔

d. コカイン

コカの葉から発見された局所麻酔の原型で，鼻粘膜や角膜の表面麻酔に使用可能ですが，現在は使用頻度が低い薬物です．精神依存を起こすため慎重に扱うべき薬物です．

リハビリテーション実施上の注意点　　**麻酔薬とリハビリテーション**

抗炎症薬や神経障害性疼痛緩和薬を使用しても鎮痛効果が得られない腰椎椎間板ヘルニア等による腰痛・下肢痛に対しては，リドカインやブピバカインを用いた硬膜外ブロックあるいは選択的神経根ブロックが有効です．

神経根ブロック施行にあたっては，単純X線像やMRIなどの画像所見とともに筋力や腱反射，知覚異常部位などの臨床所見に基づき責任神経根が特定されます．しかし，画像所見と臨床所見とが必ずしも一致するとは限りません．理学療法士・作業療法士は検査技術に習熟し，正確な検査結果を医師に提示することができれば，診断の補助的役割を担うことができるでしょう．

ブロック注射施行後は一時的に下肢に力が入らなくなるため30分〜1時間の安静が必要です．その後，筋力の回復を確認したうえで転倒に注意しながら歩行を開始します．

E. 麻薬性鎮痛薬（オピオイド）

POINT

- 中枢神経系に広く分布するオピオイドμ受容体への刺激が鎮痛効果をもたらす．
- 中枢性の強力な鎮痛効果が見込める反面，副作用も多様である．

1. 概　要

a. オピオイドとは

麻薬性鎮痛薬の原型はケシの樹液であり，これをOpium（アヘン）と呼んだことから，構造を似せて作った合成麻薬のことをオピオイドと呼ぶようになりました．受容体もオピオイド受容体という名前になりました．

b. 受容体の種類

●ニューロペプチド
ニューロンが互いに通信するために使用する小さなタンパク質のような分子（ペプチド）である．バソプレシン（抗利尿ホルモン），セロトニン（気分や睡眠に関与するペプチド）がその一部である．

オピオイド受容体は中枢神経に広く分布していて，生体内物質ではニューロペプチド*の一種であるエンケファリンが刺激します．受容体はサブクラスに分かれますが鎮痛効果にとって最も重要なのはμ受容体であり，鎮痛効果のほとんどはこれを介します．依存形成もμ受容体シグナルが原因で起こります．そのほかに情動不安および幻覚に関係するといわれるκ受容体と，δ受容体とがあり，補助的な役割を果たします．鎮痛のメカニズムは，中脳から始まる下

行性抑制経路の活性化と，脊髄後角における一次知覚神経からの痛覚の伝達を抑制する効果との2つが中心です（**図6-1**）．これ以外にも，神経線維末端における抑制などがあります．

c. 薬物の種類

オピオイド鎮痛薬は3つに大別され，麻薬性オピオイド鎮痛薬，非麻薬性オピオイド鎮痛薬，オピオイド拮抗薬があります．麻薬性オピオイド鎮痛薬にはモルヒネ，コデイン，オキシコドン，フェンタニルが含まれ，非麻薬性オピオイド鎮痛薬には，ペンタゾシンやブプレノルフィンが含まれます．オピオイド拮抗薬には急性モルヒネ中毒の解消に用いられるナロキソンがあります．

癌性疼痛の制御にはWHOが提唱した3段階の除痛ラダーがあり，第一段階で末梢性のNSAIDs，これで抑えきれない中等度の痛みには第二段階の弱オピオイド（コデイン，ペンタゾシン，ブプレノルフィン），さらに高度の痛みには第三段階として強オピオイドのモルヒネ，オキシコドンやフェンタニルが適用となります．

副作用には，便秘，悪心・嘔吐，中枢性呼吸抑制，鎮静などがあります．

2. 麻薬性オピオイド鎮痛薬

a. モルヒネ

ケシから分離されたμ受容体完全作動薬で，強力な鎮痛作用をもつことから癌や心筋梗塞の激しい痛みに対して用いられます．その構造の一部は生体内物質エンドルフィンに似ています．強い高揚感や多幸感を伴うため依存形成が懸念されますが，適正使用すれば回避できます．ヒスタミン遊離を刺激するために掻痒を誘発します．経口および髄腔内注射で用いられます．

b. コデイン

モルヒネに代謝変換されて鎮痛効果を表します．鎮痛作用は弱いものの鎮咳作用は強いため，咳止めとしての用途もあります．

c. オキシコドン

μ受容体のほかκ受容体も刺激する強オピオイドです．鎮痛効果はモルヒネよりも強く，鎮痛ラダーの第三段階，つまり弱オピオイドで抑え切れない難治性の痛みに対して用いられます．

d. フェンタニル

鎮痛効果がモルヒネよりはるかに強い選択的μ受容体完全作動薬に分類されます．鎮痛作用は強いにもかかわらず，便秘や悪心・嘔吐の副作用は少ないことが特徴です．脂溶性が高く，作用発現が早いですが持続時間は短いです．注射あるいは経皮で用いられます．

3. 非麻薬性オピオイド鎮痛薬

a. ペンタゾシン

κ受容体アゴニストであり，κ受容体に結合して作動し，μ受容体に対しては部分作動薬として働きます．手術後の痛みなど，長く続く鈍痛に対して使われます．副作用として便秘や嘔吐がありますが，程度は軽いです．内服のほか，

F. 神経障害性疼痛緩和薬　　**113**

皮下注射，筋肉注射，静脈内注射でも使われます．

b. ブプレノルフィン

　μ受容体への部分刺激作用とκ受容体遮断作用があります．副作用のうち呼吸抑制は弱く，悪心・嘔吐は強いです．癌や手術後，心筋梗塞後の鎮痛に筋肉注射または静脈内注射で使われます．また貼付剤もあり，変形性関節症や腰痛に対して使われます．

4. オピオイド拮抗薬

a. ナロキソン

　すべてのオピオイド受容体を遮断しますが，特にμ受容体との親和性が高い薬です．単独で効果を表さず，オピオイド中毒に対して使われます．オピオイドの過剰摂取では呼吸抑制や意識障害が出ますが，静脈内注射により受容体で拮抗して回復が可能です．

F. 神経障害性疼痛緩和薬

POINT

- 感覚神経の傷害による疼痛が治療の対象となる．
- Ca シグナルや Na シグナルの抑制により鎮痛効果をもたらす．

1. 神経障害性疼痛とは

a. 病　態

　痛みの多くは，組織がある程度の大きさに渡って傷害され，その部位からブラジキニン，ヒスタミン，プロスタグランジンなどの発痛物質や痛みの増強物質が放出されることで症状が現れます．一方で，組織の傷害をあまり伴わず，神経自体の傷害に起因する痛みを神経障害性疼痛といいます．したがってNSAIDs や麻薬性鎮痛薬では鎮痛効果が少なく，難治性の痛みと位置づけられます．

b. 特　徴

　末梢神経障害としては機械的神経損傷，糖尿病性ニューロパチー，三叉神経痛，腰部椎間板ヘルニアによる神経根圧迫症状，帯状疱疹後神経痛などがあり，中枢神経では脳梗塞，多発性硬化症に伴う痛みがこれに該当します．ジンジン，ピリピリといった形で表現される痛みです．触覚過敏として現れるアロディニアも神経障害性疼痛に含まれます．

c. 治　療

　炎症性の痛みに対する NSAIDs や，癌の疼痛に対する麻薬性鎮痛薬とは違った，独自の鎮痛薬が使われます．

2. 神経障害性疼痛緩和薬

a. プレガバリン

中枢神経細胞で指令を伝える Ca^{2+} チャネルは α_1, α_2, β, γ, δ と名付けられた5つの部分（サブユニット）で構成されています．傷害を受けた中枢神経細胞では，このうちの α_2 サブユニットと δ サブユニットの部分が Ca シグナルの伝達に重要な役割を果たしています．プレガバリンはこの $\alpha_2\delta$ サブユニットに結合して Ca シグナルの伝達を遮断します．その結果，グルタミン酸など神経興奮性の伝達物質放出を抑制することになり，痛みが伝わらなくなります．商品名「リリカ」が帯状疱疹後神経痛，糖尿病性末梢神経障害，線維筋痛症などに対して広く使用されています．

b. ガバペンチン

プレガバリンの作用と同様の機序で Ca シグナルを遮断して，神経伝達物質の放出を抑制することによって鎮痛効果を発揮します．GABA（γ-アミノ酪酸）に似た構造を持っていますが GABA 受容体に結合するわけではなく，鎮痛の仕組みはプレガバリンと同様に Ca^{2+} チャネルの $\alpha_2\delta$ サブユニットに対する抑制です．三叉神経痛，偏頭痛，神経因性疼痛に使われます．てんかん治療においても補助的に使われています．

c. カルバマゼピン

カルバマゼピンはてんかん部分発作に対する第一選択薬として知られていますが，鎮痛効果も併せ持つことから，神経障害性疼痛にも使われます．膜電位依存性 Na^+ チャネルおよび Ca^{2+} チャネルを遮断することにより鎮痛効果が現れます．三叉神経痛や神経因性疼痛に用いられます．

d. パロキセチン

選択的セロトニン再取り込み阻害薬（SSRI）に分類される薬物で，うつ病の治療薬として知られています．痛みを伝達する ATP（アデノシン三リン酸）に対する受容体のうち，$P2X_4$ 受容体を強力に遮断する作用も併せ持っていることから，鎮痛目的でも使われます．

リハビリテーション実施上の注意点　**神経障害性疼痛緩和薬とリハビリテーション**

NSAIDs は変形性関節症をはじめ運動器疼痛に有効であることが示されています．しかし，帯状疱疹後神経痛や糖尿病性神経障害に伴う痛みや痺れなどに対する使用は推奨されていません．

一般に，糖尿病性神経障害による痛み・痺れは左右対称性で足部に生じます．一方，下肢の痛み・痺れを生じるほかの疾患として，腰部脊柱管狭窄症や閉塞性動脈疾患があります．一口に痛みといってもその原因はさまざまなので，リハビリテーション専門職は患者の主訴や観察所見（皮膚の色や温度），疼痛部位（デルマトームとの整合性）から原因を特定し，その症状が神経障害性か否か判断する必要があります．そのことは治療プログラムに反映されるとともに，医療チームのメンバーに対する情報提供にもつながります．

G. 関節リウマチ治療薬

POINT

- 関節リウマチは，自己免疫疾患の代表的疾患である．
- 免疫応答の暴走により生成される抗体が自己を傷害するのを防ぐ．
- リウマチに特有の治療薬として DMARD の概念がある．

1. 関節リウマチとは

a. 症 状

　関節が破壊され，強い痛みを伴う疾患です．手指と手関節が好発部位ですが，それ以外にも頸椎・肩・膝・足関節にも発症します．最初は関節のこわばりから始まりますが，病変が進むと腫れや痛みも出て，最終的に関節は変形して動かなくなります．病変は関節だけに限られるものではなく，発熱，倦怠感や体重減少などの全身症状が現れることもあります．皮膚・粘膜病変や眼症状，心血管病変，間質性肺炎などの関節外症状もみられることがあります．

b. 病 態

　関節リウマチは自己免疫疾患の代表格です．免疫応答は，「体の外から体内に侵入してきた異物（細菌・ウイルスといった病原微生物など）」を撃退するために備わっている攻撃能力のことです．ところが，この攻撃が自分自身に向かい自分を攻撃してしまう場合があります．これを自己免疫疾患と呼びます．

　関節リウマチでは自己抗体と呼ばれる抗体が体内で作られ，この抗体が白血球を刺激することにより自分自身の関節滑膜に炎症を起こします．炎症を起こした滑膜は増殖し，その際に周囲の軟骨や骨を破壊します．このような変化が長く続くと関節は変形し，動きは大きく制限されて脱臼を起こすこともあります．

c. 治 療

　薬物治療として，まずはメトトレキサート（MTX）が基本的な薬剤となります．ただし，MTX の使用が難しい場合はほかの従来型抗リウマチ薬（conventional synthetic disease-modifying antirheumatic drugs：csDMARD）を使用します．また，MTX 単独使用で効果が不十分な場合は，ほかの csDMARD を併用します．さらに，効果が不十分の場合は，生物学的製剤（biologic synthetic DMARD：bDMARD）あるいはヤヌスキナーゼ阻害薬を併用します．補助的治療として，NSAIDs や副腎皮質ステロイドが用いられます．

2. 従来型抗リウマチ薬（csDMARD）

a. メトトレキサート methotrexate（MTX）

　関節リウマチに対する基本的な薬剤です．酵素阻害作用によって組織中のアデノシン濃度を増大し，アデノシンA_{2A}受容体を介して抗炎症効果が発揮されます．具体的には活性酸素やロイコトリエンをはじめとする炎症性メディエーターの生成を抑制し，滑膜の増殖も抑制します．効果発現までには数ヵ月の時間がかかります．

　もともとは核酸合成を阻害することにより細胞増殖を抑制する代謝拮抗薬として開発され，悪性腫瘍に対しても使われています．副作用として間質性肺炎，骨髄抑制，肝炎があります．

b. レフルノミド

　プロドラッグとして使われ，活性代謝物がリンパ球などの細胞増殖を抑制します．効果が2週間〜1ヵ月で発現し，抗リウマチ薬のなかでは比較的早く現れます．副作用として間質性肺炎があり，頻度は低いながらもアナフィラキシーショック，皮膚粘膜症候群，中毒性表皮壊死症にも注意が必要です．

c. タクロリムス

　臓器移植のときに拒絶反応を抑制するために免疫抑制薬として用いられる薬です．それよりも少ない，約半分の用量でリウマチに対する改善効果が期待できますが，副作用として糖尿病，高血圧，腎不全，心不全，感染症が重篤になる場合があり注意が必要です．

d. 金製剤（金チオリンゴ酸ナトリウム，オーラノフィン）

　SH基*を抑制することによって多くの酵素活性を阻害します．その結果，リンパ球およびマクロファージの貪食作用を抑制し，補体*を不活化すると考えられます．筋注剤の金チオリンゴ酸ナトリウムと経口剤のオーラノフィンがあり，発症初期の病変進行を抑えます．副作用として間質性肺炎があります．

e. D–ペニシラミン

　ペニシリンの加水分解によって得られるアミノ酸で，重金属のキレート効果*があります．銅の過剰によって発症するウィルソン Wilson 病や，その他の重金属中毒にも使われます．ヘルパー T 細胞の機能を抑制し，活性酸素を消去，さらには滑膜の再構築に関わるコラゲナーゼを抑制して細胞増殖を阻止し，効果を表します．

f. サラゾスルファピリジン

　サルファ剤の一種であるスルファピリジンと，5–アミノサリチル酸との合剤で，潰瘍性大腸炎の治療薬として知られています．アデノシン生成やプロスタグランジンおよびロイコトリエンの抑制による抗炎症作用，サイトカイン抑制による細胞性免疫の制御によって関節リウマチに対する効果を発揮します．効果発現が1〜2ヵ月と比較的早いことや，ほかの薬物に比べると重篤な副作用が少ないことが長所です．

●**SH 基**
SH 基をもった物質は反応性に富み，他の SH 基を持った物質と反応しやすい．

●**補体**
異物や免疫複合体によって活性化され，生体防御に働く一群の血清タンパク質．

●**重金属のキレート効果**
重金属に作用し，体内に吸収されやすい形に変える．

3. 生物学的製剤（bDMARD）

a. インフリキシマブ

●**腫瘍壊死因子（TNF-α）**
炎症の中心的な情報伝達物質である.

●**モノクローナル抗体**
通常の抗体はポリクローナル抗体で, 免疫した動物の血清から作るため複数の抗体分子が混ざった混合物である. これに対しモノクローナル抗体は1つの抗原決定基（反応する相手となるエピトープ）に対して作られる単一成分のため, ポリクローナル抗体に比べて純粋な構成で, 反応の様式も複雑にならないと考えられる.

　腫瘍壊死因子 tumor necrosis factor-α（TNF-α）*に対するモノクローナル抗体*です. マウスから作成した抗体と, ヒト由来の抗体とを組み合わせて作るキメラ抗体で, TNF-α が炎症を増強して関節を傷害するのを抑えます. メトトレキサートと併用で使われ, 効果発現が早く有効性も高いといわれています. 関節リウマチ以外にも消化管クローン Crohn 病, ベーチェット Behçet 病, 乾癬などの炎症性疾患に用いられます. 点滴静注で用いられ, 点滴中から点滴後にかけて発熱, 頭痛, 発疹などの症状が出ることがあります. 感染症や間質性肺炎, アナフィラキシーにも注意が必要です.

b. アダリムマブ

　同じ抗 TNF-α 抗体のインフリキシマブがマウス・ヒトキメラ抗体であるのに対して, 完全ヒト型抗体であることから中和抗体を作りにくく, 効果が減弱しにくい長所があります. 点滴静注で用いられ, 注射部位に灼熱感や疼痛などの反応が現れやすいほか, 気管支炎の頻度が高いといわれます.

c. トシリズマブ

　TNF-α とは別の炎症性メディエーターである, インターロイキン6（IL-6）に対するヒト化抗体です. 関節リウマチのほか, キャッスルマン Castleman 病の治療にも使われます. 点滴静注で用いられます.

4. ヤヌスキナーゼ（JAK）阻害薬

　トファシチニブは癌の増殖にも関係するヤヌスキナーゼ Janus kinase（JAK）シグナルを止めることによって, 滑膜の増殖を抑制します. インターロイキン2および4（IL-2, IL-4）が刺激するリンパ球の活性化を抑制することにより効果を表します.

5. 補助的治療薬

a. 副腎皮質ステロイド

　ステロイドは早期のリウマチ患者で少量短期間の使用にとどめ, 減量後に可能な限り中止します.

b. 非ステロイド性抗炎症薬（NSAIDs）

　NSAIDs は長期使用による消化器障害などの副作用を考慮して, 疼痛緩和目的に必要最小限で短期間の使用が望まれます.

> **リハビリテーション実施上の注意点**
>
> ## 関節リウマチ治療薬とリハビリテーション
>
> 　関節リウマチは多関節疾患で状態は常に変化します．炎症所見が強い発症早期や再燃時には疼痛を訴えることが多いため，関節に負担をかけないよう愛護的な運動方法・強度にてリハビリテーションを実施しなければなりません．薬物療法によって炎症が沈静化したあとも常に関節保護を念頭に置いたリハビリテーションプログラムを作成・実施します．具体的には，筋力増強トレーニングは等尺性収縮を中心に行い，日常生活活動については代償動作を指導します．また，補装具や自助具を有効活用するとともに，ドアノブや蛇口の変更など住環境整備も適宜行う必要があります．
>
> 　副腎皮質ステロイドを使用している場合は，その影響に留意してリハビリテーションを進めます（本章C「ステロイド」p.106 参照）．

練習問題　**痛みと炎症に作用する薬**

正しいものには○を，間違っているものには×をつけましょう．

①ステロイドホルモンといえば通常，鉱質コルチコイドを意味する．
②NSAIDs は，発痛物質ではなく痛みの増強物質を抑制する．
③オピオイドとは，末梢における痛みの増強物質である．
④鎮痛薬のいくつかは，K^+の流れを抑制することで効果を表す．

解説

①×：糖質コルチコイドのこと．
②○：プロスタグランジン E_2・I_2 の生成抑制により鎮痛をもたらす．
③×：増強物質はプロスタグランジン，ヒスタミンなどで，オピオイドは鎮痛薬になる．
④×：例として，局所麻酔薬は Na^+，神経障害性疼痛薬であるプレガバリンは Ca^{2+} の流れを抑制する．

抗アレルギー薬

POINT

- 外来異物を排除しようとする働きが免疫である.
- 自然免疫と獲得免疫との2つがある.

A. 免疫系とは

1. 免疫反応とは

免疫の「疫」は病気,「免」はまぬがれるという意味で,特に細菌・ウイルスなど外来性の病原体に対して身体を守り,病気にならないことを意味します.その反応機構は自然免疫と獲得免疫との2つに分けられます.

2. 自然免疫と獲得免疫

a. 自然免疫

先天的に備わっている免疫機構で,人体は体外から異物が入ってきた場合に,まずこの仕組みで排除しようとします.主にマクロファージとナチュラルキラー細胞(NK細胞)の働きによります.マクロファージは「貪食」を意味しており,異物を飲み込んで排除するとともに,呑み込んだものに関する情報をヘルパーT細胞などほかの細胞へと伝達します.このとき,情報伝達の手段として使われるのがサイトカインです.これは「細胞を動かす」という意味の英語から名付けられたケミカルメディエーター(化学伝達物質)*であり,このような伝達物質によってさまざまな細胞が連携を取り,異物を効率よく排除するように働きます.

b. 獲得免疫

自然免疫と違って,後天的にさまざまな異物に触れたり,感染したりする過程で「学習」してゆくのが獲得免疫です.文字通り,学習するうちに新たに身につけて行くことから「獲得」という名前が付きます.その司令塔はヘルパーT細胞で,ここからほかの免疫細胞に向けてさまざまな情報がサイトカインに

●ケミカルメディエーター
細胞間の情報伝達を担う化学物質を指す.代表的なものに炎症反応の際に遊離されるヒスタミンやセロトニン,ロイコトリエン,トロンボキサンなどがある.これらは痛みやアレルギー症状などを引き起こす.

よって伝達されます。獲得免疫で働くのはTリンパ球とBリンパ球であり，Tリンパ球は細胞性免疫を，Bリンパ球は液性免疫を，それぞれ担当します。細胞性免疫ではキラーT細胞が直接異物を攻撃して死滅させ，液性免疫ではBリンパ球が生成する「抗体」が異物を排除します。

B. アレルギーとは

POINT

● 外来異物を排除しようとする過剰な反応がアレルギーである。
● 各種ケミカルメディエーターからの働きかけがさまざまな症状をもたらす。

1. アレルギーの定義

アレルギーとは，体内に侵入，あるいは接触した「無害な」異物（アレルゲン）を，有害なものであると誤認し攻撃する（生体に障害や苦痛を与える）反応です。「アレルギー」という言葉はギリシア語に由来し，「他者」＝異物を意味するallosと，「仕事」＝働きかけを意味するergonとが融合してできました。身近な例として，花粉アレルギーが挙げられます。花粉は人体に対し有害ではない外来抗原ですが，異物と誤認されて過剰反応し，排除が始まります。すると症状として，花粉を上気道から取り除くためにくしゃみが出たり，鼻水で丸めて外へ出そうとしたりします。また，花粉が入ってこないようにと鼻粘膜が腫れて狭くなる鼻づまりが現れます。これらの症状が患者自身にとって不快な状態を作り，生活の質や仕事効率が低下します。

2. アレルギーの病型

アレルギーの病型はクームズCoombsの提案によって4型に分類されています（**表7-1**）。Ⅰ型（即時反応型）が頻度も高くて有名です。一般的に，狭義の「アレルギー」はこのⅠ型を指し，抗アレルギー薬の対象となります。

3. 炎症性メディエーター

このように異物を排除しようとするとき，もう1つ重要になってくるのが免

表7-1 アレルギーの病型

型	同 義	代表的な疾患
Ⅰ型	即時反応型	アナフィラキシーショックや気管支喘息，アレルギー性鼻炎（花粉症含む），アトピー性皮膚炎，蕁麻疹，食物アレルギー，薬物アレルギーなど
Ⅱ型	細胞傷害型	バセドウ病等の自己免疫疾患
Ⅲ型	免疫複合型	糸球体腎炎，ループス腎炎など
Ⅳ型	遅延反応型	ツベルクリン反応や接触性皮膚炎（かぶれ）

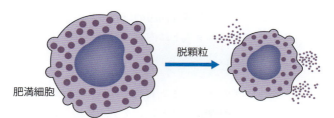

図 7-1　肥満細胞と脱顆粒現象

疫担当細胞を作業の現場に運び入れる働きです．すなわち，異物が侵入した箇所の血流を増やし，血管透過性を上げて白血球が血流から組織中へ遊走しやすくします．この指令を伝えるのが炎症性メディエーターで，プロスタグランジン，ロイコトリエン，ヒスタミンなどが該当します．炎症反応は異物除去だけでなく，組織が傷害を受けたときにも働き，その修復にも役立ちます．ただし，これら炎症性メディエーターの働きは鼻水・鼻詰まりなど，ときに不快な症状が現れます．特に過剰に反応すると問題になるため，抗アレルギー薬で抑制します．

たとえばⅠ型アレルギーでは，マスト細胞（肥満細胞）がもっている顆粒が解放され中身が放出されると（脱顆粒*），ヒスタミンのように生理活性の高い炎症性メディエーターが働くことによって炎症が始まります（**図 7-1**）．その刺激がもととなって二次的にロイコトリエン $C_4 \cdot D_4$，トロンボキサン A_2（TXA_2）なども放出されると病像はさらに進行し，これら炎症性メディエーターの刺激によってさらに毛細血管拡張，血管透過性亢進，粘液分泌などの変化が起こります．

> **●脱顆粒**
> マスト細胞内の顆粒内物質が細胞外に放出されることを脱顆粒反応と呼び，アレルギー反応を引き起こす原因として知られている．

C. 抗アレルギー薬

> **POINT**
> - Ⅰ型アレルギーに対する治療薬が「抗アレルギー薬」である．
> - ケミカルメディエーターの生成・放出・結合を防ぐことにより症状を改善する．
> - 作用対象としてヒスタミン，トロンボキサン，ロイコトリエンが挙げられる．

1. ケミカルメディエーター遊離抑制薬

マスト細胞の膜を安定化させることによってケミカルメディエーターの放出を起こしにくくし，アレルギー反応を阻止します．クロモグリク酸，トラニラスト，ペミロラストがありますが，抗ヒスタミン作用はもたないことから皮膚掻痒感には効果がありません．気管支喘息やアレルギー性鼻炎に用いられま

す．クロモグリク酸は内服のほか吸入や点眼，点鼻などさまざまな形で投与されます．トラニラストは内服で用いられ，副作用に出血性膀胱炎があります．

2. 抗ヒスタミン薬

第一世代のヒスタミン H_1 受容体遮断薬は中枢移行性（血液-脳関門の通過性）が高く，脳内のヒスタミンシグナルの抑制に伴う眠気が生じました．第二世代は非鎮静性遮断薬と呼ばれ，水溶性を高めるなどの工夫で中枢移行性が抑制され，副作用が軽減されました．フェキソフェナジン，オロパタジン，エピナスチン，セチリジン，ロラタジン，メキタジンと第二世代薬だけで多数の種類があり内服で用いられます．対象疾患はアレルギー性鼻炎のほか気管支喘息，蕁麻疹などです．肝障害やアナフィラキシーショックに注意が必要です．

3. トロンボキサン抑制薬

a. オザグレル

トロンボキサン合成酵素を阻害することにより TXA_2 の生成を抑制します．TXA_2 がもつ気管支収縮作用を抑制することによって喘息を改善します．また，TXA_2 は血管収縮・血小板凝集作用もあることから，くも膜下出血後の脳血管攣縮や脳梗塞後の運動障害改善にも用いられます．内服で用い，副作用として出血に注意が必要です．

b. セラトロダスト

トロンボキサン TP 受容体に対する遮断薬で，すでに生成された TXA_2 の受容体への結合を遮断することによって効果を表します．気管支喘息のほかアレルギー性鼻炎の症状に効果があります．静脈内投与で用い，副作用として肝障害や出血があります．

4. ロイコトリエン抑制薬

ロイコトリエン $C_4 \cdot D_4 \cdot E_4$ は気管支平滑筋収縮，気道分泌亢進，血管透過性亢進などの作用があるため，これらを抑制することで気管支喘息の治療に用います．アレルギー性鼻炎の症状にも効果が期待できます．受容体遮断薬としてのプランルカストとモンテルカストがあり，内服で用います．副作用として血球減少があります．

5. Th2 サイトカイン抑制薬

ヘルパー T リンパ球のうち，Th2 に分類される細胞群は Th2 サイトカインの一種であるインターロイキン 4（IL-4）の生成により免疫グロブリン IgE を増産し，マスト細胞からヒスタミンを放出させます．代表的な Th2 サイトカイン抑制薬にスプラタストがあり，この放出を抑制すると喘息様症状やアトピー性皮膚炎，鼻炎症状を抑制します．内服で用いられ，副作用に肝障害やネフローゼ症候群があります．Th1 細胞群はインターフェロン γ（IFN-γ）生成により自己免疫疾患の発症に関係します．

C. 抗アレルギー薬　**123**

リハビリテーション実施上の注意点 — 抗アレルギー薬とリハビリテーション

　医療現場で使用されている製品のなかには，手袋や血圧測定用カフなどの天然ゴム（ラテックス）が使用されているものがあり，このラテックスに含まれているタンパク質がアレルギーの原因になることがあります．また，ゴム製品の製造過程においては加硫促進剤や粘着剤などさまざまな物質が配合されており，それらが原因となる場合もあります．医療従事者はゴム手袋を装着する機会が多いので，それによって痒みや蕁麻疹などのアレルギー反応が現れることがあります．まずは，自分自身のアレルギー反応が出現しないよう注意しましょう．

　また，リハビリテーション実施上，ゴム手袋を装着して患者に触れる機会があると思います．アトピー体質（アトピー性皮膚炎，アレルギー性鼻炎など）の人はアレルゲンに感作しやすいので，手袋を装着した医療従事者が触れることによりアレルギー反応が現れる可能性があります．したがって，事前にアレルギーの有無を確認しておくことが必要です．

　患者の発症を防ぐため，また，自分自身を守るために合成ゴムのニトリルなど非ラテックス製の手袋や加硫促進剤不使用の手袋を使用することが推奨されています．

練習問題　正しいものには○を，間違っているものには×をつけましょう．

①アドレナリンはアレルギーを引き起こすケミカルメディエーターとなる．
②抗アレルギー薬による眠気の有無は，脳内移行の程度によって決まる．
③アレルギー症状のもとは，血流増加と血管透過性亢進である．
④ロイコトリエンおよびトロンボキサンもアレルギーに関与する．

解説

①×：アレルギーを引き起こすケミカルメディエーターとしては，ヒスタミン，トロンボキサン，ロイコトリエンが挙げられる．アドレナリンはⅠ型アレルギーのうちアナフィラキシーショックの治療薬になる．
②○：中枢性ヒスタミンは覚醒シグナルを送る．
③○：炎症反応は，水分の血管外漏出による浮腫や浸出液により引き起こされる．
④○：気管支喘息などの悪化要因である．

感染症治療薬

8

POINT

- 病原性細菌に対しては抗菌薬，ウイルスに対しては抗ウイルス薬，真菌に対しては抗真菌薬が用いられる.
- 感染症とは，病原性細菌やウイルスなどの病原体が宿主側の臓器・組織に侵入し増殖することで生体になんらかの症状が現れた状態のことである.
- 感染症治療薬は，細胞機能に影響を与えることなく，病原性細菌やウイルスに作用することが重要であり，選択毒性（細菌やウイルスに対して選択的に毒性を示す）の高いものが用いられる.
- 感染症治療薬の選択は，原因となる病原性微生物の種類，患者の状態などを考慮して最適なものを使用することが望ましい.

A. 感染症とは

1. 感染と感染症

　感染とは，病原性微生物やウイルスなどの病原体が種々の感染経路を経て宿主側の臓器・組織に侵入し増殖することで，生体になんらかの症状が現れた場合を**感染症**と呼びます（**図 8-1**）．感染症を引き起こす病原体には，単に微生物やウイルス自体だけでなく，細菌の構成成分や生成物も含まれます.

　一般に生体には，免疫細胞や上皮細胞，常在細菌叢*（体に住み着いている細菌の集団，いわゆるフローラ）といった防御機構が存在していて，常に病原体の排除が行われています（**図 8-1**）．しかしながら，病原体の病原性が強い場合や数が多い場合は，病原体が生体防御機構をすり抜けてしまい，病原体の侵入・増殖といった感染が成立します．感染が成立しても，症状が現れない場合があり，これを**不顕性感染**と呼びます．不顕性感染者は本人の自覚がない状態で感染の温床となる場合があるので，注意が必要です.

●**常在細菌**
常在細菌とは，健康な多くの人の体に存在し，通常は病原性を示さない細菌のことを指します．常在細菌は腸管内に最も多く存在し，そのほか口腔・鼻腔・皮膚などに存在しています．常在細菌が存在することによりほかの病原性微生物の感染を抑制しているといわれています.

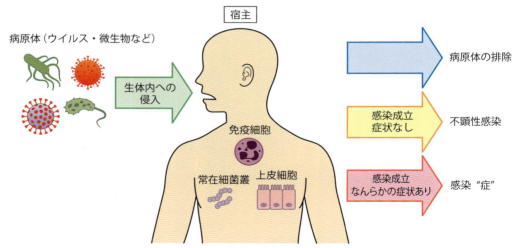

図 8-1 感染症の概念

表 8-1 主な感性経路と特徴

感染経路（水平感染）	特　徴
空気感染	数十メートルの距離でも空気によって感染
飛沫感染	1～2メートルの距離で飛沫によって感染
接触感染	感染者や感染源に直接接触することによって感染
媒介物感染	血液や食品，嘔吐物など病原体に汚染されたものを介して感染

2. 感染経路と外因性・内因性感染

a．外因性感染

　病原体が侵入することを**外因性感染**と呼びます．体外からの病原体の感染経路としてはヒトからヒト，動物からヒトへ感染する**水平感染**と，母親から胎児・新生児に感染する**垂直感染**があります．

　水平感染には空気感染，飛沫感染，接触感染，媒介物感染などがあります（**表8-1**）．一方，皮膚や咽頭，消化管に存在する常在細菌のなかには，ときとして内因性感染症を引き起こす細菌も存在します（ブドウ球菌，連鎖球菌，大腸菌など）．

　空気感染，飛沫感染，接触感染は，ほとんどの場合，鼻や気管，眼，口腔などの粘膜からウイルスや細菌が感染します．基本的にウイルスも細菌も粘膜から感染することになりますが，ウイルスは非常に小さな粒子で，粘膜などの上皮細胞に侵入してその内部で増殖し，増えたウイルスがほかの部位へと感染を広げていく場合が多くみられます（図8-8）．一方の細菌は，上皮細胞の中に侵入をすることはないですが，増殖に適した場所で増殖し，なかには感染が全身に広がっていくものもあります．

b．内因性感染

　内因性感染には，菌交代現象（菌交代症），異所性感染，日和見感染などがあります．

(1) 菌交代現象

菌交代現象は，抗菌薬などの大量あるいは長期投与により常在細菌叢のバランスが崩れ，特定の微生物が異常に増殖することで引き起こされる現象で，偽膜性大腸炎などが問題となります．

(2) 異所性感染

異所性感染は，常在細菌が本来生息する場所とは異なった場所で増殖することにより引き起こされるもので，大腸菌による胆道感染症や細菌性腎盂腎炎などが知られています．

(3) 日和見感染

日和見感染は，免疫機能などの生体内防御機構が低下したとき，本来は病原性を示さないような細菌や常在細菌が病原性を発揮してしまう現象です．後天性免疫不全症候群 acquired immunodeficiency syndrome（AIDS）などの免疫不全症がある人や糖尿病患者など，免疫機能が低下している人が易感染性宿主となりやすいため，注意が必要となります（図 8-2）．

3. 感染症に伴う諸症状と感染症の治療戦略

a. 感染症に伴う諸症状

感染症に伴う諸症状は多岐にわたりますが，一般的には**炎症反応**に伴う症状と臓器特異的な症状が多くみられます．炎症に伴う主な症状や所見を図 8-3 に示します．**炎症反応**とは本来，生体側の防衛的な反応であり，発熱により体温を上げることにより免疫機能を活性化し，病原性ウイルスや細菌の増殖を抑制するものです．同時に白血球などの免疫細胞数が増加するとともに，各種サイトカインも増加し，各種の炎症マーカー値の上昇も認められます．症状として

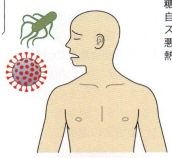

図 8-2　日和見感染の原因となる病原体と易感染者

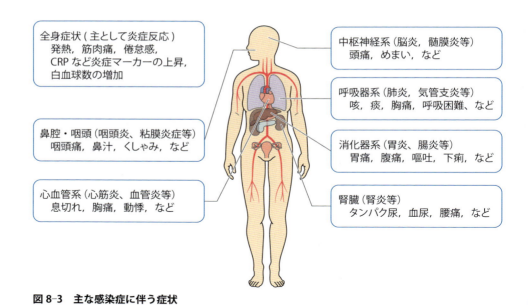

図 8-3　主な感染症に伴う症状

は発熱や頭痛，筋肉痛，関節痛となって現れます．このように，炎症反応は病原性細菌やウイルスを除去・排除するために必要な反応ですが，過剰な炎症反応は生体側へ与えるダメージが大きい場合もあります．

b．感染症の治療戦略

(1) 対症療法と化学療法（原因療法）

前述した諸症状を緩和するために，解熱薬や鎮痛薬の投与が行われる場合がありますが，これはあくまで症状の緩和を目的とした**対症療法**にすぎません．一方，感染症症状や炎症反応を引き起こす原因である病原性細菌やウイルスの死滅・排除，あるいは増殖の抑制を目的として行われるのが**化学療法**で，このとき使用されるのが感染症治療薬（化学療法薬）です．化学療法は感染症の原因である病原体自体を除去することを目的としているため，**原因療法**とも呼ばれます（図 8-4）．感染症治療の基本は原因療法になります．

(2) 感染症治療薬の分類

感染症の治療に用いられる薬物が感染症治療薬であり，標的となる病原性細菌やウイルスなどの種類によって，抗菌薬，抗ウイルス薬，抗真菌薬などに分けられます（図 8-5）．

(3) 治療法の選択

感染症治療薬（化学療法薬）による，病原性細菌やウイルスの完全な殺滅・排除が望ましいですが，たとえ完全に殺滅できない場合でも，病原体の増殖を抑えることができれば，生体内免疫系の防御態勢が整うまでの貴重な時間を稼ぐことができ，その後の完全排除が可能となります．そのため，現在の感染症治療では化学療法が中心となる場合が多いです．ワクチン接種は病原性細菌やウイルスの感染予防，あるいは発症予防のために行われます．いずれにせよ，感染症の治療においては原因となった細菌やウイルスの種類，患者の各種症状

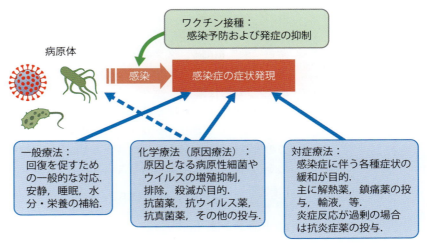

図 8-4 感染症の治療戦略

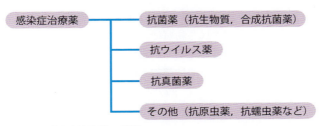

図 8-5 感染症治療薬の分類

などを考慮して，最適な治療法を選択する必要があります（**図 8-4**）．

B. 抗菌薬（抗生物質，合成抗菌薬）

> **POINT**
> - 微生物が生成する物質より作られた抗生物質と，化学的に合成された合成抗菌薬をあわせて「抗菌薬」と呼ぶ．
> - 抗菌薬はわれわれ生体に毒性を示すことなく，病原性微生物を殺滅したり増殖を抑えたりする作用をもつ．

1. 細菌の構造

感染症を引き起こす細菌は，主にグラム陽性菌とグラム陰性菌とに分けられます．細菌の構造を**図 8-6** に示します．

a. グラム陽性菌

グラム陽性菌は厚いペプチドグリカン*の細胞壁をもち，グラム染色により紫色に染まるため，グラム陽性菌と呼ばれます．代表的なものに黄色ブドウ球菌，連鎖球菌，ジフテリア菌などがあります．

b. グラム陰性菌

グラム陰性菌は，非常に薄いペプチドグリカン層をもちますが，その外側にリポ多糖（リポポリサッカライド）とリン脂質からなる外膜をもっています．この外膜は菌体が破壊された場合などにリポ多糖部分が放出され，強い炎症反応を引き起こすことから内毒素（エンドトキシン）と呼ばれています．

> ●ペプチドグリカン
> ペプチドと糖から構成される高分子化合物の一種である．細菌などの細胞壁の主成分でもあり，その形態を維持する重要な役割を果たしている．

2. 抗菌薬の基本的作用

a. 抗菌薬とは

感染症の治療に用いられる薬物のうち，主に病原性細菌を標的とする薬物を**抗菌薬**と呼びます．主な抗菌薬の種類と作用部位を**図8-6**に示します．抗菌薬はその名の通り，細菌を殺滅する作用（**殺菌作用**），あるいは細菌の増殖を抑える作用（**静菌作用**）があります．抗菌薬のなかでも，ペニシリンのように微生物から生成される物質で，ほかの微生物を殺滅したり増殖を抑制するような物質を**抗生物質**と呼んでいます．これに対して，化学的に合成された抗菌作用をもつ化合物を**合成抗菌薬**と呼んでいます．

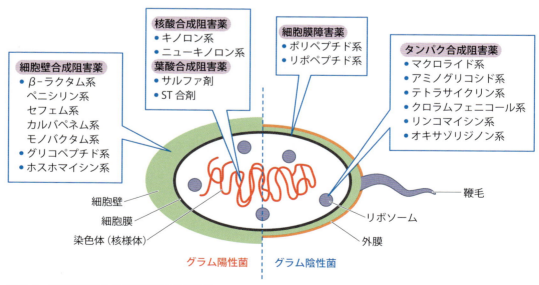

図8-6　細菌の構造と主な抗菌薬の作用部位

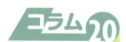

「除菌」と「殺菌」

除菌とは菌を取り除くことであり，殺菌も除菌の方法の1つとなります．法律的な規定により，医薬品や医薬部外品では「殺菌作用」という言葉を使用できますが，それ以外では使用できないため，アルコールスプレーやクロスなどは「除菌」という言葉が使われています．

b. 抗菌薬の種類

抗菌薬は，その作用する部位や作用機序により分類され，主な抗菌薬として細胞壁合成阻害薬，タンパク合成阻害薬，核酸合成阻害薬，葉酸合成阻害薬，細胞膜障害薬などがあります（図8-6 および巻末「薬剤一覧」参照）．

c. 抗菌薬選択の指標

(1) 選択毒性

感染症治療に抗菌薬を使用する場合，抗菌薬の**選択毒性**が高いことが前提条件です．**選択毒性**とは，抗菌薬などが生体側に影響を与えることなく，細菌のみに対して毒性を示す作用のことで，選択毒性が高いほど望ましい薬といえます．抗菌薬が高い選択毒性を示すためには，ヒトには存在せず細菌にのみ存在する細胞壁を標的とする場合や，ヒトと細菌で構造が異なる分子（タンパク合成の中心であるリボソームや核酸合成に必要なトポイソメラーゼなど）を作用点とする必要があります（図8-6）．

(2) 抗菌スペクトル，抗菌活性

抗菌薬がどれだけ多くの細菌に効くかを示す指標として，**抗菌スペクトル**（抗菌スペクトラム）があります．多くの細菌に対して効果を示す場合は，「抗菌スペクトルが広い」といえ，**広域（スペクトル）抗菌薬**とも呼ばれます．一方で，それぞれの細菌に対する効果の強さを抗菌活性といい，抗菌スペクトルの広さは，あくまで効果を示す細菌の種類の多さを示しているのに過ぎず，細菌自体に対する抗菌活性の強さとは相関しません（抗菌スペクトルが狭い薬でも抗菌活性自体は非常に強い薬もある）．一般的に抗菌薬を使用する場合，原因となる病原性細菌がわかっているときにはその菌に対して効果を示す抗菌薬を使用しますが，感染初期や急性期に原因菌が判明していることはまれであり，多くの場合，とりあえず抗菌薬を投与する**経験的治療**（エンピリック治療と呼ばれる）が行われることが多くなります．この場合，原因となる菌を幅広くカバーするような広域スペクトル抗菌薬を使用します．一方で，対象となる原因菌が判明した場合，その細菌を標的とした抗菌薬に切り替えて一定期間投与することが望ましいです．

3. 細胞壁合成阻害薬

細菌の細胞壁合成を阻害する抗菌剤が細胞壁合成阻害薬です（図8-6）．細胞壁は主としてペプチドグリカンよりなっており，細胞壁合成阻害薬はこのペプチドグリカン層の合成を阻害します．ペプチドグリカン層の合成が阻害される

132　第 8 章　感染症治療薬

と細胞壁が形成されず，その結果，菌体が破壊されることになります．細胞壁はヒトの細胞には存在しないため，この部分に作用する薬物は細菌に対する選択毒性が高いといえます．

a. β-ラクタム系抗菌薬

薬物の構造のなかに β-ラクタム環*をもっている薬物で，ペニシリン系やセフェム系，カルバペネム系，モノバクタム系があります．

> ● **β-ラクタム環**
> **図8-7** に示す部分の構造のこと．ペニシリン系やセフェム系の抗生物質はこの構造をもっている．

(1) ペニシリン系抗菌薬

ベンジルペニシリン，アンピシリン，アモキシシリン，ピペラシリンなど古くから使用されてきた抗生物質で，多くのグラム陽性菌などに有効であり，アンピシリンやアモキシシリンはグラム陰性菌に対しても幅広い抗菌スペクトルをもちます．ピペラシリンは緑膿菌にも有効です．ペニシリン系薬物はショックなどの重篤な副作用に注意が必要です．また，β-ラクタム環を分解する β-ラクタマーゼという酵素を獲得した細菌は，β-ラクタム系抗菌薬に対する抵抗性を示し，抗菌薬が効かなくなるため耐性菌と呼ばれます．

(2) セフェム系抗菌薬

多くのグラム陽性菌に有効であり，グラム陰性菌に対する抗菌スペクトルが広がるにつれて第一世代から第四世代に分類されています．代表的な薬剤にセファゾリン，セフォチアム，セフタジジム，セフェピムがあります．セファゾリンは第一世代，セフォチアムは第二世代，セフタジジムは第三世代，セフェピムが第四世代となります．セフタジジムやセフェピムは緑膿菌にも有効です．

(3) カルバペネム系抗菌薬

幅広い抗菌スペクトルをもちます．バクテロイデス属などの嫌気性菌にも効果があります．イミペネム，メロペネムなどがあり，イミペネムとシラスタチンの合剤はチエナムとして汎用されています．

(4) モノバクタム系抗菌薬

ペニシリンアレルギーなど β-ラクタム系にアレルギーをもつ患者に使用できます．代表的なものに，アズトレオナムがあります．

b. その他の細胞壁合成阻害薬

(1) グリコペプチド系抗菌薬

バンコマイシン，テイコプラニンなどがあり，ペプチドグリカンが伸長して合成されていくことを阻害します．グラム陽性菌には有効ですが，陰性菌に対しては無効となります．しかし，メチシリン耐性黄色ブドウ球菌 methicillin-resistant *Staphylococcus aureus*（MRSA）に効果を発揮する数少ない抗菌薬であるため，基本的に MRSA 感染症に使用されます．

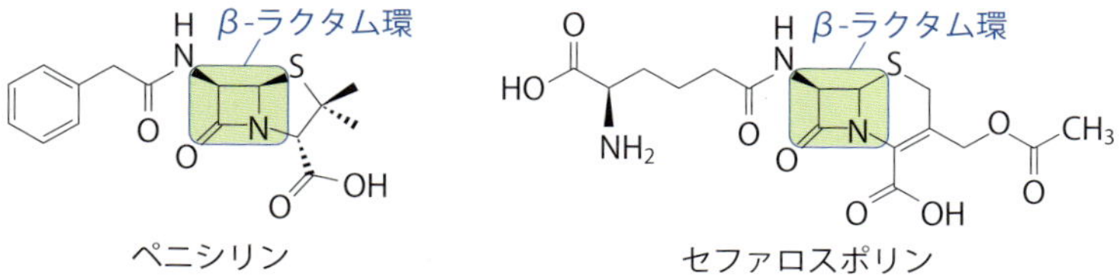

ペニシリン　　　　　　　　　　セファロスポリン

図 8-7　β-ラクタム環

B. 抗菌薬（抗生物質，合成抗菌薬）　**133**

（2）ホスホマイシン系抗菌薬

ホスホマイシンが代表的であり，β-ラクタム系抗菌薬に対するアレルギーがある患者に対して使用されます．

4. タンパク合成阻害薬

細胞機能の維持に重要な各種のタンパク質は，細胞内のリボソームで合成されます．ヒトのリボソームと細菌のリボソームは構造が異なるため，タンパク合成阻害作用をもつ薬物はこの差を認識して細菌のリボソームの機能を阻害することによって細菌の増殖が抑制されます．

a. マクロライド系抗菌薬

エリスロマイシン，クラリスロマイシン，アジスロマイシンなどがあり，グラム陽性菌のほか，淋菌やレジオネラ菌など一部のグラム陰性菌に有効です．このほか，クラミジア感染症やマイコプラズマ肺炎など，特殊な細菌による感染症にも有効となります．ただし，不整脈や消化器症状などの副作用があり，また，同じ代謝経路で代謝される薬物が非常に多いため，薬物相互作用による副作用にも注意が必要となります．

b. アミノグリコシド系抗菌薬

ストレプトマイシン，カナマイシン，ゲンタマイシン，トブラマイシンなどがあります．A群連鎖球菌や肺炎球菌などのグラム陽性菌や，肺炎桿菌や緑膿菌などのグラム陰性菌にも有効です．ストレプトマイシンやカナマイシンは結核の治療に用いられます．ストレプトマイシンやカナマイシン，ゲンタマイシンなどは聴覚神経障害の副作用があるため，使用に関しては十分に注意が必要となります．そのほか，腎障害の副作用を起こすことがあります．

c. テトラサイクリン系抗菌薬

テトラサイクリン，ドキシサイクリン，ミノサイクリンなどがあります．感染症の第一選択薬として用いられることは少なく，リケッチア，クラミジアなどの特殊な細菌や梅毒トレポネーマなどのスピロヘータ感染症に使用されます．特徴的な副作用として，成長過程で骨の発育異常や歯の着色を起こしたり，光線過敏症を起こしたりすることがあります．カルシウムやマグネシウムなどの金属が存在する場合，キレート形成により消化管からの吸収が阻害されるため，これらを含む乳製品などと一緒に服用してはいけません．

d. クロラムフェニコール系抗菌薬

クロラムフェニコールだけがこのグループに属しています．抗菌スペクトルが非常に広いため，嫌気性菌や特殊な細菌に対しても有効ですが，一方で，再生不良性貧血や視神経炎などの重篤な副作用を有するため，本剤以外に選択肢がない場合を除いて全身投与＊が行われることはほとんどありません．使用される場合は皮膚感染症などに対する局所投与＊が多く，新生児は肝機能が未熟なため，グレイ症候群（チアノーゼや嘔吐などの症状を示す）を誘発することから使用は禁忌となります．

●**全身投与**
経口投与や静脈内投与のように，血中に入り全身に行き渡らせ作用する場所に届ける方法．

●**局所投与**
関節注射や外用剤のように，直接患部に投与する方法．

e. リンコマイシン系抗菌薬

リンコマイシン，クリンダマイシンが代表的で A 群連鎖球菌や肺炎球菌，バクテロイデス属などの嫌気性菌にも有効となります．吸収がよく組織移行性も高いため，細菌性骨髄炎などにも使用されます．

f. オキサゾリジノン系抗菌薬

リネゾリドなどがあり，第一選択薬として使われることはほとんどありません．バンコマイシン耐性菌感染症に用いられます．

5. 核酸合成阻害薬

細胞が分裂する場合に DNA の複製が行われます．この過程を阻害することにより核酸の合成を阻害し，結果として細菌の増殖を抑制する薬物です．このほか，DNA から RNA への転写を抑制することによりタンパク合成を阻害する薬物をこのグループに含める場合もあります．

a. キノロン系抗菌薬・ニューキノロン系抗菌薬

シプロフロキサシン，レボフロキサシン，モキシフロキサシン，トスフロキサシンなどがあります．一般にはキノロン系薬物と総称されますが，古典的なキノロン薬のナリジクス酸に対し，構造にフッ素を含み現在主流となっているキノロン系薬物をニューキノロンと呼んで区別する場合があります．抗菌スペクトルが広く，肺炎球菌や緑膿菌，レジオネラに有効で，バイオアベイラビリティもよいことから汎用されます．注意すべき副作用として QT 延長や頻拍などの不整脈，精神神経症状などがあります．

b. リファンピシン

DNA から RNA への転写を抑制することによりタンパク合成を阻害し，細菌の増殖を抑制します．結核治療に使用されます．

6. 葉酸合成阻害薬

葉酸は DNA の原料として使用されるほか，アミノ酸合成における補酵素としても作用します．ヒトは葉酸を食品から摂取できますが，細菌の増殖には必須となります．そのため，葉酸合成阻害薬が抗菌薬として使用されます．代謝に重要なことから，葉酸合成阻害薬は代謝拮抗薬とも呼ばれています．

a. サルファ剤

スルファジアジン，スルファジメトキシン，サラゾスルファピリジンなどがあり，慣用的にサルファ剤と呼ばれます．耐性菌発現により，現在では抗菌薬として使用されることはありませんが，サラゾスルファピリジンは炎症性腸疾患の治療薬として使われることがあります．

b. ST 合剤（スルファメトキサゾール・トリメトプリム合剤）

スルファメトキサゾールとトリメトプリムそれぞれが葉酸合成経路の異なる過程で合成を阻害します．そのため強力な抗菌活性を示すことから，大腸菌による尿路感染症の治療やニューモシスチスなどの真菌による肺炎に使用されます．

B. 抗菌薬（抗生物質，合成抗菌薬） **135**

7. 細胞膜障害薬

細胞膜は膜輸送などの細胞が生存するためのさまざまな機能を有しています．その機能を障害することで抗菌作用を発揮します．しかし，ヒトの細胞も細胞膜を有しているため，ほかの抗菌薬よりも選択毒性が低く副作用に注意が必要となります．

a. ポリペプチド系抗菌薬

薬物がプラスに荷電しており，グラム陰性菌などの陰性に荷電している外膜に結合し，膜機能を破壊します．緑膿菌を含めたグラム陰性菌には有効ですが，グラム陽性菌には無効となります．副作用として，神経障害や腎障害などがあります．ポリミキシンB，ポリミキシンEがあり，ポリミキシンEはコリスチンとも呼ばれます．

b. リポペプチド系抗菌薬

代表的な薬剤に，ダプトマイシンがあります．グラム陽性菌には有効ですが，グラム陰性菌には無効となります．細胞膜に結合することにより細胞内からK^+が流出し，細胞機能を障害することにより抗菌作用を示します．MRSA感染症にも有効な数少ない抗菌薬となります．重篤な副作用として横紋筋融解症があり，スタチン系薬物との併用はしません．

8. その他の抗菌薬

a. 抗結核薬

結核菌に対しては，一般に汎用されているβ-ラクタム系やマクロライド系の抗菌薬が効きにくいため，イソニアジド，リファンピシン（本章B-5「核酸合成阻害薬」p.134参照），ピラジナミド，ストレプトマイシン（本章B-4「タンパク合成阻害薬」p.133参照），エタンブトールなどが使用されます．イソニアジドやピラジナミドは結核菌細胞壁の合成を阻害します．また，エタンブトールも細胞壁合成を阻害すると考えられています．

9. 耐性菌の出現とその対応

a. 耐性菌とは

●**プラスミド**
細菌や酵母のなかには，核の外に染色体とは独立したDNAをもつものが存在します．この核外DNAをプラスミドと呼びます．プラスミドは細胞分裂のときにそれぞれの細胞に引き継がれるほか，違う種類の細菌同士でも受け渡しが行われることがあります．また，抗生物質に対する耐性を獲得するための遺伝情報が組み込まれている場合もあります．

耐性とは，細菌の薬物に対する感受性が低下する，あるいは薬物に対する抵抗性を示すようになることであり，感染症治療において問題となる場合が多くあります．耐性を獲得した細菌を**薬剤耐性菌**（耐性菌），複数の薬物に耐性を獲得した細菌は**多剤耐性菌**と呼ばれます．耐性菌出現の原因としては，抗菌薬の多用により細菌が突然変異を起こし，生き残った細菌が耐性菌となる場合と，耐性菌からプラスミド*などの核外遺伝子を受け取ることにより耐性を獲得する場合があります．

b. 耐性菌の作用機序

耐性の作用機序としては，β-ラクタム系抗菌薬を分解する酵素β-ラクタマーゼを獲得することにより抗菌薬を分解してしまう場合があります．また，細菌のリボソームやトポイソメラーゼなどの抗菌薬が作用する作用部位が構造

136　第8章　感染症治療薬

変化を起こして抗菌薬が作用されにくくなる，あるいは薬物を細胞外に排出してしまう場合等が知られています．特に薬物の細胞外への排出タンパクを発現する細菌は，多剤耐性を生じやすいため注意が必要となります．

c. 耐性菌への対応

　耐性菌に対する対応としては，メチシリン耐性黄色ブドウ球菌（MRSA）は多くのβ-ラクタム系抗菌薬に耐性をもつ細菌であり，治療抵抗性を示します．もともとメチシリンに対して耐性を示すことからこの名前がつけられました．MRSAの治療には基本的にグリコペプチド系のバンコマイシンが用いられます．テイコプラニンが用いられる場合もありますが，注射に限られています．

　さらにバンコマイシンに対して耐性を示すバンコマイシン耐性腸球菌 vancomycin-resistant *Enterococci*（VRE）も知られています．免疫低下者においては尿路感染や感染性心内膜炎，敗血症などを引き起こすため，アンピシリンの使用が推奨されています．

　多剤耐性緑膿菌 multidrug-resistant *Pseudomonas aeruginosa*（MDRP）は，普通の緑膿菌に有効なカルバペネム系抗菌薬，アミノグリコシド系抗菌薬，ニューキノロン系抗菌薬のすべてに耐性を獲得した緑膿菌ですが，いったん感染症が発生すると，有効な抗菌薬がほとんどないため，臨床上では問題となります．治療の遅れは予後不良になるため，耐性緑膿菌に有効であるピペラシリン，セフタジジム，メロペネム，アミカシン，シプロフロキサシンなどが使われます．これらの薬物が効果を示さない場合には，ポリペプチド系のコリスチンが使用されます．

C. 抗ウイルス薬

POINT

● ウイルスに作用することによって，その増殖を抑制する薬物が抗ウイルス薬である．

1. ウイルスの構造と生活環

●エンベロープ
インフルエンザウイルスやHIVなど一部のウイルスの外側にみられる膜状の構造である．エンベロープは脂質を主な構成成分としているため，エタノールや石鹸などで破壊することができる．逆にエンベロープをもたないノロウイルスやロタウイルスは，エタノールなどで不活性化することが難しくなる．

a. 構　造

　ウイルスは非常に微細な粒子であり，その大きさは$0.3\,\mu\mathrm{m}$以下とされます．ウイルスは遺伝情報としてDNAやRNAをもち，その外側をカプシドと呼ばれる殻で覆われた構造をもっています（**図8-8**）．一般的にカプシドは正十二面体構造をもちますが，このカプシドの外側にエンベロープ*という膜をもつウイルスもあります．エンベロープをもつウイルスには，その表面にスパイクタンパクという突起があるものがあります．

C. 抗ウイルス薬　137

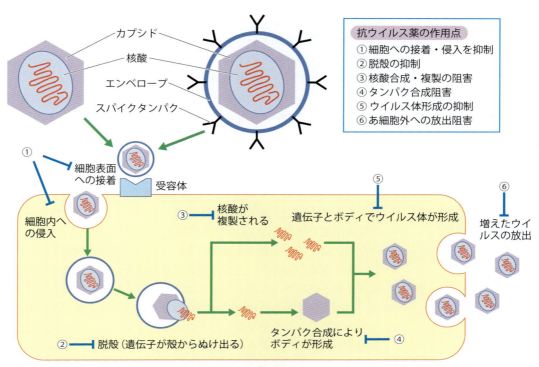

図8-8　ウイルスの構造と生活環，および抗ウイルス薬の作用点
⊢──┤：阻害

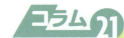

医療現場での感染予防

エタノールの使用も手洗いもどちらも感染を防ぐうえでは重要ですが，医療現場ではエタノール，あるいは消毒薬の使用が推奨されています．石鹸などによる手洗いは時間をかけて行う必要があり，不十分であると細菌を完全には除けない可能性があるためです．

コラム21

b. 生活環

　生物個体が発生してから次世代の個体が発生を開始するまでのサイクルを，生活環といいます．ウイルスの生活環は非常に特殊であり，単独では増殖することができません．寄生した細胞のさまざまな機能を利用して，ウイルス核酸の複製とウイルス本体のタンパク質合成を行います．**図8-8**に示すように，ウイルスは細胞表面にある特異的な受容体と呼ばれる部位に接着し，それを足掛かりとして細胞内へ侵入します．侵入したウイルスは脱殻して核酸が複製されると同時に，mRNAを介してウイルスに必要とされるカプシドなどのタンパク質が合成されます．これらを組み合わせてウイルス本体が完成します．完成したウイルス本体は細胞を破壊して細胞外に放出され，次の細胞へ接着します．

c. ウイルス感染

　ウイルス感染は，多くの場合インフルエンザウイルスのようにすぐに増殖し

細胞破壊を起こしますが，なかにはヘルペスウイルスのように感染してもすぐに増殖せず潜伏感染を続け，宿主の免疫が低下したときに増殖する場合や，ヒトパピローマウイルスのように感染することにより細胞のがん化を引き起こす場合があります．ウイルスの遺伝情報としてはDNAとRNAがあり，DNAウイルスであるヘルペスウイルスやB型肝炎ウイルスは二本鎖ですが，コロナウイルスやインフルエンザウイルスなどのRNAウイルスのほとんどは一本鎖です．

2. ウイルス感染の治療戦略

ウイルスはヒトの細胞内で増殖するため，ウイルスのみに特異的に作用し，ヒトの細胞に影響を与えないような選択毒性の高い薬物はほとんどありません．それゆえにウイルス感染の治療は，生体のもつ自然免疫や獲得免疫といった免疫機能を強化し，ウイルスを排除することが基本となります（図8-9）．そのためには安静，栄養・水分補給などのいわゆる**保存療法**が行われます．しかし，臨床症状が患者への過度な負荷になる場合は**対症療法**として解熱鎮痛薬，抗炎症薬，鎮咳薬などが投与されます．これに加えて生体へのダメージを軽減し，回復を促進するためウイルスに有効な**抗ウイルス薬**が投与されます．抗ウイルス薬の投与は感染早期に行うことが望ましく，ウイルス感染から時間が経ち過ぎているとウイルスの増殖がかなり進んでいるため，ほとんど効果が示さ

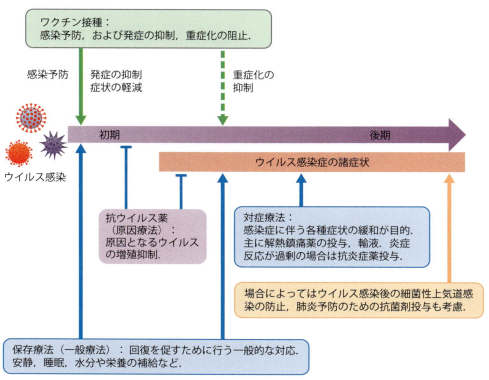

図8-9 ウイルス感染症の治療戦略
┣━：阻害

C. 抗ウイルス薬　**139**

れない場合もあります．これらの処置に対して**ワクチン接種**は，免疫を得ることができ，感染予防や重症化阻止に非常に有効であるとされています．

3. 抗インフルエンザウイルス薬

オセルタミビル，ザナミビル，ラニナミビル，ペラミビルなどがあります．インフルエンザは主に冬季に流行するインフルエンザウイルスによる感染症で，発熱，倦怠感，関節・筋肉痛，鼻汁，咳，くしゃみを主症状とします．感染力は強いものの，ほとんどの場合，1週間程度で自然治癒するため，保存療法と対症療法が基本となりますが，抗インフルエンザ薬の投与も検討します．特に高齢者や基礎疾患をもつ患者には，積極的に使用します．

使用される薬物は，ウイルスが細胞外へ放出されるとき（**図 8-8**⑥の部分）に必要な酵素であるノイラミニダーゼを阻害する作用をもつもので，オセルタミビル（商品名：タミフル）は内服薬，ザナミビル（商品名：リレンザ）とラニナミビル（商品名：イナビル）は吸入薬，ペラミビル（商品名：ラピアクタ）は注射薬で用いられています．このほか，ウイルスが RNA の複製を行うのに必要な RNA ポリメラーゼを阻害する薬物としてファビピラビル（商品名：アビガン）がありますが，現在は一般のインフルエンザウイルスへの臨床適応はされていません．一方，近年の新型コロナウイルス治療では，一部使用がされています．

4. 抗ヘルペスウイルス薬

アシクロビル，バラシクロビル，ファムシクロビル，ビダラビンなどがあります．ヘルペスウイルスは二本鎖 DNA ウイルスで，外側にエンベロープをもっています．子供のころに感染すると，水疱瘡と呼ばれる水ぶくれの発疹と発熱をおこします．症状はしばらくすると治まりますが，一度感染すると生涯にわたって潜伏感染を続け，免疫力が低下したときに増殖し，単純疱疹や帯状疱疹を引き起こします．治療薬としては，ウイルス DNA の複製（**図 8-8**③の部分）に必要な DNA ポリメラーゼを阻害する薬物であるアシクロビルが注射剤や内服薬，外用薬として使われるほか，バラシクロビルやファムシクロビルが内服薬として使われます．

5. HIV 感染症（AIDS）治療薬

後天性免疫不全症候群（AIDS）とは，ヒト免疫不全ウイルス human immuno-deficiency virus（HIV）を原因とし，免疫不全により真菌による肺炎，カポジ肉腫，その他さまざまな感染症を引き起こす疾患です．HIV ウイルスの遺伝子は宿主の遺伝子にくみ込まれてしまうため，治療により生体内から完全に HIV ウイルスを除去することは難しいとされています．それゆえ抗 HIV 薬投与により体内ウイルス量を低レベルに抑え，CD 陽性 T 細胞*を一定数以上に保つことにより免疫機能を維持することが治療戦略の基本となります．一般に，体内ウイルス量を非常に低いレベルに抑えるため，3剤以上の薬を併用する多剤併用療法が行われます．

● **CD 陽性 T 細胞**
T 細胞が成熟して細胞表面に CD4 あるいは CD8 というタンパクを発現した状態の細胞．CD4 陽性 T 細胞はヘルパー T 細胞として B 細胞を活性化して抗体生成を助け，CD8 陽性 T 細胞は細胞傷害性 T 細胞としてウイルスやがん細胞の除去に関わっている．

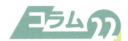

HIV 治療薬の作用機序

作用機序としてはウイルスの吸着・侵入段階（図 8-8①の部分）を阻害する抗 CCR5 阻害薬（マラビロク），RNA ウイルスが DNA に変換され宿主 DNA に組み込まれる部分を抑制する逆転写酵素阻害薬（リルピビリン，ラミブジン）やインテグラーゼ阻害薬（ラクテグラビル，エルビテグラビル），ウイルスタンパク質の合成に必要なプロテアーゼを阻害する薬物（リトナビル，ダルナビル），などを組み合わせて使用します．

6. 抗新型コロナウイルス薬

何らかの原因で変異したコロナウイルス（新型コロナウイルス，COVID-19）により引き起こされた感染症で，2019 年に中国の武漢市で最初にヒトへの大規模感染が行ったことで知られています．初期症状は風邪とほとんど同じですが，パンデミックが始まった当初は重症化して肺炎やサイトカインストーム（サイトカインなどの急激な増加）による過剰な炎症反応，循環器不全などで死亡するケースが多くみられました．感染力が高く，患者数増加による変異スピードが速いため，ワクチンに加えてさまざまな治療薬が開発されました．これまでの経験から，重症化した場合にはウイルスに対する中和抗体薬やサイトカインストームを抑えるステロイド，抗体薬などが投与されます．感染初期に服用することで，重症化を抑える内服薬も使用されています．

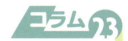

COVID-19 治療薬の作用機序

現在使用されている内服薬としては，核酸アナログであるモルヌピラビル，プロテアーゼ阻害薬であるニルマトレルビル，エンシトレルビルがあります．モルヌピラビル（商品名：ラゲブリオ）は核酸アナログであり，ウイルス RNA の合成時に RNA ポリメラーゼによりウイルス RNA に取り込まれますが，ウイルスゲノムのエラーを引き起こすことにより増殖を抑制します．一方，ニルマトレルビル（商品名：パキロビット）はウイルスのプロテアーゼを阻害することでタンパク合成を阻害し，増殖を抑制します．ニルマトレルビルは生体内で分解を受けやすいため，分解を抑制する薬であるリトナビルを同時に服用する必要があります．エンシトレルビル（商品名：ゾコーバ）もプロテアーゼ阻害薬であり，軽症・中等症の患者を対象とした経口薬として使用されます．

D. 抗真菌薬

> **POINT**
> - 真菌感染症において使用される薬物が抗真菌薬となる.

1. 真菌の構造と主な抗真菌薬の作用点

　細胞内に核膜で区切られた「核」構造をもつ生物を真核生物と呼び，動物や植物，真菌などの菌類が含まれます．これに対して核膜をもたない細菌などは原核生物と呼ばれます．真菌には糸状菌，カビ，酵母，キノコ類などが含まれており，カンジダ症や白癬，肺アスペルギルス症などを引き起こすことが知られています．真菌はヒトと同じ真核生物であるため，薬物治療ではヒトの細胞へも影響が出る場合があります．真菌の構造と主な抗真菌薬の作用部位を図8-10に示します．

2. 細胞膜合成阻害薬

　真菌の細胞膜成分であるエルゴステロールの合成を阻害することにより細胞膜合成を阻害し，真菌を殺滅する薬物が細胞膜合成阻害薬です．代表的な薬物がアゾール系抗真菌薬で，ミコナゾール，イトラコナゾール，フルコナゾールなどが表在性真菌症や深在性真菌症に使用されます．一方でアゾール系の薬は，薬物相互作用による副作用が起こりやすいため注意が必要となります．アリルアミン系としてはテルビナフィン，ベンジルアミン系としてはブテナフィンが白癬の治療に使用されます．

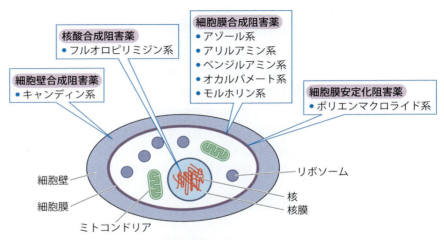

図8-10　真菌の構造と主な抗真菌薬の作用部位

3. 細胞膜安定化阻害薬

ポリエンマクロライド系（ポリエン系）薬物のアムホテリシンBは，真菌の細胞膜成分であるエルゴステロールに結合することにより細胞膜機能障害を起こし，真菌を死滅させます．内臓などの深在性真菌症治療に使用されますが，腎障害や発熱などの副作用頻度が高くなっています．

4. 核酸合成阻害薬

フルオロピリミジン系のフルシトシンがクリプトコッカス髄膜炎*や肺炎に用いられます．作用機序は，真菌のDNA合成酵素を阻害することにより増殖が抑制されます．

5. 細胞壁合成阻害薬

キャンディン系のミカファンギンなどが，アスペルギルス感染症*やカンジダ感染症*に使用されます．作用機序は，真菌の細胞壁合成酵素を阻害することで細胞壁が形成できず，真菌の菌体が崩壊します．ヒトの細胞に細胞壁はないため，真菌に対する選択毒性が高く副作用が少ないので，小児に対しても比較的安全に使用することが可能です．

E. 感染症の予防と消毒薬

●クリプトコッカス髄膜炎
真菌の一種であるクリプトコッカスによって引き起こされる髄膜炎．頭痛，発熱，嘔吐のほか重症では意識障害，麻痺などさまざまな症状が起こる疾患である．クリプトコッカスは土壌などに存在するとされているが，ハトなど鳥類の糞が感染源となる場合もある．

●アスペルギルス感染症
真菌の一種であるアスペルギルスによる感染症．肺アスペルギルス症が一般的であり，さまざまな症状がみられる．

●カンジダ感染症
カンジダ属の真菌による感染症であり，皮膚や粘膜，局部に発症する場合が多い．

POINT

- 医療従事者は病原性細菌やウイルスをもっている可能性がある患者への医療行為を行う必要があるため，医療関連感染への対策が必要である．
- 感染予防のためには，消毒や滅菌を適切に行う必要がある．

1. 医療関連感染

医療従事者として注意が必要な感染に**医療関連感染**があります．これは病院や医療施設，高齢者療養施設などの医療現場において，病原体の感染者から医療従事者や患者が新たに感染することを指しています．医師をはじめとする医療従事者は，病原性細菌やウイルスをもつ患者への医療行為を行わなければならないため，十分な感染対策をとる必要があります．また，病院や高齢者療養施設にはもともと感染しやすい患者や抵抗力が低い高齢者が多く，これらの人達が易感染性宿主となりやすいため，十分な配慮が必要となります．

2. 感染予防

感染症対策のポイントは，感染の予防となります．そのために必要な行為として，消毒や滅菌があります．

E. 感染症の予防と消毒薬　　**143**

表 8-2　主な消毒薬と対象となる病原性微生物

主な消毒薬	細菌			ウイルス				消毒の対象		
	細菌全般	結核菌	真菌	ウイルス全般	HBV	HIV	ノロウイルス	皮膚	粘膜	器具機器
グルタルアルデヒド	○	○	○	○	○	○	○	×	×	○
次亜塩素酸ナトリウム	○	○	○	○	○	○	○	×	×	○（金属は不可）
ポビドンヨード	○	○	○	○	○	○	○	○	○	○
エタノール	○	○	△	○	—	○	—	○	×	○
グルコン酸クロルヘキシジン	○	—	△	—	—	—	—	○	×	○
塩化ベンザルコニウム	○	—	△	—	—	—	—	○	○	○

○有効　△やや効果有り　—無効または不明　×使用不可

a. 消　毒

　病原性の微生物を死滅させ除去することを**消毒**といいます．消毒は物理的方法も行われますが，主に用いられるのが消毒薬であり，高濃度エタノール（消毒用アルコール．日本薬局方規定では76.9〜81.4%）が汎用されています．エタノールは多くの病原性細菌やウイルスに有効ですが，B型肝炎ウイルスやノロウイルスには無効です．主な消毒薬と対象となる病原性微生物への効果を**表8-2**に示します．グルタルアルデヒドや次亜塩素酸ナトリウムは，ノロウイルスを含めたほとんどの病原性細菌やウイルスに有効ですが，皮膚や粘膜には使用できないため注意が必要です．また，消毒薬は対象となる組織や部位，器具・機器と，標的とする病原性微生物の種類などを考慮して使い分けを行います．

b. 滅　菌

　消毒は細菌の活動を抑えることは可能ですが，微生物を完全になくすことは難しいとされています．一方で滅菌は，微生物を限りなくゼロに近づける（一般的には100万分の1以下にする）操作のことで，加熱や放射線といった物理的手法が用いられます．手術器具や注射針，穿刺器具や縫合器具など体内に入れたり接したりするものは滅菌を行う必要があります．消毒や滅菌は対象となる細菌やウイルスと，消毒・滅菌を施す対象物を考慮して適切な方法を選択することが必要となります．

リハビリテーション実施上の注意点　感染症治療薬とリハビリテーション

　理学療法士・作業療法士は，評価や治療を実施するうえで患者との直接的接触を避けることができません．したがって，患者との接触前・後は石鹸による手洗いやアルコール消毒による手指衛生を実施し，病原体の伝搬を防ぐ必要があります．また，患者と接する時間が長く会話をする機会も多いため，飛沫感染や空気感染のリスクもあります．マスクやフェイスシールドを適宜使用することも必要です．

　医療機関においては，COVID-19のほかにも多剤耐性菌やノロウイルスなどによるさまざまな感染症が生じます．アルコール消毒が無効の感染症もあるため，感染症についての理解を深め，各感染症に応じた対策を講じることが求められます．

第 8 章　感染症治療薬

練習問題　**正しいものに○を，間違っているものに×をつけましょう.**

①ほとんどの抗菌薬はインフルエンザウイルスの感染症にも有効である.
②感染症に抗菌薬を使用する場合，時間がかかっても必ず原因菌を特定してから使用すべきである.
③高齢者の場合，肺炎などの予防のため普段から抗菌薬を長期間服用しておくことが望ましい.
④抗ウイルス薬はウイルスの種類や性状にあわせて適切な薬物を選択すべきである.

解説　①×：ほとんどの抗菌薬はウイルス感染症に無効である.
②×：原因菌の特定には時間がかかるため，一般的には効果が期待できる抗菌スペクトルが広いものを使用する.
③×：予防のための抗菌薬の長期投与は副作用や耐性菌発現などの恐れがあるため，推奨されていない.
④○

抗がん薬

9

A. 悪性腫瘍とは

POINT

- 体内にできる増殖性の新生物を腫瘍と呼ぶ.
- 腫瘍のなかで周囲に浸潤したり, 離れた臓器に転移したりして増殖を繰り返し, 生体機能に著しい障害を与えるものを悪性腫瘍（悪性新生物, がん）と呼ぶ.
- 一般的に悪性腫瘍の治療に使用される抗がん薬は化学療法薬, 分子標的薬, ホルモン療法薬に分類される.

1. 悪性腫瘍の概要

　体内にできる増殖性の新生物を腫瘍と呼びますが, そのなかで周囲に浸潤*したり離れた臓器に転移したりして増殖を繰り返し, 生体機能に著しい障害を与えるものを悪性腫瘍（悪性新生物, がん）と呼びます. 一方で, 転移などを起こさず, 増殖も非常にゆっくりしたものを良性腫瘍といいます. がん細胞はもともと正常細胞であったものが, さまざまな刺激によって遺伝子が変異したり形質が変わったりして, がん細胞化したものになります（**図 9-1**）. がん化する原因は多岐にわたりますが, 遺伝的にがん化しやすい体質に加えて, 数々の刺激が細胞に加わることが引き金になっていることが考えられます. 刺激としてはウイルスやヘリコバクター・ピロリ菌感染, 放射線, アスベストなどの発がん物質との接触, 喫煙などが指摘されています. 発生したがん細胞は遺伝子変異や形質転換をおこしながら増殖を続け, 周辺組織へ**浸潤**していきます. また, がん細胞のなかにはリンパや血流に乗って離れた組織や臓器へ**転移**するものがあります. 転移先でも増殖を繰り返すと全身状態が悪化し, やがて生命が脅かされることになります.

　悪性腫瘍の分類としては, 大きく固形がんと血液のがんに分けられ, 固形が

●**浸潤**
がんの浸潤とは, がん細胞が周囲の組織を破壊しながら広がっていくことである.

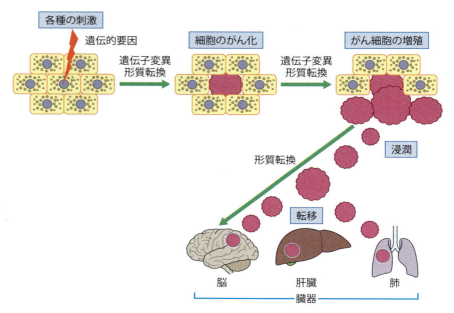

図9-1　がんの発生と進行・転移

　んは上皮由来の上皮性悪性腫瘍と非上皮性悪性腫瘍に分けられます．上皮性悪性腫瘍は扁平上皮癌や腺癌，未分化がんなどのいわゆる「癌」と呼ばれるものが含まれます．一方で非上皮性悪性腫瘍はいわゆる「肉腫」と呼ばれるもので，骨肉腫や中皮腫が含まれ，血液のがんは悪性リンパ腫や白血病が含まれます．発生部位による悪性腫瘍の分類としては，肺がん，胃がん，大腸がん，などといった臓器の名前が付けられる場合があります．

2. 悪性腫瘍の治療

　悪性腫瘍の治療はがんの種類や発生部位，病態，転移の有無などを考慮して行われます．がんが局所のみの場合は，外科的療法や放射線療法などの**局所療法**が行われることが多いです．全身療法としては抗がん薬による**薬物療法**となります（**図9-2**）．基本的には外科療法，放射線療法，薬物療法の3つとなりますが，単独での効果が期待できない場合は複数の治療を組み合わせた**集学的治療**が試みられます．さらに薬物療法にともなう副作用に対しては，**支持療法**が行われることになります．これに加えて，耐えがたい痛みや苦痛を和らげるために**緩和医療**（緩和ケア）を受けてもらうこともあります．

　一般的に悪性腫瘍の治療に使用される抗がん薬は**化学療法薬**，**分子標的薬**，**ホルモン療法薬**に分類されます（**図9-2**）．化学療法薬は細胞増殖を標的とし，がん細胞などに障害を与えたり増殖を抑えたりする薬物です．分子標的薬は特定の分子をターゲットとして，がん細胞の増殖を抑える薬物となります．ホルモン療法薬は，ホルモン関連性腫瘍に対して使用されます．

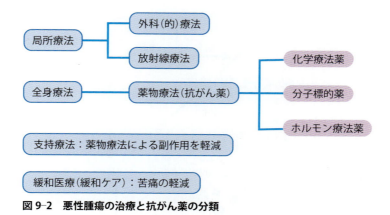

図 9-2　悪性腫瘍の治療と抗がん薬の分類

B. 化学療法薬

> **POINT**
> - 代表的な化学療法薬として，代謝拮抗薬，白金製剤，アルキル化薬，抗腫瘍性抗生物質，トポイソメラーゼ阻害薬，微小管阻害薬がある．
> - 悪性腫瘍に作用してがん細胞の増殖を抑えたり，死滅させたりする薬物が抗がん薬である．
> - 一般的に抗がん薬は副作用が発生しやすいので注意が必要である．

1. 化学療法薬とは

　抗がん薬のなかでこれまで汎用されてきたものが化学療法薬であり，主としてがん細胞の増殖を抑えがん細胞を死滅させる作用を期待して使用されます．化学療法薬の作用は強力ですが，副作用も強くなります．その原因として，選択的にがん細胞だけに毒性を示す能力（**選択毒性**）が低いことがあげられます（8章「感染症治療薬」参照）．もともとがん細胞は宿主の細胞から変化したものです．そのため病原性微生物を標的とする場合と異なり，化学療法薬が正常細胞とがん細胞を区別して攻撃することが難しいとされています．主な副作用としては骨髄抑制や消化管粘膜障害，皮膚障害，肝障害，腎障害のほかに間質性肺炎など多岐にわたります．
　以下に各種の化学療法薬について解説します．

2. 代謝拮抗薬

　核酸（DNA や RNA）の合成には，プリンやピリミジンが必要となります．代謝拮抗薬と呼ばれる薬物はプリンやピリミジンに類似の構造のものが多く，核酸合成酵素を阻害したり，プリンやピリミジンの代わりに核酸に取り込まれ

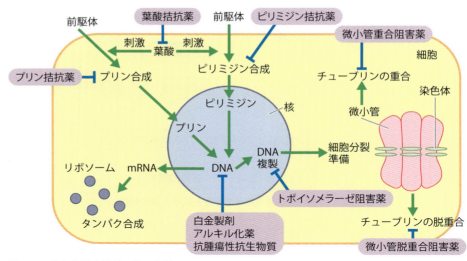

図 9-3　主な化学療法薬の作用部位
├─：阻害

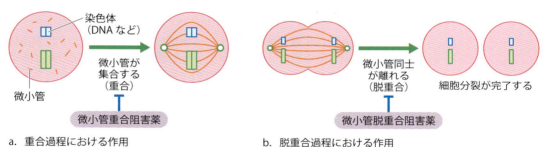

a. 重合過程における作用　　　　　　　　b. 脱重合過程における作用

図 9-4　微小管阻害薬の作用機序
├─：阻害

ることによって核酸の複製を阻害します（**図 9-3, 4**）．その結果，細胞分裂が阻害されることになります．また，葉酸はプリンやピリミジン合成に必須であり，葉酸拮抗薬はこの作用に拮抗するため結果として核酸の合成が阻害されることになります．

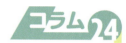

「核酸の合成」と「がん」

　がん細胞の増殖が速いのは，細胞分裂のスピードが速いためとみられています．細胞が分裂するためには染色体（DNA が折りたたまれている構造）が複製される必要があり，この複製には核酸（DNA）が十分に合成されている必要があります．すなわち，がん細胞は細胞分裂の速さを維持するために活発な核酸合成を行っているといえます．

B. 化学療法薬　　**149**

a. 葉酸拮抗薬

メトトレキサートが代表的なものとなります．ビタミンの一種である葉酸はプリンやピリミジン合成に必須の補酵素であり，メトトレキサートは葉酸の構造に類似することでプリンやピリミジン合成に関わる酵素を阻害します．その結果，DNA 合成が阻害され，がん細胞がアポトーシス*をおこすと考えられています．白血病や悪性リンパ腫，乳がん，胃がんなど多くのがんに使用されています．副作用として骨髄抑制や間質性肺炎などがあります．

b. ピリミジン拮抗薬

(1) フッ化ピリミジン系拮抗薬

5-フルオロウラシル（5-FU），テガフール，カペシタビンがあります．5-FU はウラシルの類似構造をもち，チミジル酸合成酵素を阻害することで DNA 合成を阻害します．テガフールやカペシタビンは，体内で 5-FU に代謝されることで作用を発揮します．肺がん，食道がん，大腸がん，胃がん，乳がん，膵がんなど多種多様ながんに使用されます．副作用として骨髄抑制のほかに悪心・嘔吐，下痢，口内炎などに注意が必要です．

(2) シチジン系ピリミジン拮抗薬

シタラビン，ゲムシタビンなどがあります．DNA と RNA に構成成分の 1 つであるシトシンヌクレオチドに類似の構造をもち，DNA に取り込まれたり，合成酵素を阻害したりすることにより細胞増殖を抑制します．白血病のほかに肺がん，膵がん，卵巣がん，膀胱がんなどに使用されます．骨髄抑制のほかに中枢神経障害，肝機能障害，間質性肺炎などの副作用に注意が必要です．

c. プリン拮抗薬

代表的な薬物にメルカプトプリン（6-MP）があります．プリン類似構造の薬物で，プリン合成を阻害することで DNA 合成を抑制します．白血病の治療に用いられ，副作用として骨髄抑制，悪心・嘔吐，肝機能障害に注意が必要です．

3. 白金製剤

シスプラチン，カルボプラチン，オキサリプラチンなどがあります．薬物構造の中にプラチナ（白金）を含み，DNA に結合して複製や転写を阻害します．シスプラチンは放射線療法との併用で放射線治療の効果を上げることができます．肺がんや食道がん，胃がん，子宮体がん，膀胱がんなど多様ながんの治療に用いられます．また，悪心・嘔吐や末梢神経障害，聴覚障害のほかに腎障害がおこりやすくなります．

カルボプラチンはシスプラチンのもつ腎障害や神経障害などの副作用を抑えた薬物で，肺がんや子宮頸がん，卵巣がんなどに使用されます．骨髄抑制の副作用はシスプラチンより強いので注意が必要です．

オキサリプラチンはほかの白金製剤よりも大腸がんに対する有効性が高くみられます．腎毒性や骨髄抑制はほかの薬物よりも弱いですが，逆に末梢神経障害がおこりやすいので注意が必要です．

●アポトーシス

アポトーシスとは，「プログラミングされた細胞死」であり，DNA の断片化やクロマチン凝集といった核の変化が先行しておこり，そののち細胞自体が小胞と呼ばれる構造に分解していく．生体にとっては不要な細胞を除去する重要な過程でもある．これに対してネクローシスは「壊死性細胞死」とも呼ばれ，細胞膜や細胞質が損傷・破壊されることによっておこる細胞の死滅となる．

4. アルキル化薬

シクロホスファミド，ベンダムスチン，ブスルファン，ラニムスチンなどがあります．DNAをアルキル化することにより，DNAの複製・転写を抑制します．古くから使われており，白血病やリンパ腫などの造血系腫瘍に汎用されるだけではなく，乳がんや卵巣がんなどにも使用されます．造血器系に強い抑制作用をもつことから，ブスルファンは造血幹細胞移植の前処置薬として使用されることもあります．副作用として骨髄抑制や悪心・嘔吐，間質性肺炎に注意が必要です．

5. 抗腫瘍性抗生物質

ドキソルビシン，ブレオマイシン，マイトマイシンC，アクチノマイシンD，などがあります．もともとは抗生物質として開発されましたが，DNAに作用するため細胞毒性が強く，抗菌薬としてではなく，抗がん薬として使用されています．作用機序は薬物ごとに多少異なり，DNAに組み込まれたり，DNA鎖を切断することにより，DNA傷害作用を示します．ドキソルビシン，マイトマイシンCは乳がん，子宮体がん，膀胱がんに，アクチノマイシンDはウィルムスWilms腫瘍に，ブレオマイシンは皮膚がんなどの扁平上皮癌に使用されます．副作用として，ドキソルビシンは心機能抑制，ブレオマイシンは肺線維症などの肺障害，アクチノマイシンDとマイトマイシンCは骨髄抑制などに注意が必要です．

6. トポイソメラーゼ阻害薬

イリノテカン，エトポシドなどがあります．DNAの複製にはトポイソメラーゼという酵素が作用します．トポイソメラーゼ阻害薬はこの複製に関わる作用を阻害することで，結果的に細胞分裂を抑制します．

イリノテカンは肺がん，大腸がん，膵がんなど多様な固形がんに使用されます．一方で骨髄抑制や下痢，間質性肺炎などの副作用に注意が必要です．エトポシドは小細胞肺がん，子宮頸がん，卵巣がんなどに使用されますが，骨髄抑制や脱毛などの副作用があります．

7. 微小管阻害薬

微小管は細胞骨格の1つで，細胞分裂時に染色体を固定して染色体とともに紡錘体を形成し，その後の細胞分裂につなげる重要な働きをしています．微小管は構成タンパク質のチューブリンが重合と脱重合を繰り返すことにより形成されています．このチューブリンの重合*あるいは脱重合を阻害することにより微小管機能を阻害し，細胞分裂を抑制する薬となるのが微小管阻害薬です．

a. ビンカアルカロイド系重合阻害薬

ビンクリスチン，ビンブラスチンなどがあります．チューブリンの重合を阻害することにより微小管形成を阻害し，紡錘体の形成を抑制します．そのため細胞分裂が抑制され，がん細胞にアポトーシスがおこります．ビンクリスチン

●**重合**
分子が付加（くっつくこと）されていき，大きな構造体になることをいう．

は白血病や悪性リンパ腫，肉腫などに，ビンブラスチンは悪性リンパ腫のほかに尿路上皮がんに使用されます．骨髄抑制や末梢神経障害などの副作用に注意が必要となります．

b. タキサン系脱重合阻害薬

パクリタキセル，ドセタキセルが代表的です．チューブリンの脱重合を阻害することにより微小管形成が過剰に促進され，結果として紡錘体の機能異常がおこるため細胞分裂が阻害されます．肺がん，食道がん，胃がん，乳がんなど，多彩ながん治療に用いられます．骨髄抑制や末梢神経障害に注意が必要となります．

リハビリテーション実施上の注意点　化学療法薬とリハビリテーション

がん患者の生存率は年々上昇しており，がんと共生する時代になっています．こうした背景から，2010年度より「がん患者リハビリテーション料」が算定可能となり，現在では入院中のがん患者のほとんどがリハビリテーションを実施しています．しかし，生命予後の考慮が必須で，また，治療が長期間に及ぶため，他疾患と比べてリハビリテーション治療の目標設定は容易ではありません．

化学療法中は吐気や疲労感，食欲低下などの副作用によって身体活動量が減少します．そのため，筋力低下や運動耐容能低下などの廃用症候群が生じ，結果的に日常生活における活動能力が低下します．それを予防するためには運動療法が有効ですが，薬による骨髄抑制作用の影響を血液検査所見にて確認しながら進めなければなりません．

赤血球が減少している場合，易疲労性や息切れなどの症状がみられるため，運動負荷量を調節するとともに運動中は脈拍数や血中酸素飽和度を確認します．また，血小板が減少している場合は，皮下出血斑や筋肉内出血が生じやすくなるので，筋力増強トレーニング時の抵抗量や把持方法などに配慮が必要です．

C. 分子標的薬

POINT

- 特定の分子を標的として作用する薬物の総称を分子標的薬という．
- 分子標的薬はがん細胞の特定の分子に作用し，選択的にがん細胞の増殖を抑えたり死滅させたりすることを目的としている．

1. 分子標的薬とは

分子標的薬とは特定の分子を標的として作用する薬物の総称であり，がん細胞の増殖に必要なシグナル伝達系に作用する薬が多くあります．がん細胞は，もともと正常細胞であったものが癌化したものである（**図9-1**）ため，抗がん薬の主流である化学療法薬は正常細胞に対しても影響を与えて，副作用をおこ

しやすいという問題がありました（本章 B-1「化学療法薬とは」p.147 参照）.
そこでがん細胞の特定の分子に作用して，選択的にがん細胞の増殖を抑えたり
死滅させたりする作用を期待して分子標的薬が開発されました.

　分子標的薬の特徴として，**抗体薬（抗体医薬品）**と**低分子薬（低分子医薬品）**
があります．抗体医薬品は，細胞増殖やシグナルに関連する特定の分子を標的
とした抗体であり，セツキシマブやニボルマブなどのように語尾に「～マブ」
とつけられています．抗体医薬品のなかには，細胞表面にある特定の細胞表面
抗原（CD 抗原：cluster of differentiation antigen）に結合することを目的として作
られたものもあります．表面抗原に抗体医薬品が結合することにより，その抗
体医薬品を足掛かりにして免疫細胞ががん細胞を攻撃します．これを抗体依存
性細胞傷害 antibody dependent cellular cytotoxicity（ADCC）と呼びます．一方の
低分子医薬品は，細胞内シグナルに関与するリン酸化酵素などを阻害する化合
物であり，ゲフィチニブ，ラパチニブなどのように語尾に「～ニブ」とつけら
れているものが多くみられます.

　化学療法薬に比べて，副作用が少ないと思われている分子標的薬ですが，発
生頻度が特に低いわけではありません．また，分子標的薬の副作用は多岐にわ
たり，想定外の思わぬ副作用がおこる場合もあります．特に注意が必要な副作
用として，抗体医薬品の投与直後からインフュージョンリアクション*と呼ば
れる血圧低下・呼吸困難，血管浮腫などを伴う急性反応がおこる場合がありま
す.

　主な分子標的薬の作用点を**図 9-5** に示し，その作用機序について以下に概説
します.

**●インフュージョンリアク
ション**
抗体医薬品などの分子標的
薬をインフュージョン（点
滴など）で血管内に投与し
た場合，投与中あるいは投
与後 24 時間以内におこる
有害事象の総称．寒気，頭
痛，発熱，かゆみ，発疹や，
重篤な場合はアナフィラキ
シー様症状をきたす場合が
ある.

---

2. EGF 受容体阻害薬

　上皮由来成長因子 epidermal growth factor（EGF）はその受容体（EGF 受容体）
に結合することで細胞増殖のシグナルが伝わり，遺伝子の転写がおこります
（**図 9-5**）．この部分に作用する薬物が EGF 受容体阻害薬であり，受容体に直接
作用する抗体薬と，受容体に結合しているチロシンキナーゼを阻害する低分子
薬があります.

a. 抗 EGF 受容体抗体薬

　セツキシマブ，パニツムマブがあります．EGF 受容体に直接結合して，その
機能を阻害します．大腸がんなどに使用されます.

b. EGF 受容体チロシンキナーゼ阻害薬

　ゲフィチニブ，エルロチニブがあります．受容体下流にあるチロシンキナー
ゼの機能を阻害する低分子薬であり，非小細胞肺がんなどに使用されます．副
作用として間質性肺炎に注意が必要となります.

3. HER2 阻害薬

　human epidermal growth factor receptor type 2（HER2）は受容体と一体化したチ
ロシンキナーゼであり，EGF 受容体と類似した構造をもちます．HER2 に結合
して活性化する物質は明らかになっていませんが，がん細胞では HER2 を介し

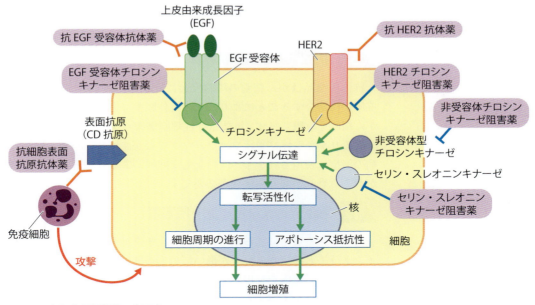

図 9-5 主な分子標的薬の作用点
⎯⟨：抗体薬の作用点，⎯┣：阻害薬の作用点

た細胞増殖シグナルの活性化がおこっています（**図 9-5**）．この部分に作用する薬物が HER2 受容体阻害薬であり，受容体に直接作用する抗体薬と，受容体に結合しているチロシンキナーゼを阻害する低分子薬があります．

a. 抗 HER2 抗体薬

トラスツズマブ，ペルツズマブがあります．HER2 に直接結合してその機能を阻害します．乳がん，胃がんなどに使用されますが，心毒性の副作用に注意が必要となります．

b. HER2 チロシンキナーゼ阻害薬

ラパチニブが代表的なものとなります．HER2 下流にあるチロシンキナーゼに作用して，その機能を阻害します．乳がんに使用されますが，副作用として皮膚障害に注意が必要となります．

4. 非受容体チロシンキナーゼ阻害薬

受容体と直接リンクしていない，チロシンキナーゼを阻害する低分子医薬品です（**図 9-4**）．イマチニブ，ダサチニブなどがあり，主に白血病治療に使用されます．副作用として骨髄抑制，肝障害などがあります．

5. セリン・スレオニンキナーゼ阻害薬

チロシンキナーゼのほかに，セリン・スレオニンキナーゼという酵素が細胞増殖のシグナル伝達に関わっています（**図 9-5**）．このセリン・スレオニンキナーゼを阻害する低分子医薬品となります．テムシロリムス，エベロリムスな

どがあり，胃がん，乳がんに使用されます．副作用として免疫抑制などがあります．

6. 抗細胞表面抗原抗体薬

抗体医薬品はがん細胞の細胞表面に発現している特定の細胞表面抗原（CD抗原）に結合することにより，その抗体医薬品を足掛かりにして免疫細胞が，がん細胞を攻撃します（抗体依存性細胞傷害）．CD20抗原に対する抗体医薬品であるリツキシマブやオファツムマブなどが悪性リンパ腫，慢性リンパ性白血病の治療に使用されます．過剰な免疫抑制によるB型肝炎ウイルスの再活性化がおこる恐れがあり，注意が必要です．

7. 免疫チェックポイント阻害薬

過剰な免疫反応による正常細胞への攻撃を抑制するために，免疫チェックポイント分子と呼ばれる分子が働いて免疫機能を抑制しています．ところが，がん細胞はこの機構を利用して免疫系からの攻撃を逃れ，細胞増殖を進めています．この分子を阻害することにより，免疫細胞によるがん細胞への攻撃を促進させる作用がある抗体医薬品が，免疫チェックポイント阻害薬です．現在，抗PD-1（programmed cell death 1）抗体薬であるニボルマブ（商品名としてはオプジーボが有名）やCTLA-4（cytotoxic T-lymphocyte-associated protein 4）抗体薬であるイピリムマブが悪性黒色腫や非小細胞肺がん，胃がんなど多様ながんの治療に使用されています．副作用として過剰な自己免疫反応能 immune-related adverse events（irAE）による皮膚，消化管，甲状腺などの障害に注意が必要となります．

8. 血管新生阻害薬

がん細胞は増殖のために大量の栄養素を必要とします．そのため，VEGF（vascular endothelial growth factor）という分子を使って，血管を新しく作る**血管新生**という反応を行っています．この経路を阻害することにより血管新生を抑え，がん細胞の増殖を抑制する薬物が血管新生阻害薬です．VEGFに対する抗体（ベバシズマブ）やVEGFの受容体に対する抗体（ラムシルマブ），その下流のチロシンキナーゼを阻害する低分子薬（スニチニブ，ソラフェニブ）などが使用されています．

**リハビリテーション
実施上の注意点**　　**分子標的薬とリハビリテーション**

分子標的薬は化学療法に比べて副作用が少ないと思われていますが，発生頻度が特に低いわけではありません．また，分子標的薬の副作用は多岐にわたります．実際の薬物療法は作用の異なる数種類の抗がん薬を組み合わせて実施されるため，化学療法と同様に注意が必要です．また，薬物療法以外の放射線治療などを組み合わせた集学的治療が行われることもあります．

いずれの場合も，疲労感による身体活動量低下や食欲不振による栄養障害，また，「自分ががんである」という精神的ストレスなどから日常生活における活動量が低下します．それがさらなる筋力低下や運動耐容能低下につながり，ますます日常生活が制限されていきます．

　このような悪循環を断ち切るためには運動療法が有効で，「がんのリハビリテーション診療ガイドライン第2版」においても化学療法・放射線療法中の患者に対する運動療法が強く勧められています．しかし，がんの種類や重症度は個人によって異なります．バイタルサインや自覚症状を確認しながら無理のない範囲で気分転換を図りながら楽しく実施するとよいでしょう．

D. ホルモン療法薬

POINT

- ホルモン依存性の腫瘍はホルモン刺激に反応し増殖する．
- ホルモン依存性腫瘍の治療には，ホルモンの生成を抑えたりホルモンの作用を抑制したりする薬が使われる．

　ホルモンは，ホルモン依存性の腫瘍に対して増殖をおこすものがあります．増殖にホルモンが必要な腫瘍が，ホルモン依存性腫瘍といわれるものです．たとえば，女性ホルモンのエストロゲン受容体を発現している乳がんは，エストロゲン刺激に対して反応し増殖します．エストロゲンの生成を抑制する薬物（レトロゾールなど）や，エストロゲンの作用を阻害する薬物（タモキシフェンなど）が乳がんの治療などに使用されます．また，男性ホルモンのアンドロゲン受容体を発現している前立腺がんでは，アンドロゲンにより増殖します．抗アンドロゲン薬（フルタミドなど）が，前立腺がんの治療に使われます．

E. がんによる痛みの治療薬

POINT

- がんの痛みや苦痛を軽減するために緩和医療（緩和ケア）が行われることがある．
- 鎮痛薬として非ステロイド性抗炎症薬（NSAIDs）とアセトアミノフェン，オピオイド関連鎮痛薬がある．

　耐えがたい痛みや，苦痛を和らげるために**緩和医療**（緩和ケア）が行われることがあります．特にがん末期では痛みを和らげるための治療が必要となります．ここでは主に，緩和ケアに使用される鎮痛薬を中心に概説します．

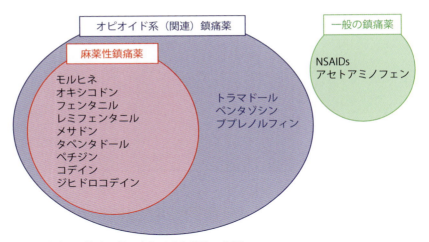

図9-6 痛みの治療に使用される主な薬物の分類

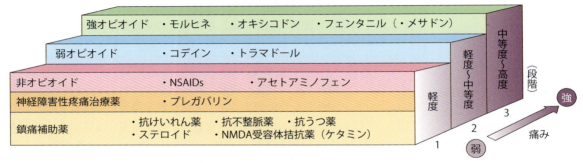

図9-7 WHO方式による三段階除痛ラダー
［世界保健機関：WHO Guidelines for the pharmacological and radiotherapeutic management of cancer pain in adults and adolescents より改変］

　鎮痛を目的として使用される主な鎮痛薬を**図9-6**に示します．鎮痛薬として，非ステロイド性抗炎症薬（**NSAIDs**）とアセトアミノフェンが一般的に知られています．一方でオピオイド関連鎮痛薬があり，そのなかでも麻薬に指定されているものが麻薬性鎮痛薬です．トラマドールやペンタゾシン，ブプレノルフィンはオピオイド関連薬ではありますが，非麻薬扱いとなっています．一般的に麻薬に指定されているものは，鎮痛作用は強いが，依存性を発症しやすいという問題点があります．そのためWHOでは痛みを除くため，痛みの強さを3段階に分け，階段方式による除痛の薬物使用を提言しています（**図9-7**）．一般に痛みが軽度な場合はNSAIDsやアセトアミノフェンを使用し，それでも効果がない場合は弱オピオイドと呼ばれる比較的弱いオピオイドを使用します．さらに痛みが強い場合は，強オピオイドと呼ばれる鎮痛効果の強いものを使用します．このような段階を踏んだ使用法が望ましいとされています．詳細は鎮痛薬の項（6章E「麻薬性鎮痛薬（オピオイド）」）を参照されたい．

練習問題 正しいものに○を，間違っているものに×をつけましょう.

①細胞増殖を抑制する抗がん薬は，正常細胞に対する毒性が低いため副作用がおこらない.
②シスプラチンの副作用として，腎機能障害に注意が必要である.
③特定の分子を標的とする分子標的薬が悪性腫瘍の治療にも使用されている.
④分子標的薬はすべて高分子の抗体医薬品である.

解説 ①×：正常細胞に対しても作用するため，副作用がおこりやすいので注意が必要である.
②○
③○
④×：抗体医薬品だけではなく，分子標的薬のなかには低分子医薬品も含まれている.

呼吸器に作用する薬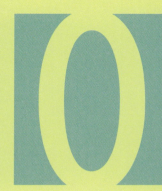

> **POINT**
> - 呼吸器系は，生体機能維持に必要不可欠な酸素を体内に取り入れるための重要な器官である．
> - 呼吸機能の障害により，正常な呼吸機能を維持できなくなった状態を呼吸不全と呼ぶ．
> - 呼吸器系に起こる疾患としては「気管支喘息」「慢性閉塞性肺疾患（COPD）」「肺炎」などがあり，主に薬物療法が行われる．

A. 呼吸器の働き

1. 呼吸器の構造と働き

a. 呼吸器の構造と調節

呼吸は酸素を体内に取り込み，二酸化炭素を体外へ排泄するガス交換です．酸素はわれわれの生命維持に必要不可欠であるため，正常な呼吸運動はきわめて重要となります．呼吸器は肺と気道からなり，肺は右肺と左肺，気道は上気道と下気道からなります．上気道は鼻腔，咽頭，喉頭からなり，下気道は気管，

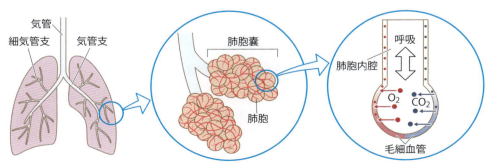

図10-1　肺の構造とガス交換

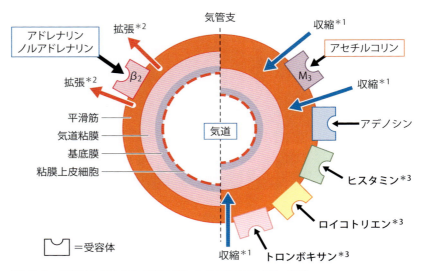

図10-2 自律神経系と生理活性物質による気管支の拡張・収縮
*1 平滑筋の収縮による気管支の収縮
*2 平滑筋の弛緩による気管支の拡張
*3 特に病態を悪化させる化学物質

気管支，細気管支からなっています（**図10-1**）．細気管支へ行くにしたがって細くなり，細気管支の先は肺胞嚢と呼ばれる構造になっています．肺胞嚢には肺胞が多数存在し，それを毛細血管が取り囲む構造をしています．

下気道，特に気管支は自律神経系や各種の生理活性物質によって拡張・収縮の調節が行われています（**図10-2**）．気管支は平滑筋，気道粘膜，基底膜，粘膜上皮細胞からなり，平滑筋にはアドレナリン受容体やムスカリン受容体が存在し，生理的状況下において気管支の拡張・収縮を制御しています．アドレナリン β_2 受容体にアドレナリンやノルアドレナリンが結合すると，気管支平滑筋が弛緩し気管支が拡張します．一方で，ムスカリン受容体にアセチルコリンが結合すると気管支平滑筋が収縮し，気管支が収縮します．これに加えて，アデノシンも受容体に作用することにより気管支収縮に関与しています．

b. ガス交換機能

毛細血管にある血管内皮細胞と肺胞上皮細胞，基底膜によるガス交換によって酸素を取り込み二酸化炭素が内腔に放出されます．呼吸の上位中枢は延髄にあり，血液中の酸素分圧が低下したり，二酸化炭素分圧が上昇したりすると，それを感知することで呼吸が促進されます．

2. 呼吸機能の指標

ガス交換などの呼吸機能の指標としては，一般的に動脈血の酸素分圧や二酸化炭素分圧，酸素飽和度などが用いられます．動脈血酸素分圧・二酸化炭素分圧は動脈血を採取しそれを血液ガス分析装置で測定するもので，これらの指標が正確な数値として表示されます．その一方で，動脈血の採取やガス分析装置が必要になるなど簡便性・迅速性・汎用性という面では問題が多くあります．

● パルスオキシメーター
血中酸素濃度計. 赤色の光を使い皮膚を通して動脈血の酸素飽和濃度を簡易に測定する機械である.

そのため，現在ではパルスオキシメーター＊（図10-3）により血液中の酸素飽和度を測定する方法が用いられています．この方法は安価で，簡便かつ迅速に酸素飽和度を測定することができるため，汎用性が非常に高いですが，酸化・還元ヘモグロビンの光の透過性の違いによる測定法であるため，絶対的な数値ではない点を理解しておく必要があります．

3. 気管支の収縮・拡張

気管支はさまざまな刺激により収縮したり拡張したりしますが，アレルギーや炎症によって気道が狭くなり，息切れや咳，呼吸困難をおこすような状態になる場合があります．このような症状が繰り返されたり，慢性化した場合を一般的に気管支喘息と呼びます．気管支喘息以外にも慢性閉塞性肺疾患（COPD）や肺炎などでも息切れ，咳，呼吸困難がおこる場合があります．

4. 呼吸機能の障害

呼吸機能の障害により，正常な呼吸機能を維持できなくなった状態を呼吸不全と呼びます．呼吸不全を起こしやすい主な呼吸器系の疾患として気管支喘息，COPD，肺炎などがあり，薬物療法の対象となります．

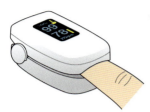

図10-3　パルスオキシメーター

B. 気管支喘息治療薬

POINT
- 気管支喘息は，主にアレルギーなどによる慢性の炎症により気道過敏性が亢進し，気道閉塞などによって呼吸困難をきたす疾患である．
- 気管支喘息治療薬は発作症状を抑える「発作治療薬」と，発作自体が起きないようにコントロールする「長期管理薬」に大別される．

1. 気管支喘息とは

a. 病態と症状

気管支喘息とは，気道の過敏性の亢進や慢性の炎症により気道が閉塞することで呼吸が困難になる疾患です．発作時には呼吸困難に加えて咳嗽，喘鳴（気道が極端に狭くなったときに起こる呼吸音）をきたすものです．喘息の主な症状は呼吸困難ですが，その症状を呈するための病態として「気道の炎症」「気道過敏性亢進」「気道閉塞」が存在しています（図10-4）．気道炎症はⅠ型アレルギー（アトピー型）や上気道感染によって気道に慢性的な炎症が引き起こされます．そのほか慢性的な軌道炎症を起こす危険因子としては，遺伝的要因やアレルゲンや外気温などの環境刺激因子が考えられます．

気道の慢性炎症が続くと，粘膜上皮細胞が傷害を受け知覚神経が露出して気道過敏症が亢進します．これに加えてヒスタミンやロイコトリエンなどのケミ

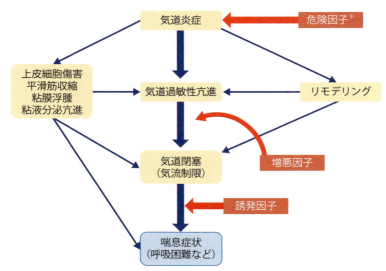

図 10-4　気管支喘息発症の機序
＊I型アレルギー，上気道感染など
[喘息予防・管理ガイドライン 2009 から改変]

カルメディエーターが放出され，粘膜浮腫や粘液分泌促進がおこるとともに，気管支平滑筋が収縮します．このため，気流の流れが制限される気道閉塞をおこすことになります．さらに気道の慢性炎症が続くと，平滑筋が肥厚し収縮しやすい構造へと変化するリモデリングという状態がおこります．これが気道閉塞をより起こしやすくすることにつながります．ここに喘息を誘発する要因が加わると，喘息発作と呼ばれる喘息症状を呈することになります．

b. 喘息発作の誘発因子

喘息発作の症状が現れるのは深夜から明け方が多く，交感神経系の活性が低下しているときに気管支収縮が起きやすいと考えられています．このほか，喘息発作の引き金となる要因としては，上気道感染，アレルゲン，気温や気圧の急激な変化，アルコールや薬物，タバコ，ストレス，疲労，などが関与しているとされます．

薬物で喘息発作を誘発するものとして，β受容体遮断薬（β遮断薬）とアスピリンなどの非ステロイド性抗炎症薬（NSAIDs）があげられます．高血圧や不整脈の治療，狭心症の予防などに使用されているβ遮断薬は，血管のβ受容体だけでなく気管支のβ受容体も阻害してしまうため，気管支収縮を起こし喘息を誘発する可能性があります（図 10-2）．また，アスピリンなどのNSAIDsは炎症を抑えるためにプロスタグランジンの合成を阻害しますが，その結果としてロイコトリエンの量を増やしてしまうことがあります．増えたロイコトリエンは気道の浮腫や気管収縮を引き起こし，喘息発作を誘発すると考えられています．

c. 治　療

気管支喘息の基本的な治療は，喘息誘発の原因となる要因を除去することが第一選択となります．ダニなどのアレルゲン，環境汚染物質などは積極的に除

去し，タバコや喘息を誘発する薬物の使用を避けるようにします．これに加えて喘息発作を起こさないようにする長期管理薬と呼ばれる薬を使用します．日常的に使用することにより，寛解状態を維持することを目指します．万が一，喘息発作が起こった場合には，症状を抑える発作治療薬と呼ばれる薬が使用されます．

2. 発作治療薬と長期管理薬

気管支喘息の発作時に気管支平滑筋を弛緩させ，呼吸困難や喘鳴，咳嗽などの諸症状を改善する薬が**発作治療薬（リリーバー）**です．リリーバーには気管支拡張作用を示すものが多く，ステロイドのように抗炎症作用によって症状を改善するものも含まれます．速やかに発作を抑える必要があるため，β_2 受容体作動薬の吸入や，短時間作用型テオフィリンの点滴が行われることが多くあります．

これに対して普段も使用し，喘息発作を起こさないように症状のコントロールを目指す薬物が**長期管理薬（コントローラー）**です．コントローラーは主にアレルギーや炎症を抑えることにより，症状の寛解を維持することを目的としています．基本的にステロイドの内服や吸入の長期間使用により，寛解状態を維持します．これに加えて長時間作用型の気管支拡張薬もコントローラーとして使用される場合があります．徐放性テオフィリンの内服や，長時間作用型 β 作動薬の内服・吸入・貼付剤を用いることで気管支拡張を持続し，一定の気流を維持することで発作を抑えることができます．

a. β_2 受容体作動薬

気管支平滑筋の β_2 受容体に作用して，活性化することにより気管支を拡張します（**図 10-2**）．短時間作用型にはサルブタモールやプロカテロール，テルブタリンがあり，吸入や注射剤，内服によって喘息発作を軽減するため，発作治療薬として用いられます．一方の長時間作用型には，クレンブテロールやサルメテロールがあり，内服や吸入により喘息の発作予防を目的として使用されます（長期管理薬）．これらの薬は主として β_2 受容体に選択的に作用しますが，心臓に対しても作用してしまう場合があるため，不整脈などに注意が必要です．また，低カリウム血症にも注意します．

b. キサンチン誘導体

代表的な薬物にテオフィリン，アミノフィリンがあります．これらは，キサンチン誘導体であり，アデノシン受容体へアデノシンが結合することを阻害することで気管支の収縮を抑制します．これに加えてアドレナリン刺激によって増加する cAMP を分解する酵素であるホスホジエステラーゼを阻害します．これによって気管支平滑筋で cAMP を増やし，アドレナリン受容体が活性化されたと同じように気管支を拡張します．テオフィリンの徐放性製剤*はコントローラーとして発作予防に使用され，注射剤は発作時のリリーバーとして症状改善を目的として使用されます．副作用として悪心・嘔吐に加えて痙攣や意識障害など重篤なものもあることから，治療的薬物モニタリングが必要な場合があります．

●**徐放性製剤**
経口薬の１つで，消化管内で製剤からの薬の放出をあえて遅くすることで，血液中の薬物濃度を長時間一定に保つことができるようにした製剤である．

c. 抗コリン薬

気管支平滑筋のムスカリン受容体を阻害することにより、アセチルコリンによる平滑筋の収縮を止めることができます。さらに気道への分泌も抑制することによって喘息症状を改善します。短時間作用型にはイプラトロピウムやオキシトロピウムがあります。一方で、長時間作用型には、チオトロピウム、グリコピロニウムがあります。一般的に吸入剤として、β_2 受容体作動薬との合剤で使用される場合が多くあります。

d. ステロイド薬

炎症細胞が気道や肺へ浸潤するのを抑制するほか、ロイコトリエンやプロスタグランジン、各種サイトカインの生成などを強力に抑制します。内服剤としてプレドニン、吸入剤としてフルチカゾンやブデソニド、シクレソニド、ベクロメタゾンが使用されます。吸入剤は β_2 受容体作動薬との合剤で使用される場合が多くあります。

e. その他の治療薬

近年、抗 IgE 抗体であるオマリズマブが、コントローラーとして皮下注射で使用されています。オマリズマブは肥満細胞（マスト細胞）表面にある受容体に IgE が結合するのを抑制します。この結果、肥満細胞からのヒスタミンや各種ケミカルメディエーターの放出が抑制されます。これによりアレルギー反応が抑制され、喘息反応の誘発が起こりづらくなると考えられています。

C. 慢性閉塞性肺疾患（COPD）治療薬

POINT

- 肺や気管の慢性炎症と線維化によって呼吸が困難になった状態を慢性閉塞性肺疾患（COPD）と呼び、息切れや咳と痰を特徴とする。
- COPD を完治させる薬物はないため、薬物治療は症状の軽減と悪化を防ぐことを目的として行われる。
- 薬物療法だけではなく、呼吸リハビリテーションや禁煙、感染症予防などを行うことにより症状の悪化を防ぐことが重要となる。

1. 慢性閉塞性肺疾患（COPD）とは

a. 病態と症状

慢性閉塞性肺疾患 chronic obstructive pulmonary disease（COPD）はタバコ、大気汚染物質などの刺激物質を長期間にわたって吸い続けた結果、肺や気管の慢性炎症と線維化によって呼吸が困難になった状態です。長年の喫煙によって気管支に慢性的な炎症が起こると、気管支平滑筋の肥厚や線維化が起こります。このため気管支の柔軟性が低下し、狭窄を起こしやすくなります。さらに、気道分泌物の貯留により気流制限が起こります。これに加えて、喫煙刺激により

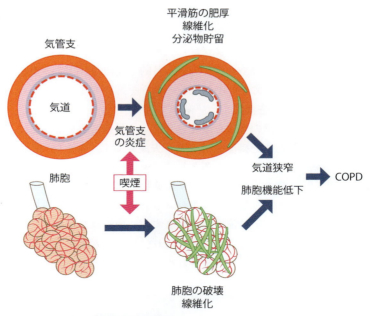

図 10-5　COPD の発症機序と病態

肺胞にも組織の破壊がおこり線維化が進むため肺胞の機能低下がおこります．これらの状態が進行性に起こることにより，COPD 症状が引き起こされることになります（図 10-5）．実際に COPD 患者の約 90％は喫煙歴があることが報告されています．COPD の症状は徐々に進行するうえに，正常状態に完全に回復することが難しい疾患です．

b. 治　療

根本的な治療法は確立されていないため，病態の進行を抑え，安定した状態を維持することに治療の主眼が置かれています．症状が安定している場合には，在宅酸素療法などの呼吸管理や呼吸訓練などの呼吸リハビリテーション，感染症の予防，禁煙とともに薬物療法が行われます．症状が悪化した場合にも呼吸管理や薬物療法が行われます．

2. 慢性閉塞性肺疾患（COPD）治療薬

気道閉塞を改善するために気管支拡張薬が使用されます．また，喀痰を除去するためには去痰薬も使われます．これに加えて，増悪や進行の予防のために吸入ステロイドも使用されます．場合によっては，感染症予防のためにインフルエンザや肺炎ワクチンを接種します．

a. 気管支拡張薬

抗コリン薬のチオトロピウム，β_2 受容体作動薬としてサルメテロールなどが使用されます．基本的に両者とも長時間作用型薬剤が安定期に使われ，短時間作用型の薬剤は悪化した状態の改善に使用されます．特に抗コリン薬は吸入剤として COPD の第一選択薬となっています．また，抗コリン薬と β_2 受容体作

動薬の配合剤も使用されます.

b. 吸入ステロイド

ベクロメタゾン,フルチカゾン,ブデソニドなどの吸入ステロイド剤が症状の増悪や進行を抑える目的で使用されます.炎症や免疫系の活性化を抑え,気管支の肥厚や線維化の進行を抑制する効果が期待されています.

c. 去痰薬

●ムチン
気道や消化管などで生成される粘液の成分.

痰の性状を変化させたり,気道粘膜を滑らかにしたりすることにより貯留した痰を排泄させる薬が去痰薬です.ムチン*を切断し痰を低分子化して,排泄しやすくする薬としてアセチルシステイン,気道粘液のバランスを調整して,痰を排泄しやすくする薬物としてカルボシステインなどがあります.これに加えて,ブロムヘキシンも去痰薬に分類される場合があります.ブロムヘキシンは気道分泌を促進しますが,分泌液が増えることで痰の粘度が下がり,排泄がしやすくなります.これに加えてムチンを分解する酵素の分泌も促進することから,痰が分解されやすくなると考えられています.

リハビリテーション 実施上の注意点
慢性閉塞性肺疾患(COPD)治療薬とリハビリテーション

COPD患者は,動作時の息切れや咳・痰などの症状によって身体活動量が減少し,その結果,下肢筋力や運動耐容能が低下します.その予防・改善には,薬物療法とともに筋力増強トレーニングや有酸素運動などの運動療法が必要です.

薬物療法の中心は,気管支拡張を目的とした長時間作用型β_2受容体作動薬や抗コリン薬の吸入療法です.これらとリハビリテーションを併用することによって,より効率的に治療を進めることができます.また,呼吸状態がわるい場合は短時間作用型薬を直前に吸引し,息切れが軽減した状態でリハビリテーションを実施するとよいでしょう.運動中や運動後は呼吸状態をはじめ,脈拍や顔色,酸素飽和度などを確認します.

また,COPDには栄養障害が高率に合併することが知られています.低栄養状態での筋力トレーニングは逆効果になることもあるので,栄養状態を確認したうえでリハビリテーションプログラムを作成・実施すべきです.

加えて,COPDの生命予後に最も影響するのは身体活動量なので,活動量計を使用して日頃の活動量を客観的に測定することにより患者指導に活かすことができます.

D. 肺炎治療薬

POINT

- 肺におこった炎症性の疾患を肺炎と呼ぶ.
- 原因となる微生物の種類によって細菌性肺炎と非定型肺炎に分けられ,使用する薬物が異なる.

D. 肺炎治療薬　　**167**

1. 肺炎とは

a. 肺炎の病態と種類

　肺炎は肺に起こった炎症性疾患の総称ですが，原因や部位によっていくつかに細分されます．一般的には細菌やウイルス感染によって起こる急性の肺炎，いわゆる感染性急性肺炎と呼ばれるものが多く，この場合は肺胞などの肺実質の炎症となります．一方で肺中隔などの肺間質に起こる炎症の場合，間質性肺炎と呼ばれます．原因別にみると，感染性と非感染性に分けられ，非感染性肺炎には誤嚥性肺炎や閉塞性肺炎，薬剤性肺炎，膠原病性肺炎などが含まれます．ここでは主に感染性肺炎の薬物療法について概説します．

b. 治　療

　肺炎は日常生活で起こる市中肺炎，医療・介護現場で起こる医療・介護関連肺炎，院内で起こる病院内肺炎があります．いずれの場合も，原因となる微生物の種類によって使用する薬物が異なります．細菌性肺炎には β-ラクタム系やニューキノロン系抗菌薬を，非定型肺炎にはマクロライド系やテトラサイクリン系抗菌薬を使用する場合が多くみられます．詳細は 8 章「感染症治療薬」の項を参照してください．また，高齢者の誤嚥性肺炎の予防・防止のためには，リハビリテーションなどによる嚥下機能の向上が重要となります．

2. 感染性肺炎治療薬

　感染性肺炎の場合，原因となる微生物の種類によって使用される薬物が異なります（8 章「感染症治療薬」参照）．肺炎球菌やインフルエンザ菌※など一般的な細菌による肺炎を**細菌性肺炎**と呼びますが，それ以外のマイコプラズマやクラミジア，ウイルスによる感染性肺炎は**非定型肺炎**と呼びます．

※インフルエンザウイルスではない．

a. 細菌性肺炎の治療薬

　一般的な細菌性肺炎の原因菌として，肺炎球菌，肺炎桿菌，インフルエンザ菌，黄色ブドウ球菌などが原因となります．本来であれば，原因菌が特定されてから抗菌薬を選択するのが望ましいのですが，時間的制約があるため，ある程度原因菌を予測して使用する薬を選定します．このため一般的な細菌性肺炎薬物治療としては，セフェム系などの β-ラクタム系やニューキノロン系抗菌薬のなかから選択する場合が多くなります（8 章「感染症治療薬」参照）．症状が重い場合はこれに加えて，カルバペネム系やモノバクタム系抗菌薬，第三世代や第四世代のセファロスポリン系抗菌薬が使用されることがあります．

　誤嚥性肺炎の原因は誤嚥であり，非感染性肺炎に分類されています．しかしながら誤嚥によって気管に入った異物を除去することができないため，細菌感染を起こすこともあります．このような場合，口腔内細菌が原因となることがほとんどであるため，細菌性肺炎と同様の薬物治療が行われることになります．β-ラクタム系やカルバペネム系抗菌薬が使用されることが多くなります．

b. 非定型肺炎の治療薬

　非定型肺炎の場合，原因微生物としてマイコプラズマ，クラミジア，レジオネラによる肺炎や，ウイルス性肺炎，真菌性肺炎などがあります．ウイルスや

真菌が原因の場合，抗ウイルス薬や抗真菌薬を使用します（8章「感染症治療薬」参照）．一方でマイコプラズマやクラミジア，レジオネラが原因と考えられる場合は，マクロライド系やテトラサイクリン系，ニューキノロン系抗菌薬が使用されることが多くあります．

3. 肺結核症治療薬

その他の治療薬として**肺結核症**の治療薬があります．結核は結核菌の感染による慢性的な感染症であり，本来は全身性の感染症ですが，肺に症状が出やすいため肺結核症と呼ばれます．肺結核症の治療薬として抗結核薬が用いられ，リファンピシン，イソニアジド，ピラジナミド，ストレプトマイシンなどがあります．ストレプトマイシンの副作用として聴覚神経障害に注意が必要となります．

練習問題

正しいものに○を，間違っているものに×をつけましょう．

①気管支平滑筋の β_2 受容体を活性化させると，気管支は収縮する．
②気管支平滑筋のムスカリン受容体を活性化させると，気管支は拡張する．
③COPD はタバコなどの刺激物質を長期間にわたって吸い続けた結果，肺や気管の慢性炎症と線維化が起こる病気である．
④ステロイド剤は炎症や免疫系の活性化を抑えたり，肺の線維化を抑制する効果があることから，気管支喘息や COPD の治療に使われる．

解説

①×：β_2 受容体を活性化すると，気管支は"拡張"する．
②×：ムスカリン受容体を活性化すると，気管支は"収縮"する．
③○
④○

代謝に作用する薬

11

POINT

- 生体はさまざまな物質を代謝することにより生理機能を維持している.
- この代謝系に異常がおこると, さまざまな疾患が発症することになる.
- ホルモンを含めて代謝系を制御しているさまざまな機構を理解し, そこに作用する薬物を学ぶことが重要になる.

A. 代謝とホルモン

生体はさまざまな物質を代謝することにより生理機能を維持しています. この物質代謝を制御しているのがホルモンです.

1. 内分泌とホルモン

a. 神経系と内分泌系

生体は体のすみずみにまで指令を伝える機構として, 神経系と**内分泌系**をもっています. 神経系は神経線維というラインを通じて組織や細胞に指令を伝えています. 一方の内分泌系は, 分泌細胞がホルモンという生理活性物質*を血液中に分泌し, それが血流にのって遠隔の臓器や細胞に到達して作用を発揮する機構となります. 標的細胞にはホルモンを受け取る受容体があり, ホルモンが受容体に結合することにより, セカンドメッセンジャーの増加や転写によるタンパク発現などによって作用を発揮することになります. **図 11-1** に主なホルモンとその分泌部位を示します.

> ●**生理活性物質**
> 生体内のさまざまな生理機能に影響を与える物質の総称であり, ホルモンや神経伝達物質, サイトカインなどが含まれる.

b. ホルモンの分類

ホルモンにはインスリンやグルカゴンなどのペプチドホルモンや, エストロゲンやコルチゾールなどのステロイドホルモン, アドレナリンなどのアミン類があります. ペプチドホルモンやアミン類は細胞表面の受容体に結合することにより, セカンドメッセンジャーを介して酵素作用を制御します. 一方のステロイドホルモンなどは脂溶性が高い (油に溶けやすい) ために細胞膜を通過して細胞内に入り, 細胞質や核内にある受容体に結合します. ステロイドホルモ

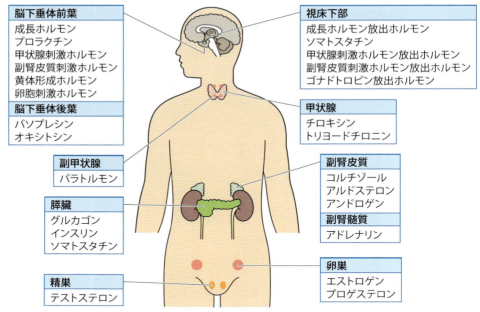

図 11-1　代表的なホルモンと分泌部位

ンと受容体が結合した複合体は DNA に結合することにより転写を介してタンパク質を合成し，これらのタンパク質がさまざまな作用を発揮します．

c. ホルモン分泌の調節機構
(1) 階層的調節

ホルモン分泌には階層が存在し，上位の分泌組織・分泌細胞から分泌されるホルモンによって下位のホルモン分泌が制御されています（**図 11-2**）．最上位の分泌部位は視床下部であり，ここから分泌されるホルモンによってその次に位置する脳下垂体前葉からのホルモン分泌が制御されています．脳下垂体前葉から分泌されるホルモンは，甲状腺や副腎皮質などの内分泌組織からのホルモン分泌を制御します．これら内分泌細胞から分泌されるホルモンが，実際に標的細胞に作用してさまざまな機能を発揮することになります（**図 11-2**）．

(2) ネガティブフィードバック機構

ホルモン分泌機構には，ネガティブフィードバックと呼ばれる調節機構があります．これは下位で分泌されたホルモンにより上位のホルモン分泌が抑制されるというもので，ホルモン分泌が過剰にならないようにブレーキをかけるシステムになっています．

2. ホルモンの過剰症, 欠乏症

ホルモンはきわめて微量でさまざまな作用を発揮することから，過剰に分泌されたり欠乏したりすることは生体機能に深刻な影響がでることになります．過剰症と呼ばれる過剰分泌の原因には，腫瘍などによる分泌増加や機能的に分泌が増える場合があります．一方で作用が不足する場合として，ホルモン分泌

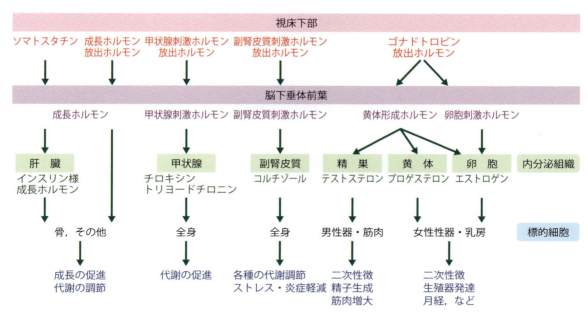

図11-2 視床下部―脳下垂体前葉ホルモン分泌系

表11-1 主なホルモンの過剰症・欠乏症

主なホルモン	主な作用	過剰症	欠乏症・作用不足
成長ホルモン	成長	下垂体性巨人症 先端巨大症	低身長症 成長障害
甲状腺ホルモン	代謝の亢進 成長の調節	バセドウ病	甲状腺機能低下症 クレチン症
副甲状腺ホルモン	血中カルシウム上昇	高カルシウム血症 骨病変	テタニー症
インスリン	細胞での糖利用 血糖の低下	低血糖症	高血糖症 （糖尿病）
副腎皮質ホルモン	代謝・免疫調節 ストレス応答	クッシング症候群	アジソン病
エストロゲン	女性化	子宮内膜症，乳がん	発育異常 月経不順
アンドロゲン	男性化	早期二次性徴	発育異常 女性化症候群

自体が低下する欠乏症だけではなく，分泌には問題がないが受容体などの異常によりホルモン作用が発揮されない場合も作用不足となります．

　表11-1に主なホルモンの過剰症と欠乏症による症状や疾患を示します．成長ホルモンの過剰は巨人症を引き起こし，欠乏症は成長障害や低身長をおこすことになります．甲状腺ホルモン過剰症は代謝が異常に亢進するバセドウBasedow病となり，欠乏すると代謝が異常に低下するクレチン症となります．副甲状腺ホルモン過剰では高カルシウム血症となり，欠乏ではしびれや痙攣をおこすテタニー症となることが知られています．インスリン過剰では低血糖，欠乏では高血糖となります（本章B「糖尿病治療薬」参照）．副腎皮質ホルモン過剰では満月様顔貌や高血圧をおこすクッシングCushing症候群が知られてお

172 第11章 代謝に作用する薬

り，欠乏では低血糖や意識障害を伴うアジソン病が知られています．エストロ
ゲンやアンドロゲンといった性ホルモンの異常は二次性徴や性器の発育異常を
引き起こします．

B. 糖尿病治療薬

POINT

- 糖尿病は高血糖状態が持続する疾患であり，高血糖による糖毒性のため
さまざまな臓器がダメージを受けることになる．
- 血糖値を適切にコントロールするために，インスリン製剤やさまざまな
血糖降下薬が使用される．

　血糖値の高い状態が続くことにより，糖による毒性（糖毒性）がさまざまな
臓器で現れることになります．なぜこのような高血糖状態が引き起こされるの
か，どのようにすれば高血糖状態を改善できるのかを理解したうえで，糖尿病
を治療する薬の作用と副作用を学習する必要があります．

1. 血糖の維持

　血糖，すなわち血中のグルコース（ブドウ糖）はわれわれの細胞機能を維持
するうえで必要不可欠のエネルギー源であり，それゆえ血糖値を一定レベル
（約 100 mg/dL 程度）に保つ生体システムが存在しています（**図11-3**）．血糖値
は主にホルモンによって制御されており，血糖値が低い場合（低血糖状態）に
は視床下部からのシグナルにより下垂体から分泌される成長ホルモン，膵臓ラ
ンゲルハンス島 α 細胞（A 細胞）から分泌されるグルカゴン，副腎髄質から分
泌されるアドレナリンなどによって肝臓から糖を血液中に放出します．このほ
かにも，副腎皮質から分泌されるコルチゾールにも血糖値を上げる作用があり
ます．一方で血糖値が高い場合（高血糖状態）には，血糖値を感知した膵臓ラ
ンゲルハンス島 β 細胞（B 細胞）から分泌されるインスリンが肝臓への糖の取
り込みとグリコーゲン生成を促進します．さらに，筋肉や脂肪組織，さまざま
な細胞での糖の取り込みと利用を促進します．これにより血糖値を一定レベル
まで低下させることができます．血糖値を上昇させるホルモンは複数存在しま
すが，血糖値を下げるホルモンは基本的に**インスリン**のみとなります．

2. 糖尿病とは

a. 病　態

　血糖値を下げるホルモンはインスリンのみであるため，インスリンの分泌障
害やインスリン不足，インスリンがあっても十分に作用しない場合（インスリ
ン抵抗性）は，高血糖状態が続くことになります．また，インスリンが働かな
いと，組織や細胞はグルコースを取り込んで利用することができなくなりま

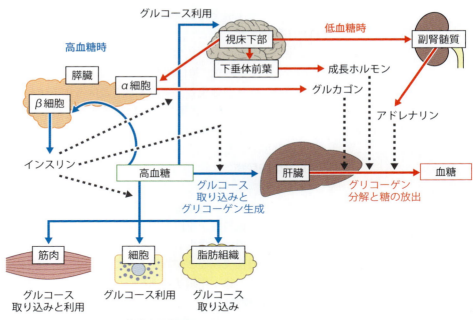

図11-3 ホルモンによる血糖の調節

表11-2 糖尿病の種類

I型糖尿病	II型糖尿病
全体の5%	全体の90〜95%
正常〜やせ型	主に肥満型
小児など若年性が多い	中高年が比較的多い
遺伝要因や自己免疫	主に生活習慣
インスリン不足 または分泌不全 （インスリン依存性）	インスリン作用障害 インスリン抵抗性 （インスリン非依存性）
急激に症状発現	徐々に症状進行
主な治療法 インスリン療法 食事療法	主な治療法 初期：運動・食事療法 後期：薬物療法 不良の場合はインスリン療法

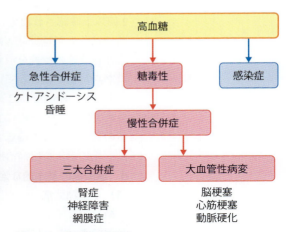

図11-4 糖尿病の合併症

す．そのため末端の細胞レベルは，飢餓状態となります．その一方で，細胞に取り込まれず血液中にあふれた糖はさまざまなタンパク質や脂質を糖化するという糖毒性を示すことになります．これが糖尿病の病態の本質です．**図11-4**に主な糖尿病の病態を示します．

b．分類と特徴

糖尿病にはインスリンの分泌不全やインスリン不足を主な原因とするI型糖尿病と，インスリンは分泌されているが作用が不十分なために高血糖状態となるII型糖尿病があります（**表11-2**，**図11-4**）．また，このほかにも薬剤性や妊

娠によって糖尿病を発症する場合があります.

(1) I型糖尿病

　I型糖尿病はインスリン不足によって発症し，若年性の疾患です．糖尿病全体の5%程度であり，遺伝的要因や自己免疫疾患が関与していると考えられます．急激に症状が発現し，完治することはありません．悪化すると糖尿病性ケトアシドーシス*から昏睡になる場合があり，治療が必要となります．インスリン不足はβ細胞自体の傷害によるため，かつてはインスリン依存性糖尿病とも呼ばれていました．

(2) II型糖尿病

　II型糖尿病は，かつてはインスリン非依存性糖尿病と呼ばれ，インスリンの分泌能が低下している場合や，インスリンは分泌されているがその働きがわるい**インスリン抵抗性**が原因となっています．インスリン抵抗性をおこす主な原因としては，偏った食生活や運動不足，ストレスなどの生活習慣や，遺伝的要因，加齢や慢性炎症などが指摘されています．このためII型糖尿病は肥満を伴うことが多く，徐々に病状が進行していくことになります．

c. 糖尿病の検査

　糖尿病の検出には，血糖値がスクリーニングとして一般的となります．普通は空腹時血糖値126 mg/dL以上，随時血糖値200 mg/dL以上，あるいは経口ブドウ糖負荷試験2時間値200 mg/dL以上のいずれかが，別の日に行った検査で2回以上確認された場合，糖尿病と診断されることが多くなります．一方で診断にはヘモグロビンA1c（HbA1c）も重要視されています．HbA1cは長期的な高血糖状態の持続を示すとされています．これは高血糖状態持続により糖がヘモグロビンと結合している量を示しており，赤血球の寿命が4ヵ月程度であることから，HbA1cは2ヵ月程度高血糖状態が持続していることを表しているとされています．一般にHbA1cが6.5%以上を異常値としており，HbA1cと血糖値の異常の両方が確認された場合，糖尿病と確定してよいといえます．HbA1cは，後述する糖尿病治療の効果判定において重要な指標とされています．

d. 糖尿病の基本的な治療

(1) I型糖尿病

　絶対的なインスリン欠乏が原因であるため，治療にはインスリン補充療法が必須です．これに加えて食事療法も行われます．

(2) II型糖尿病

　初期の治療は主に食事療法や運動療法などで，症状が進むと経口血糖降下薬などの薬物療法を行うことになります．さらに症状が進んで，薬物投与によっても血糖コントロールができなくなった場合は最終的にインスリン補充療法のみでの治療となります．

3. 糖尿病の合併症

　糖尿病はさまざまな合併症がしられており，臨床上問題になる場合が多くあります（**図11-4**）．主な合併症として，急性期のケトアシドーシスによる昏睡や，免疫機能低下による感染症などがあげられます．これに加えて慢性合併症

●ケトアシドーシス
インスリンの作用が著しく低下した場合，血糖値が高いにもかかわらず細胞が糖を利用することができなくなる．このため生体は，脂肪を分解してケトン体を作り出しエネルギー源として利用しようとする．ケトン体は酸性物質であり多量に生成されることにより血液が著しく酸性になる（アシドーシス）ため，糖尿病性ケトアシドーシスと呼ばれている．

が中長期的な糖尿病の病態管理で重要になってきます．高血糖状態が長期的に続くことで糖毒性によりさまざまな細胞や微小血管系の内皮細胞がダメージを受け続けることになります．微小血管系の傷害が網膜でおこれば網膜症が発症し，腎臓で起これば腎症を引き起こします．また，神経系にも影響を及ぼし，さまざまな神経障害が生じます．網膜症，腎症，神経障害の3つが三大合併症と呼ばれています．一方で大動脈などの大きな血管でも糖毒性と脂質異常症により動脈硬化が進展し，脳梗塞や心筋梗塞の要因となる場合もあります．

4. 糖尿病治療薬の概要

薬物による糖尿病の治療は，インスリンが絶対的に欠乏しているか否かによって異なります．Ⅰ型糖尿病では，基本的にインスリン欠乏が原因であるため，その治療にはインスリン補充療法が必須になります．インスリン補充療法には，インスリン製剤が使用されます．

一方のⅡ型糖尿病では，初期の治療は食事制限や運動療法などが中心となり，症状が進むと経口血糖降下薬などの薬物療法を行うことになります．さらに症状が進むと，薬物投与によってもインスリン分泌が行われずコントロール不良になる場合もあります．このような場合にはインスリン補充療法を行います．

5. 糖尿病治療薬（インスリン製剤）

a．インスリン製剤による治療

インスリンの追加分泌を補う薬剤をインスリン製剤と呼びます．インスリンの作用は図11-3に示したように，肝臓や筋肉，そのほかのさまざまな組織での糖の利用を促進します．インスリンはペプチドホルモンであるために，消化管から吸収ができません．また，静脈内投与した場合には作用の持続時間が短いうえに，急激な血糖降下がおこることもあります．そのため持続的かつ緩やかな作用発現を期待して，主に皮下注射が多く使用されています．さらに患者自身で行う自己注射も皮下であれば比較的安全に行うこともできるため，皮下投与が多く用いられています（図11-5，図2-11）．

b．インスリン製剤の分類

インスリン製剤は作用の速さや持続性によって超速効型，速効型，中間型，持効型，混合型などに分類されています．患者の病態や状況に応じて，適切な製剤を使用します．インスリン製剤は自己注射で使用される場合が多いです（図11-5）．注射部位は腹部の皮下が多いですが，上腕部や臀部，大腿部の筋肉部位への注射が行われることもあります．副作用としては低血糖があり，低血糖状態にある患者への使用は禁忌となっています．

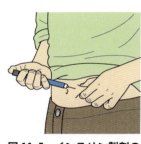

図11-5　インスリン製剤の自己注射

6. 糖尿病治療薬（経口血糖降下薬）

現在使用されている主な経口血糖降下薬の分類を図11-6に示します．大きく分けるとインスリン抵抗性を改善する薬，インスリンの分泌を促進する薬，糖の吸収を抑制または排泄を促進する薬，の3つに分類されます．インスリ

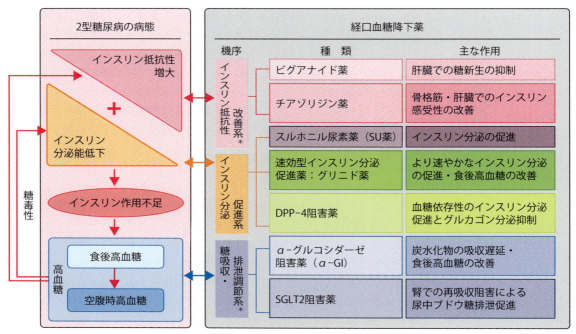

図 11-6　病態に合わせた経口血糖降下薬の選択
病態，合併症，禁忌などを考慮して低用量からはじめる．
＊インスリン分泌非促進系
［日本糖尿病学会：糖尿病治療ガイド 2014-2015 より改変］

抵抗性がある患者にはインスリン抵抗性改善薬であるビグアナイド薬やチアゾリジン薬が使用されます．インスリンの分泌低下がある場合にはグリニド薬やDPP-4阻害薬といったインスリン分泌促進薬，あるいはα-グルコシダーゼ阻害薬などの糖吸収阻害薬が使用されます．スルホニル尿素薬は，β細胞への負担が大きいため，上記薬物が無効の場合に使用されることになります．これら主な薬物の作用部位を **図 11-7** に示します．

a．チアゾリジン薬

ピオグリタゾンが代表的です．筋肉や脂肪組織でのグルコースの取り込みや利用を促進するとともに，大型脂肪細胞を減らし小型脂肪細胞（いわゆる善玉脂肪細胞）を増やすことでアディポネクチン＊を増加させ，インスリン抵抗性を改善します．一方で浮腫などのむくみをおこしやすく，心不全，肝障害，腎障害などの副作用に注意が必要となります．

b．ビグアナイド薬

メトホルミン，ブホルミンがあります．肝臓での糖新生を抑制し血糖値を下げるとともに脂肪代謝を改善します．また，骨格筋での糖の取り込みと利用を促進することでインスリン抵抗性を改善します．効果が出やすく膵臓への負担も少ないことから使いやすい薬ですが，糖新生を抑制するため乳酸が貯留しやすく，副作用として乳酸アシドーシスに注意が必要となります．

c．スルホニル尿素薬（SU薬）

グリクラジド，グリベンクラミド，グリメピリドなどがあります．これらは，

●**アディポネクチン**
脂肪細胞から特異的に分泌されるサイトカイン（アディポサイトカイン，アディポカイン）であり，アディポネクチンの低下が肥満やインスリン抵抗性，糖尿病，メタボリックシンドロームの発症や悪化にかかわっているといわれている．そのため善玉アディポカインとも呼ばれている．

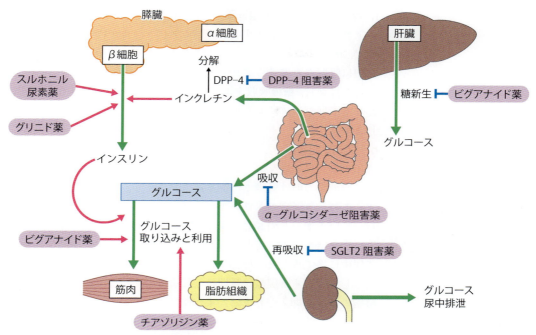

図 11-7　代表的な経口血糖降下薬の作用部位
⬅：活性化，⊢：阻害

　古くから使われている経口血糖降下薬です．作用機序はβ細胞上のSU受容体（スルホニル尿素受容体）へ結合し，インスリン分泌を促進します．作用が強く持続時間も長いため効果が出やすいですが，低血糖の副作用が起きやすくなります．β細胞への負荷が大きいため，使用を続けるとβ細胞自体が疲弊し，スルホニル尿素薬を使ってもインスリンが分泌されない状態となります．その場合は，インスリン補充などを行う必要が出てきます．

d. グリニド薬

　ナテグリニド，ミチグリニドなどがあります．速効型のインスリン分泌促進薬であり，経口投与後15分で作用発現し，30分で最高血中濃度になります．即効性で作用持続時間が短いため，スルホニル尿素薬に比べて低血糖がおこりにくいとされています．食後高血糖がみられる患者に対し，食前投与が適しています．

e. DPP-4 阻害薬

　シタグリプチン，アログリプチン，ビルダグリプチンなどがあります．食事刺激によって消化管から分泌されるホルモンとして，インクレチンがあります．すなわちインクレチンは血糖値が高い場合にのみ作用します．インクレチンは膵臓からのインスリン分泌を促進しますが，DPP-4という酵素によって分解されてしまいます．この酵素を阻害する薬物がDPP-4阻害薬で，インクレチンの分解を抑えることでインスリン分泌を促進します．単独では低血糖をおこしにくいですが，スルホニル尿素薬との併用で低血糖が起きる場合があります．

178　第 11 章　代謝に作用する薬

f．α-グルコシダーゼ阻害薬

　アカルボース，ボグリボース，ミグリトールが代表的な薬物です．糖は消化管で，α-グルコシダーゼという酵素によって二糖類から単糖に分解されてから体内に吸収されます．このα-グルコシダーゼを阻害することにより単糖への分解を抑制し，糖の吸収を抑える薬物がα-グルコシダーゼ阻害薬です．副作用として下痢やガスによる腹部膨満がおこるため，腸閉塞などに注意が必要となります．

g．SGLT2 阻害薬

　イプラグリフロジン，ダパグリフロジン，エンパグリフロジンなどがあります．血液中の糖は腎臓で一度ろ過されますが，再吸収によって血液中に戻ります．このとき腎臓のトランスポーター*である SGLT2 がグルコースの再吸収を行っています．この SGLT2 を阻害する薬物が SGLT2 阻害薬です．SGLT2 の阻害により糖が尿中に排泄され，血糖値が低下します．血液中の余分な糖をあえて尿中に捨てることで糖毒性を抑え，慢性合併症の発症を抑えることを治療目的としています．実際に長期投与により心不全などの発症を抑えたり，慢性腎臓病の発症を抑えたりする効果が確認されています．副作用として，尿路感染症や脱水に注意が必要となります．

●**トランスポーター**
細胞膜を介して特定の物質の取り込みや排出，輸送などを行う機能性のタンパク質．輸送担体，担体などとも呼ばれる．

リハビリテーション実施上の注意点　　**糖尿病治療薬とリハビリテーション**

　スルホニル尿素薬や DPP-4 阻害薬などのインスリン分泌を促進する薬やインスリンを使用している場合は，運動中や運動後に低血糖を生じる可能性があります．そのため，あくびや悪心，震え，顔面蒼白，発汗などの低血糖症状の出現に注意し，低血糖発作に備えてブドウ糖や砂糖を準備しておく必要があります．α-グルコシダーゼ阻害薬を併用している場合は必ずブドウ糖を用意しておきます．
　運動療法は食後 1～2 時間の間に実施することが，低血糖予防において，また，食後の血糖値上昇の抑制においても有効です．
　SGLT2 阻害薬は尿排泄を促進するため脱水を生じる可能性があるので，運動中は水分補給を促すようにしましょう．

C.　骨粗鬆症治療薬

POINT

- 骨粗鬆症の薬物治療では，骨吸収を抑制する薬，骨形成を促進する薬，カルシウム製剤やカルシウム吸収に関連する薬が使用される．
- カルシウム製剤は安全性が高いため汎用されている．一般に第一選択薬としてビスホスホネート製剤が使用される．

全身の骨は常に骨吸収（古くなった骨の破壊）と骨形成（新しい骨の再生）を行っており，リモデリングと呼ばれています．このバランスが崩れ，骨吸収が骨形成よりもはるかに大きい場合には骨粗鬆症となります．骨粗鬆症に使用される薬が，骨粗鬆症治療薬です．

1. 骨粗鬆症とは

a. 骨吸収と骨形成

骨粗鬆症は「骨強度の低下を特徴とし，骨折リスクが増大しやすくなる骨格疾患」と定義されています．骨強度は骨密度（70％）と骨質（30％）によって規定されます．骨密度は単位面積当たりの骨塩量（骨に含まれるカルシウム塩の量）で，一方の骨質は，骨の微細構造や石灰化の程度，骨代謝のバランスといった「質」に関わる指標です．一般的に正常状態では骨吸収と骨形成のバランスが保たれているため，骨密度は一定に保たれています．骨吸収では**破骨細胞**によって劣化した骨の破壊，吸収が行われます．一方，骨形成では**骨芽細胞**によってカルシウム塩が沈着し，石灰化していきます．ここに埋没した骨芽細胞はやがて骨細胞に分化して，骨が形成されます．これが一般的な骨のリモデリングです．

b. 発症機序

骨吸収のスピードが骨形成よりもはるかに大きい場合は，骨塩量の低下がおこり骨密度が低下します．骨密度の低下は骨の強度を低下させることにつながり，その結果骨がもろくなり骨折しやすくなります．高齢化が進むわが国において，骨粗鬆症の患者数は増加の一途をたどっています．

c. 発症原因

骨粗鬆症の原因として加齢や閉経，遺伝的要因や栄養障害，内分泌性疾患や薬物などが関与しているとされています．加齢とともに，骨芽細胞の機能が低下し骨形成が下がります．さらに腸でのカルシウム吸収の低下や，パラトルモンの影響で骨吸収が上がります．これらの結果，骨量が低下することになります．女性の場合，閉経によって女性ホルモンのエストロゲンが不足し，破骨細胞の活性化がおこり骨吸収が増加します．その結果，骨量が低下します．このほかにも，内分泌疾患や栄養障害によっても骨量が低下します．また，ステロイド服用によってホルモンバランスが崩れることなどの理由でも骨量が低下します．

d. 治　療

骨粗鬆症は予防が重要であり，生活習慣の改善やカルシウム・ビタミンD摂取などの食事療法やウォーキングをはじめとした運動療法が実施されます．しかしそれらでは不十分な場合，薬物療法が行われます．

2. 骨粗鬆症治療薬

骨粗鬆症の薬物療法では，骨吸収を抑制する薬，骨形成を促進する薬，カルシウム製剤やカルシウム吸収に関連する薬が使用されます．

a. ビスホスホネート製剤

リセドロン酸，ミノドロン酸，アレンドロン酸などがあります．破骨細胞に作用して，骨吸収を抑制する薬物であり，現在，骨粗鬆症治療の第一選択薬になっています．ビスホスホネート製剤はヒドロキシアパタイト*に強く結合し，破骨細胞に取り込まれます．その結果，破骨細胞のアポトーシス（9章B-2「代謝拮抗薬」p.147参照）がおこり，骨吸収が強力に抑制されます．主として内服薬として処方されますが，注射剤として使用される場合もあります．副作用として食道や胃，十二指腸などの消化管障害，低カルシウム血症などに加えて顎骨壊死などがあります．

> ●ヒドロキシアパタイト
> 水酸燐灰石．カルシウムとリン酸の複合体で，化学的には水酸化リン酸カルシウムである．骨や歯などの硬組織の主成分となっている．

b. エストロゲン・選択的エストロゲン受容体モジュレーター

閉経などでエストロゲンが不足すると破骨細胞の活性化がおこり，骨吸収が増加します．そのため低下したエストロゲンを補充する目的で，エストロゲン自体が投与されることがあります．しかし，エストロゲン自体の投与は，乳がんや子宮がんなどエストロゲン依存性腫瘍のリスクを高めることになります．そのため，選択的エストロゲン受容体モジュレーター selective estrogen receptor modulator（SERM）と呼ばれる薬物が使われます．

ラロキシフェンやバゼドキシフェンなどのSERMは，骨ではエストロゲンと同じようにエストロゲン受容体を活性化して破骨細胞の活性化を抑制します．一方で，乳房や子宮内膜ではエストロゲン受容体をブロックするように働きます．エストロゲンよりも乳がんや子宮がんのリスクが低いことから，閉経後におこる骨粗鬆症の第一選択薬となります．ラロキシフェン，バゼドキシフェンは内服薬として処方されます．副作用としては，更年期症状のほかに静脈血栓などの塞栓症があります．

c. ビタミンD製剤

ビタミンDは腎臓でのカルシウムの再吸収を促進したり，副甲状腺に作用してパラトルモン分泌の抑制をしたり，骨芽細胞刺激による骨形成促進作用などを示します．そのため活性型のビタミンD製剤やビタミンD_3誘導体などが内服薬として使用されます．副作用として高カルシウム血症があるため，ジギタリス製剤などによる不整脈がおこりやすくなります．また，妊婦に対しては使用できません．

d. パラトルモン製剤

テリパラチドが注射剤として使用されます．副甲状腺ホルモンであるパラトルモンは，生体内で持続的に分泌されている場合には骨吸収が促進します．一方で，間欠的に体外から投与された場合には骨形成が優位になります．このため，パラトルモン製剤を間欠的に投与する方法が行われます．しかし，投与法が煩雑である点や，骨腫瘍などのリスクが高まる点などから，使用は限定されています．

e. 抗RANKL抗体製剤

破骨細胞の分化を促進する分子として RANKL（receptor activator of NF-κB ligand）が知られています．RANKL は RANK と結合することにより破骨細胞の分化・成熟を誘導します．抗RANKLモノクローナル抗体であるデノスマブは，

RANKL と RANK の結合を阻害することにより破骨細胞の分化・成熟を抑制します．抗体薬であるため，注射剤として皮下投与されます．ほかの治療法で効果がない場合などに選択される治療法なので，使用頻度は低くなります．

f. カルシトニン製剤

エルカトニン，サケ由来カルシトニンがあります．破骨細胞に作用して活性化を低下させます．そのほか，中枢性の鎮痛作用を示すことから，骨の痛みを伴う場合に使用されます．また，注射剤としても使用されます．

g. その他の薬物

ビタミン K 製剤であるメナテトレノンが骨代謝系を調節する薬物として使用されます．

リハビリテーション実施上の注意点　　骨粗鬆症治療薬とリハビリテーション

骨粗鬆症の予防・治療の目的は骨折を予防することです．食事療法・運動療法・薬物療法がその 3 本柱で，アメリカ国立衛生研究所 National Institutes of Health（NIH）の『原発性骨粗鬆症診断基準』に合致すれば薬物治療開始となります．

このことから，リハビリテーションの代表的な対象である大腿骨近位部骨折患者や椎体骨折患者は，なんらかの骨粗鬆症治療薬を使用していると考えられます．したがって，服薬状況を把握し，骨密度や骨代謝マーカー値を確認したうえで，リハビリテーションプログラムを作成・実施します．

骨は常に破骨細胞による吸収と骨芽細胞による形成を繰り返しており（リモデリング），このバランスが崩れると骨密度が低下します．一般に，処方薬の中心はビスホスホネートであり骨吸収の抑制に作用します．一方，荷重運動や筋力増強トレーニングなどの運動療法は骨に対する機械的刺激となり，骨芽細胞を活性化させて骨形成に作用します．つまり，薬物療法とは異なる作用機序にて骨強度に寄与することから，両者の併用によって，より大きな効果が期待できるわけです．

また，大腿骨近位部骨折の 90％以上は転倒に起因しており，転倒は骨強度低下とともに骨折の危険因子です．したがって，転倒予防を目的とした筋力増強トレーニングやバランストレーニングを合わせて実施することにより，再骨折の予防につながります．

一方，過剰な運動負荷は骨に対して逆効果となる可能性もあります．たとえば，体幹の過度の前屈は椎体骨折を誘発したり，椎体圧潰を進行させて神経障害を惹起したりすることがあるので避けるようにします．

D. 脂質異常症治療薬

POINT

- 脂質異常症の薬物治療は，動脈硬化の進展を抑えることを主な目的としている．
- 血中のコレステロールを下げる薬，トリグリセライドを下げる薬，コレステロールの吸収を抑える薬などが使用される．

脂質は細胞膜の重要な構成成分であるだけでなく，生命活動に必要なエネルギーとして利用されています．一方で，特定のコレステロール値が異常である場合を脂質異常症と呼びます．脂質異常症を治療する薬が，脂質異常症治療薬です．

1. 脂質異常症と動脈硬化性疾患とは

a. 脂質の働きと輸送

脂質には遊離脂肪酸やトリグリセライド triglyceride（TG），結合型あるいは遊離型のコレステロール，リン脂質などが含まれます．脂質はリン脂質などのように細胞膜の構成成分となったり，遊離脂肪酸などのように細胞でβ酸化*されてエネルギーとして利用されたりするなど，生体にとって非常に重要になります．そのためトリグリセライドやコレステロールなどの脂質を体の各部位に送る必要があります．血液中で脂質を輸送する物質としてアポタンパク，コレステロール，リン脂質，トリグリセライドからなるリポタンパクが存在しています（図 11-8）．

> ●β酸化
> 脂肪酸を分解してアセチル CoA を生成する反応．アセチル CoA は TCA サイクルで利用されるため，エネルギー生成を高める反応である．

b. リポタンパクとコレステロール

リポタンパクにはカイロミクロン，VLDL（超低比重リポタンパク；very low density lipoprotein），LDL（低比重リポタンパク；low density lipoprotein），HDL（高比重リポタンパク；high density lipoprotein）などの種類があります．このうち余剰の LDL は血管壁に蓄積しやすく，さらに変性した酸化 LDL は動脈硬化進展の原因となります（図 11-8）．一方で，HDL は血管壁に蓄積したコレステロールを除去し動脈硬化病変を縮小させる作用をもっています（図 11-8）．このため HDL に含まれるコレステロールは善玉コレステロール，LDL に含まれるコレステロールは悪玉コレステロールと呼ばれます．

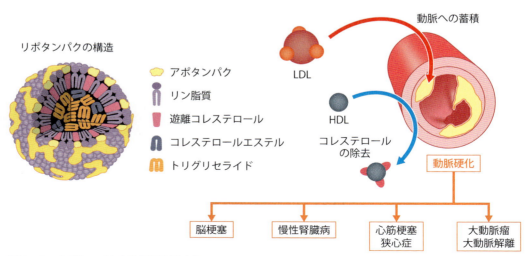

図 11-8　リポタンパクと動脈硬化性病変

D. 脂質異常症治療薬 **183**

表11-3　脂質異常症診断基準

LDL コレステロール	140 mg/dL 以上	高 LDL コレステロール血症
	120～139 mg/dL	境界域高 LDL コレステロール血症＊＊
HDL コレステロール	40 mg/dL 未満	低 HDL コレステロール血症
トリグリセライド	150 mg/dL 以上（空腹時採血＊）	高トリグリセライド血症
	175 mg/dL 以上（随時採血＊）	
non-HDL コレステロール	170 mg/dL 以上	高 non-HDL コレステロール血症
	150～169 mg/dL	境界域高 non-HDL コレステロール血症＊＊

＊基本的に 10 時間以上の絶食を「空腹時」とする．ただし水やお茶などカロリーのない水分の摂取は可とする．空腹時であることが確認できない場合を「随時」とする．
＊＊スクリーニングで境界域高 LDL-C 血症，境界域高 non-HDL-C 血症を示した場合は，高リスク病態がないか検討し，治療の必要性を考慮する．
・LDL-C は Friedewald 式（TC－HDL-C－TG/5）で計算する（ただし空腹時採血の場合のみ）．または直接法で求める．
・TG が 400 mg/dL 以上や随時採血の場合は non-HDL-C（＝TC－HDL-C）か LDL-C 直接法を使用する．ただしスクリーニングで non-HDL-C を用いる時は，高 TG 血症を伴わない場合は LDL-C との差が＋30 mg/dL より小さくなる可能性を念頭においてリスクを評価する．
・TG の基準値は空腹時採血と随時採血により異なる．
・HDL-C は単独では薬物介入の対象とはならない．
［日本動脈硬化学会（編）：動脈硬化性疾患予防ガイドライン 2022 年版，第 2 版，p22，2022，日本動脈硬化学会より許諾を得て転載］

c. 脂質異常症と動脈硬化症の病態，診断基準

　脂質異常症とは，リポタンパクやトリグリセライドの血液中でのバランスが大きく崩れている状態です．以前は血中脂質が高い状態，すなわち高脂血症と呼ばれていましたが，2007 年以降は脂質異常症と呼ばれるようになりました．現在の脂質異常症の診断基準は，空腹時採血値で**表 11-3**のとおりです．

　このうち LDL の値が高い状態を高 LDL 血症と呼び，アメリカ合衆国のガイドラインである National Cholesterol Education Program（NCEP）では動脈硬化症の絶対的リスクファクターとされており，ほかの項目と比較して重要度が高いとされています．日本の『動脈硬化性疾患予防ガイドライン（2022 年版）』では，動脈硬化性疾患を指標としており，総コレステロールや LDL コレステロールの上昇が冠動脈疾患発症に関連することが示唆されています．また，高トリグリセライド血症が脳梗塞や冠動脈疾患発症と関連することも示唆されています．一方，HDL コレステロールについては，この値が低いと冠動脈疾患や脳梗塞が発症しやすくなることが示されています．

d. 治　療

　脂質異常症には遺伝的要因や基礎疾患，薬物起因性などさまざまな要因が複雑に絡み合っていますが，食生活などの生活習慣の関与も大きいと考えられています．そのため初期の治療は，食事療法や運動療法から開始されることが多いです．しかし，効果がみられない場合や早急に治療が必要な場合は，薬物治療が行われることになります．脂質異常症の薬物治療は，動脈硬化進展を抑制することにより，脳梗塞や冠動脈疾患といった動脈硬化性疾患の発症を予防することが重要な目的になります．

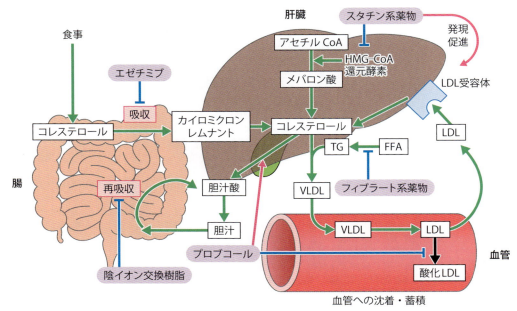

図 11-9　コレステロール代謝経路に作用する薬
←：促進，├─┤：阻害

2. コレステロール合成と代謝経路

　脂質異常症で問題となるのが，コレステロール合成と代謝のバランスです．**図 11-9** にコレステロール合成・代謝経路の概略を示します．コレステロールの合成は主に肝臓で行われます．肝臓でアセチル CoA からメバロン酸を経てコレステロールが合成されます．このとき働く酵素が HMG-CoA (hydroxymethyl-glutaryl-coenzyme A) 還元酵素[*]です．合成されたコレステロールは VLDL に組み込まれ，血液中に放出されます．血液中で VLDL は LDL に変わり，さまざまな組織にトリグリセライドやコレステロールを供給したのち，余剰な LDL は受容体を介して肝臓に再取り込みされます．コレステロールの一部は胆汁酸の原料となり胆汁として腸管に分泌されますが，再吸収され肝臓へと戻ります．このように肝臓でのコレステロール合成によって血液中の LDL レベルが変化することになります．

● **HMG-CoA 還元酵素**
肝臓でのコレステロール合成における重要なステップであるメバロン酸を合成する（経路に関わる）酵素．

3. 脂質異常症治療薬

a．スタチン系薬物（HMG-CoA 還元酵素阻害薬）

　プラバスタチン，アトルバスタチン，ロスバスタチンなどがあります．いわゆるスタチン系薬物と呼ばれる薬で，作用が特に強いものをストロングスタチン，標準的なものをスタンダードスタチンと呼びます．その作用は，肝臓で HMG-CoA 還元酵素を選択的に阻害し，（**図 11-9**）コレステロール合成を阻害します．コレステロールの合成が阻害されると，血液中に存在している LDL からコレステロールを回収しようとする作用が働き，LDL 受容体の発現が亢進し

て肝臓への LDL 取り込みが増加します．この結果，血液中の LDL レベルを低下させることができます．効果が出やすいため高 LDL 血症の第一選択薬として汎用されています．一方で，重篤な副作用として横紋筋融解症があり，筋肉痛やクレアチンキナーゼ creatine kinase（CK）値上昇，脱力感が認められた場合は本症を疑うことになります．妊婦には禁忌であり，肝障害がある場合も使用を控えます．

b．プロブコール系薬物

このグループに属する薬はプロブコールだけです．肝臓でのコレステロールの胆汁酸への排泄を促進します．これに加えて，LDL の肝臓への取り込みを促進することで血中コレステロール値を下げます．さらに LDL に対して強い抗酸化作用をもち，酸化 LDL の生成を抑制することで血管壁への沈着を防ぐ働きがあります．副作用として，横紋筋融解症や肝機能障害のほかに心室性不整脈があります．

c．フィブラート系薬物

クロフィブラート，ベザフィブラート，フェノフィブラートなどがあります．肝臓で β 酸化を亢進させ，遊離脂肪酸 free fatty acids（FFAs）を燃焼させます．その結果，トリグリセライドの生成が抑制されます．各種のリパーゼの活性を促進し，結果としてリポタンパクやトリグリセライドの代謝も高まります．さらに血中 HDL を増やすことにより血管壁への LDL やコレステロール沈着を抑制します．副作用として，横紋筋融解症や肝障害があり，特にスタチン系薬物との併用でリスクが高まります．

d．小腸コレステロールトランスポーター阻害薬

このグループに属する薬はエゼチミブだけです．小腸でのコレステロール吸収に重要な輸送担体であるコレステロールトランスポーターを阻害することにより，肝臓でのコレステロール値が減少します．さらに LDL 受容体発現を増加させ血液中から LDL を回収するため，血中 LDL も低下します．副作用としては，肝機能障害があります．

e．陰イオン交換樹脂

コレスチラミン，コレスチミドが代表的です．腸管内で胆汁酸と結合し糞便とともに排泄されることにより胆汁酸の再吸収を阻害します．その結果，肝臓内のコレステロールが胆汁酸に利用されるため，コレステロールが減少します．副作用として便秘や腸閉塞などの消化器症状やビタミンなどの吸収障害が起きます．

f．その他の治療薬

その他の治療薬として，ニコモールなどのニコチン酸類，EPA 製剤（エイコサペンタエン酸製剤）であるイコサペント酸エチルなどがあります．ニコチン酸類は遊離脂肪酸の生成を抑制し肝臓での VLDL 生成を抑えます．また，リパーゼ活性を上げることでトリグリセライド（TG）を減少させます．イコサペント酸エチルは ω-3 系の不飽和脂肪酸であり，接種によって血栓形成の抑制や血管弾力性を維持する働きがあります．

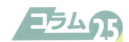

飽和脂肪酸と不飽和脂肪酸

脂肪酸はその構造上，炭素と炭素の間に二重結合をもつものと，もたないものに分けられます．二重結合を全くもたない脂肪酸を飽和脂肪酸と呼び，ステアリン酸，パルミチン酸などが代表的なものです．一方で二重結合をもつ脂肪酸を不飽和脂肪酸と呼び，リノール酸，アラキドン酸，エイコサペンタエン酸など多くの脂肪酸がこのグループに含まれます．

リハビリテーション実施上の注意点　脂質異常症治療薬とリハビリテーション

スタチン（HMG-CoA 還元酵素阻害薬）は LDL-コレステロール値を下げる最も効果的な薬で，多くの患者に処方されています．副作用はほとんどないものの，まれに筋細胞が融解・壊死する横紋筋融解症を引き起こすことがあります．ほとんどは服用開始後 3 ヵ月以内に起こるので，その間は筋肉痛や脱力感，手足のしびれ，全身倦怠感などの有無を確認しながらリハビリテーションを実施しましょう．また，血液検査所見にて CK 値の変化についても確認しておく必要があります．

E. 痛風治療薬

POINT
- 痛風の薬物治療は，原因となる高尿酸血症を改善する薬物や炎症を抑える薬物が使用される．
- 高尿酸血症を改善する薬には，尿酸生成抑制薬と排泄促進薬がある．

痛風は尿酸が関節腔などに析出し，それを異物と認識した炎症細胞が攻撃することで炎症が惹起される疾患です．痛風治療に用いられる薬が痛風治療薬です．

1. 痛風とは

a. 病態と症状
（1）尿酸の合成

プリン骨格をもつ物質の総称をプリン体と呼びます．プリン体自体は生体にとって必要な物質ですが，レバーやビール，魚卵などプリン体を多く含む食品の過剰摂取は生体内でプリン体を異常に増やすことになります．生体内では，余分なプリン体はキサンチンオキシダーゼによって尿酸へと変化します（図 11-10）．

（2）高尿酸血症

尿酸は腎臓でろ過されたのち 90% が再吸収を受け，残りの 10% 程度が尿中に

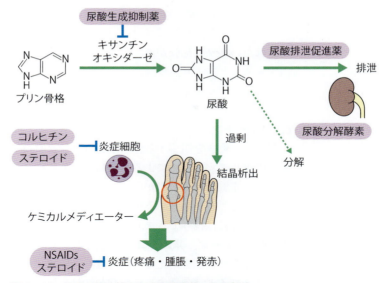

図 11-10　痛風の発症機序と痛風治療薬の作用部位
┠──：阻害

排泄されます．このためプリン体過剰摂取により尿酸が増加すると高尿酸血症がおこり，体の各所に尿酸自体が結晶として析出することになります．特に足部などの関節は尿酸が析出しやすくなります．

(3) 痛風の発症機序

　尿酸が析出するとそれをマクロファージが異物として認識し，炎症性サイトカインを放出，好中球などの炎症細胞が浸潤してきます．さらに炎症細胞はプロスタグランジンや活性酸素，サイトカインなどのケミカルメディエーターを放出し，炎症反応が拡大します．このため激痛や腫れ，発赤がおこります．これが痛風の発症機序です．患部に風が当たるだけで激痛がおこったため，「痛風」という病名になった，という説もあるぐらい激しい痛みがおきます．

b. 治　療

　痛風は代表的な生活習慣病であるため，初期には食事療法，運動療法，飲酒制限などの生活指導が行われます．特にプリン体を多く含む食品の摂取制限は重要です．加えてアルコールはプリン体の生成を促進し，排泄を抑制するので飲酒制限が必要になります．特にビールはプリン体を多く含むので，注意をします．このほか，十分な量の水分摂取が必要となります．一方で生活習慣の改善だけでは効果が認められない場合や，症状が進んでいる場合は薬物治療が必要になります．

2. 痛風治療薬

a. 尿酸生成抑制薬

　アロプリノール，トピロキソスタットなどがあります．プリン体から尿酸を生成する酵素であるキサンチンオキシダーゼを阻害します（**図 11-10**）．副作用として，重度の薬疹や肝障害，骨髄障害があります．

188 第11章 代謝に作用する薬

b. 尿酸排泄促進薬

プロベネシド，ベンズブロマロンが代表的な薬物です．尿酸は腎臓で一度ろ過されたのち，大部分が再吸収によって血液中に戻ります．この再吸収過程を阻害することにより，尿酸の尿中排泄が促進されます．副作用として尿路結石をおこしやすくなるので注意が必要です．また，腎機能障害がある患者には使用できません．

c. コルヒチン

微小管の働きを阻害する作用があり，マクロファージの活性化や好中球の遊走を阻害します．痛風による疼痛にもある程度効果を示すとされていますが，主として痛風発作の前兆が認められたときに投与する場合が多くなります．副作用として悪心・嘔吐，下痢，脱毛などが報告されているほか，催奇形性があるため妊婦には投与できません．

d. ステロイド薬，非ステロイド性抗炎症薬（NSAIDs）

主に痛風の炎症を抑える目的で投与されますが，痛風による疼痛にも有効です．ステロイドは各種の炎症細胞の活性を抑える働きもあります．特に痛風発作と呼ばれる激しい炎症が起こっているときに投与されます．

e. 尿酸分解酵素製剤

尿酸を分解する酵素であるラスブリカーゼが代表的な薬物です．がん治療時におきる腫瘍崩壊症候群でみられる高尿酸血症の予防薬として投与されることがあり，使用は限定的です．

練習問題　正しいものに○を，間違っているものに×をつけましょう．

①インスリンが絶対的に欠乏しているⅠ型糖尿病では，スルホニル尿素薬などの経口血糖降下薬だけが使用可能である．

②SGLT2阻害薬は腎臓でのグルコースの再吸収を阻害するので，尿中に糖が多量に排泄され糖尿病を悪化させるため，糖尿病患者には使用してはならない．

③脂質異常症治療薬であるスタチン系薬物は，肝臓でのコレステロール合成を抑制することで効果を発揮する．

④脂質異常症治療薬のスタチン系薬物は，横紋筋融解症などの副作用に注意が必要である．

解説　①×：基本的にⅠ型糖尿病はインスリンの補充療法が行われる．

②×：糖を尿中に排泄することにより血糖値を下げ，糖毒性を軽減する目的で糖尿病患者に使用される．

③○

④○

消化器に作用する薬

A. 消化器の働き

POINT

- 消化器は口から摂取した水や食物を効果的に消化・吸収するための生体システムである.
- その基本構造は, 口腔から食道, 胃, 小腸から大腸, 肛門まで1本の「管」となっており, 消化管と呼ばれている.
- 消化を助ける器官として肝臓, 胆囊, 膵臓があり, 消化管とこれらの臓器を合わせて消化器と呼ばれている.

1. 消化器とは

a. 消化管

消化器は口から摂取した水や食物を効果的に消化・吸収するための生体システムです. その基本構造は, 口腔から食道, 胃, 小腸から大腸, 肛門まで1本の「管」となっており, **消化管**と呼ばれています (**図12-1**). 消化管の主な役割は消化・吸収であり, 口腔内ではアミラーゼを含む唾液が分泌され咀嚼とともにデンプンなどの糖が分解されます. 胃ではペプシノゲンが分泌されペプシンに変換されることで消化酵素として働き, タンパク質が分解されます. また胃酸が分泌されることで食物の殺菌を行っていると考えられます. 胃を通過した食物は十二指腸へと送られます.

b. 消化器

消化を助ける器官として肝臓, 胆囊, 膵臓があり, 消化管とこれらの臓器を合わせて消化器と呼びます. 肝臓は胆汁を合成し, 生成された胆汁は胆囊に貯蔵され, 必要に応じて十二指腸へ分泌されます. 膵臓からは糖を分解するアミラーゼ, タンパク質を分解するトリプシン, トリグリセライドなどの脂質を分解するリパーゼが生成されます. 膵液自体は十二指腸から分泌されます.

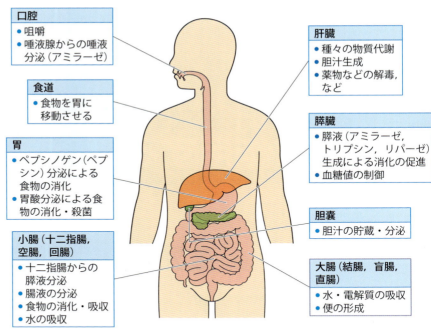

図 12-1　消化器の概要と主な作用

c. 消化と吸収

　十二指腸で膵液や胆汁と混ぜ合わされた食物分解物は小腸に送られ，ここでさらに腸液の分泌を受け完全に消化されます．最終的に糖はグルコース，フルクトースなどの単糖にまで分解されてから，タンパク質はアミノ酸にまで分解されてから小腸で吸収されます．トリグリセライドなどの脂質は脂肪酸とモノグリセライドに分解されてから胆汁酸と合わさることによりミセル*を形成し，小腸と一部はリンパ管から吸収されます．小腸から吸収された栄養物は門脈を経て肝臓に入り，さまざまな物質が合成されます．消化された残渣は大腸に送られて，ここで残りの水分とミネラルなどが吸収され，さらに残った残渣と大腸内の細菌によって糞便が形成されます．

d. 消化管粘膜

　消化管は生体に必要な糖やアミノ酸，脂肪酸を効率よく吸収できる機能も持っており，その中心的役割を果たしているのが消化管粘膜です（図 12-2）．前述のように消化管は基本的に「管」であり，「管」の内側はたとえ体の内部に存在していても，基本的に外界であるといえます．そのため口腔や小腸・大腸内には多くの口腔細菌・腸内細菌が生息しています．消化管粘膜層はこれらの細菌や分子量の大きな物質が直接生体内へ入らないようにバリア機能の役割を果たしており，栄養素を含めたさまざまな物質の透過を制御しているといえます．特に腸粘膜層は粘膜上皮細胞と分泌された粘液で構成されており，腸内細菌と相互作用をすることにより粘膜免疫系や粘膜透過性を維持していると考えられています．

> ●ミセル
> 溶液中に石鹸水などの界面活性剤を，一定の濃度以上に溶かしたときに形成される微小な粒子のこと．このミセルの中に油成分が閉じ込められて，乳化という水と油成分が混在する状態になる．

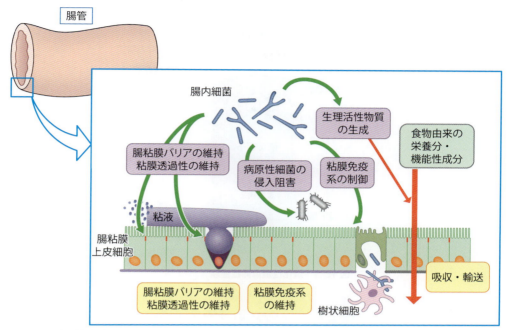

図 12-2 消化管粘膜の役割

2. 消化器に作用する薬

　消化管を含めた消化器はきわめて多彩な役割を果たしているため，消化器に作用する薬も多岐におよびます．主な消化器疾患治療薬として，胃潰瘍や十二指腸潰瘍に対する消化性潰瘍治療薬，悪心・嘔吐に対する制吐薬，便秘に対する下剤・便秘治療薬，下痢に対する止痢薬，クローン病や潰瘍性大腸炎に対する炎症性腸疾患治療薬があります．そのほか食欲不振に対する健胃薬，過敏性腸症候群の治療薬，逆流性食道炎の治療薬，機能性ディスペプシアの治療薬，肝炎治療薬，膵炎治療薬，などがあります．

B. 消化性潰瘍治療薬

POINT
- 消化器に作用する薬は対応する症状にあわせて多岐に及ぶ．
- 主な消化器疾患治療薬として消化性潰瘍治療薬，制吐薬，下剤，止痢薬，炎症性腸疾患治療薬がある．

1. 消化性潰瘍とは

消化性潰瘍とは消化管の粘膜が胃酸や消化酵素で傷害を受け，粘膜の下の粘

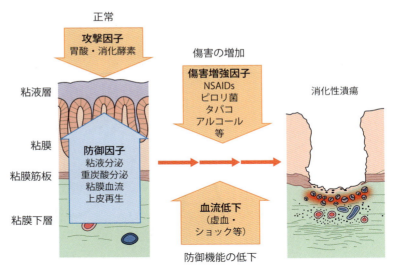

図 12-3　消化性潰瘍発症機序

膜筋板まで傷害が達した状態です（図12-3）．傷害の深さが浅い場合は**びらん**，と呼ばれます．潰瘍が胃で起こった場合を胃潰瘍，十二指腸で起こった場合を十二指腸潰瘍と呼んでいます．また，びらんや潰瘍にかかわらず，胃に慢性的な炎症が起こっている状態を慢性胃炎といい，それが続くと胃粘膜が萎縮して萎縮性胃炎と呼ばれる状態になることがあります．

　ここでは発症頻度の高い胃潰瘍について概説します．胃潰瘍の症状としては，疼痛，呑酸（酸が口腔内に上がってくること），食欲不振，不快感，嘔吐などがあります．重症の場合の合併症として，出血（吐血）や消化管穿孔（消化管に穴が開くこと）などがあります．

2. 胃酸の分泌機構

　胃の内部には胃底腺（胃腺）と呼ばれる構造が多数存在しています（図12-4）．胃底腺の底部には主細胞と呼ばれる細胞群が存在し，ここからペプシノゲンが分泌されペプシンに変換されてから消化酵素として働きます．一方で壁細胞と呼ばれる細胞からは胃酸が分泌されます．一般的に成人では1日に1～2L（平均1.5L）の塩酸を胃酸として分泌します．そのため胃内部のpHは1～3と考えられています．壁細胞で塩酸を分泌する機構がプロトンポンプであり，プロトン（水素イオン，H^+）を細胞外へ放出し，K^+を細胞内に取り込みます．細胞外へ放出されたプロトンはCl^-と結合しHClとなります．ヒスタミン，ガストリン，アセチルコリンは壁細胞に作用してプロトンポンプを活性化することにより胃酸分泌を促進します．胃酸は強力な攻撃因子でもあるため，防御因子の働きが低下した場合などに胃潰瘍が発症しやすくなります．

3. 攻撃因子・防御因子と消化性潰瘍の発症

　前述のように胃粘膜は常に胃酸や消化酵素ペプシンといった**攻撃因子**にさら

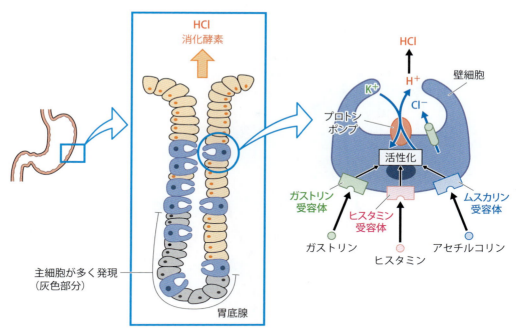

図 12–4　胃酸の分泌機構

されることから，強力な防御機能が備わっています（**図 12–3**）．**防御因子**として，粘液分泌や重炭酸分泌，豊富な粘膜血流などがあります．さらに障害を受けても粘膜上皮細胞の再生能が高いという特徴もあります．

通常は攻撃因子よりも防御因子の方が強いため，潰瘍はおきにくいのですが，ストレスや虚血，ショックなどによって粘膜血流の低下がおこると，防御能の低下がおきます．さらに傷害増強因子（増悪因子）が加わると胃潰瘍を発症するようになります．傷害増強因子としては非ステロイド性抗炎症薬（NSAIDs），ヘリコバクター・ピロリ（ピロリ菌）感染，アルコールやタバコなどがあります．

4. ストレス・傷害増強因子による消化性潰瘍の発症・悪化

胃酸以外にも前述のようにストレスや NSAIDs，ヘリコバクター・ピロリ（ピロリ菌）によって胃潰瘍や胃炎などが誘発されたり，悪化したりすることが指摘されています．

a. ストレスによる胃潰瘍発症

ストレスは胃潰瘍発症のリスクファクター（危険因子）の 1 つです．ストレスにより視床下部が刺激され，交感神経と副交感神経の両方が活性化します．交感神経系により血管収縮から粘膜血流の低下をおこし，副交感神経系により胃酸やペプシンの分泌が増えます．これに加えて副腎皮質から副腎皮質ホルモンも分泌され，粘膜防御能の低下と胃酸・ペプシン分泌が増加します．これらはすべて胃の防御機構の低下をきたし，胃潰瘍やびらんを誘発すると考えられています．

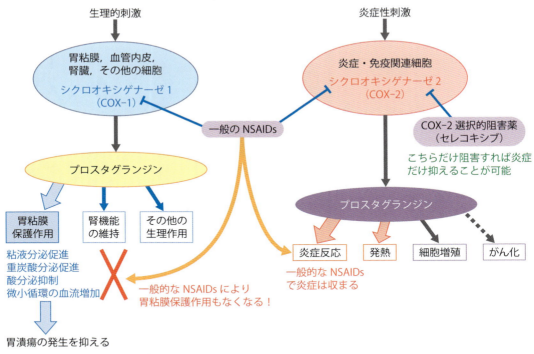

図12-5　NSAIDsによる消化性潰瘍発症機序
├─：阻害

b. 非ステロイド性抗炎症薬（NSAIDs）による胃潰瘍発症

　非ステロイド性（ステロイドではない、という意味）抗炎症薬（NSAIDs）は解熱、鎮痛、抗炎症の作用をもっていますが、副作用として、胃潰瘍やびらんを引き起こすことがあります。この薬はプロスタグランジン合成酵素であるシクロオキシゲナーゼを阻害することで効果を発揮します。シクロオキシゲナーゼは炎症部位で生成され、この酵素により生成されたプロスタグランジンは炎症反応や痛みを増幅させ、発熱を引き起こします。

　一方でプロスタグランジンは胃粘膜や腎臓、その他の部位でも生成されており、胃粘膜保護や腎機能の維持に重要な役割を果たしています。特に胃粘膜では、過剰の胃酸分泌を抑え、重炭酸分泌により胃酸を中和し、粘液分泌や血流増加によって胃粘膜を保護しています。現在使用されているNSAIDsは胃粘膜や腎臓のプロスタグランジン合成も阻害してしまうことから、炎症反応は治まったものの胃潰瘍や腎機能障害などの副作用が起こることになります（**図12-5**）。これらの副作用を未然に防ぐためにNSAIDs投与時には、胃粘膜保護薬や胃酸分泌抑制薬（後述）の予防的投与が行われる場合があります。また、解熱鎮痛薬のアセトアミノフェンはNSAIDsではないため、抗炎症作用は弱いが消化器系の副作用が比較的少ないとされています。一方で炎症に関連するシクロオキシゲナーゼ（COX-2）だけを抑制し、胃や腎臓で生理的に働いているシクロオキシゲナーゼ（COX-1）はほとんど抑制しないNSAIDsが使用されるようになってきました。これがセレコキシブ（商品名：セレコックス）で、胃

粘膜障害の副作用が少ない抗炎症薬として，関節リウマチや慢性的な痛みで抗炎症薬を飲み続けなければならない患者に使用されています．

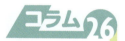

ヘリコバクター・ピロリによる胃潰瘍発症

　ヘリコバクター・ピロリはグラム陰性菌であり，1980年代に慢性胃炎患者の胃からみつかりました．多くの胃潰瘍患者や十二指腸潰瘍患者からこの細菌がみつかりますが，この細菌をもっている人がすぐに胃潰瘍や十二指腸潰瘍になるわけではありません．ピロリ菌は胃内部の粘液層に生息し，ウレアーゼという酵素を使ってアンモニアを生成することで自分の周りの胃酸を中和することができます．ピロリ菌が作り出すアンモニアは胃酸の中和だけではなく粘膜細胞傷害も引き起こします．そのほかにも外毒素を生成し粘膜傷害をおこしたり，エフェクターと呼ばれる分子を細胞に注入して癌化を引き起こしたりするといわれています．また，ピロリ菌の存在により炎症細胞が粘膜下層でサイトカインや活性酸素を放出することで粘膜が傷害を受けてしまいます．このようにピロリ菌の存在によって胃潰瘍だけではなく慢性胃炎を引き起こすことから，癌化のリスクが高まるといわれています（図）．ヘリコバクター・ピロリを保菌していた場合，できるだけ早く除菌（後述）をすることが推奨されています．

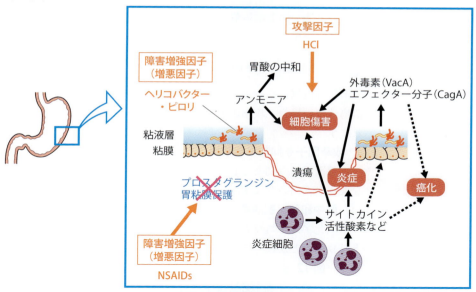

図　ヘリコバクター・ピロリによる消化性潰瘍発症機序

5. 消化性潰瘍の治療

　胃潰瘍（胃炎）の基本的な治療の流れを**図12-6**に示します．胃潰瘍や胃炎で出血がある場合，内視鏡的止血が試みられます．止血できないときには外科的手法がとられることになります．止血に成功した，または出血自体がない場合はまずNSAIDsの使用の有無を確認します．基本的に治療が終了するまでNSAIDsの使用を中止しますが，やむを得ない場合は，薬の変更などを考慮します．NSAIDsの使用がない場合は，ピロリ菌の有無を確認します．ピロリ菌

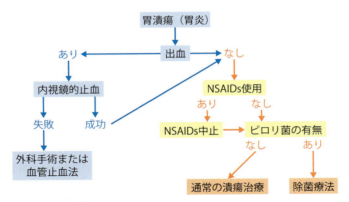

図 12-6　胃潰瘍治療の流れ
［日本消化器病学会：消化性潰瘍診療ガイドライン 2020（改訂第 3 版），xvi より著者作成］

の感染がある（保菌している）ときにはピロリ菌の**除菌療法**を行い，感染がない場合は通常の**潰瘍治療**を行います．以下に通常の潰瘍治療と除菌療法について説明します．

6. 消化性潰瘍治療薬

消化性潰瘍の薬物療法について，図 12-7，12-8 に概要を示します．通常の潰瘍治療の場合，攻撃因子の抑制と防御因子の増強を目指して薬物治療が行われます．

a. 攻撃因子を抑制する薬物

攻撃因子の抑制薬としては胃酸やペプシン，ガストリンの作用を弱めるような薬物が使用されます．以下に概略を示します．

（1）酸中和薬（制酸薬）

水酸化アルミニウム，酸化マグネシウム，水酸化マグネシウム，炭酸水素ナトリウムなどがあります．内服により胃内部で分泌された酸を化学的に中和します（図 12-8）．高マグネシウム血症や血中ミネラル変化を引き起こす可能性があるため，注意が必要です．

（2）酸分泌抑制薬

現在，消化性潰瘍の薬物治療において中心となる薬物です．ヒスタミン H_2 受容体拮抗薬，プロトンポンプ阻害薬，K^+ 競合型酸ポンプ阻害薬があります．

①ヒスタミン H_2 受容体拮抗薬

シメチジン，ラニチジン，ファモチジン，ロキサチジン，ニザチジン，ラフチジンがあります．壁細胞上にある H_2 受容体に結合し，ヒスタミンの結合をブロックします（そのため H_2 ブロッカーと呼ばれる場合もあります．図 12-8）．その結果，ヒスタミン刺激によるプロトンポンプの活性化がおこらないため酸分泌が抑制されます．1980 年代に実用化されて以降，胃潰瘍，胃炎，十二指腸潰瘍，逆流性食道炎など幅広い疾患に使用されています．かつては胃潰瘍治療の第一選択薬でしたが，現在では胃潰瘍治癒状態の維持に使用されることが多

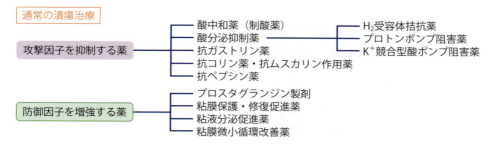

図12-7 消化性潰瘍の薬物療法（概要）

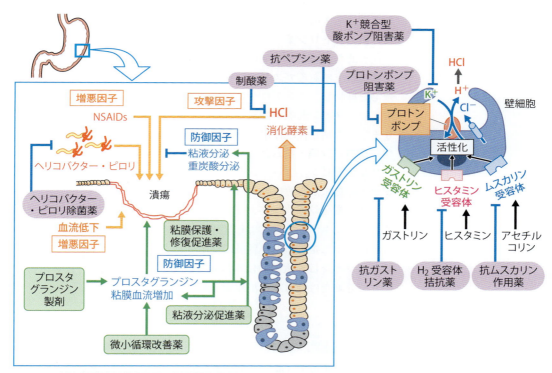

図12-8 消化性潰瘍の薬物療法（各薬物の作用点）
⊢：阻害

くなってきました．効果や安全性などこれまで多くのデータの蓄積があることから，OTC（一般用医薬品，一般大衆薬）として医師の処方がなくても薬局で購入可能となっています．非常にまれな副作用としてアナフィラキシーショックや汎血球減少，女性化乳房などがあります．

②プロトンポンプ阻害薬

　オメプラゾール，ラベプラゾール，ランソプラゾール，エソメプラゾールがあります．現在，胃潰瘍治療の第一選択薬と位置づけられており，壁細胞にあ

るプロトンポンプを阻害することにより酸分泌を抑制します（図 12-8）．酸分泌の抑制効果は H_2 受容体拮抗薬などの酸分泌抑制薬よりも強力で，作用持続時間も長くなります．胃潰瘍のほかに逆流性食道炎や後述のヘリコバクター・ピロリの除菌療法にも使用されています．副作用としては下痢，便秘や肝機能異常，発疹が主なものであり，ごくまれにショックや汎血球減少症がみられる場合があります．

③ K^+ 競合型酸ポンプ阻害薬（K^+ 競合型アシッドブロッカー）

代表的な薬剤にボノプラザンがあります．作用機序はプロトンポンプがプロトン（H^+）を放出する場合に K^+ が必要となりますが，この取り込みを阻害することでプロトンの放出が抑制され，酸分泌が抑制されることになります（図 12-8）．結果としてプロトンポンプを阻害するのでプロトンポンプ阻害薬に分類されることもありますが，一般的なプロトンポンプ阻害薬よりも，安定で強力な酸分泌作用が長く持続するという特徴があります．

(3) 抗ガストリン薬

代表的な薬剤としてプログルミドがあります．壁細胞やエンテロクロマフィン様細胞上にあるガストリン受容体をブロックすることにより壁細胞からの酸分泌を抑制し，エンテロクロマフィン様細胞からのヒスタミン遊離も抑制します．ヒスタミン遊離が抑制されることで壁細胞の活性化も抑制されることになります．胃粘膜保護作用も有しており，胃潰瘍や胃炎に使用されます．

(4) 抗コリン薬・抗ムスカリン作用薬

ピレンゼピン，プロパンテリン，ブチルスコポラミン，などがあります．副交感神経終末から放出されるアセチルコリンのムスカリン受容体を阻害することにより酸分泌が抑制されます．ピレンゼピンはムスカリン M_1 受容体を選択的にブロックすることにより酸分泌とガストリン分泌を抑制します．それゆえ胃潰瘍や十二指腸潰瘍，胃炎に使用されます．一方，プロパンテリンやブチルスコポラミンは非選択的にムスカリン M_1 受容体〜M_3 受容体を阻害することにより酸分泌だけではなく消化管運動も抑制します．

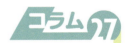

消化器領域で使用されるブスコパン

ブチルスコポラミンはブスコパン® という商品名で消化管痙攣の抑制（鎮痙）や検査時（内視鏡など）の消化管運動抑制のために使用されます．しかしながら副交感神経系を抑制してしまうため，口渇や便秘，排尿障害や緑内障の悪化，麻痺性イレウスや動悸などの副作用がみられる場合があるので注意が必要です．

(5) 抗ペプシン薬

代表的な薬剤にスクラルファートがあります．ショ糖硫酸エステルアルミニウム塩であり，抗ペプシン薬に分類されていますが，ペプシンを抑制する作用はそれほど強力ではありません．むしろ粘膜保護作用が強いといわれているた

C. 制吐薬　**199**

め，後述する粘膜保護薬に分類されることもあります．胃炎や胃潰瘍の再発予防に使用されます．

b. 防御因子を増強する薬物

防御因子を増強する薬物としては，プロスタグランジン製剤，粘膜保護・修復促進薬，粘液分泌促進薬，粘膜微小循環改善薬があります．このグループに含まれる薬物はさまざまな作用をもっているものが多く，それらの複合的な作用により胃粘膜の防御能を高めていると考えられています．防御因子を増強する薬物は，胃潰瘍の発症や再発を予防したり，治癒を促進したりすることを期待して使用されます．

（1）プロスタグランジン製剤

ミソプロストール，オルノプロスチルがあります．プロスタグランジン誘導体（プロスタグランジンの構造をもとに作られた関連薬物）であり，プロスタグランジンのもつ胃酸分泌抑制作用，胃粘液分泌促進作用，粘膜血流増加作用を示すことにより胃粘膜の防御力を高めるように作用します．NSAIDs を長期服用しなければならない場合の，消化性潰瘍発症予防などに使用されます．プロスタグランジン製剤は子宮収縮作用をもつことから，妊婦に対しては使用禁忌とされています．

（2）粘膜保護・修復促進薬，粘液分泌促進薬，粘膜微小循環改善薬

レバミピド，エカベト，テプレノン，セトラキサート，スクラルファートなどがあります．プロスタグランジン増加作用や粘膜保護・修復促進作用，粘液分泌促進作用，微小循環改善作用など複合的な作用によって胃粘膜の防御能を高めることにより，作用を発揮すると考えられています（**図 12-8**）.

7. ヘリコバクター・ピロリの除菌療法

ヘリコバクター・ピロリは胃潰瘍や十二指腸潰瘍のリスクファクターになるだけではなく，感染による胃粘膜の慢性炎症が発癌につながることから，できるだけ早く除菌を行うことが推奨されています（Column 27 の**図**）.わが国でのヘリコバクター・ピロリの除菌は，基本的にプロトンポンプ阻害薬と作用機序が異なる 2 つの抗菌薬を併用する「3 剤併用療法（トリプルセラピー）」を 1 週間行うのが一般的となっています．除菌の段階により一次除菌，二次除菌，三次除菌があります．

C. 制吐薬

POINT

- 悪心・嘔吐はさまざまな原因によって引き起こされる.
- 原因や症状に合わせて適切な制吐薬を使用する必要がある.

1. 悪心・嘔吐とは

嘔吐とは，胃などの強い収縮によって消化管内容物が口から吐き出されてしまう状態です．一方の**悪心**は，嘔吐しそうな不快感を示す自覚症状で，嘔吐までには至っていない状態になります．悪心・嘔吐の原因はさまざまですが，主に薬や毒性物質の摂取，胃腸炎などがあげられます．また，頻度は低いですが，乗り物酔いや中枢系の疾患，妊娠，全身性の疾患，精神的要因などがあります．

2. 嘔吐の発症機序

さまざまな刺激が第四脳室底部にある化学受容器引き金帯 chemoreceptor trigger zone（CTZ）や延髄網様体にある嘔吐中枢 vomiting center（VC）に入ると，迷走神経や体性運動神経を介して横隔膜や腹筋が収縮し胃の内容物が排出されることになります．CTZ に入った刺激も基本的に VC に入ることで嘔吐を誘発します．嘔吐の経路は大きく分けて**中枢性嘔吐**と**末梢性嘔吐**があります（**図12-9**）．

a. 中枢性嘔吐の経路

中枢性嘔吐の経路はさらに2つに分けられます．

1つはストレスやうつ病などの精神的要因や，強力な悪臭といった刺激が大脳皮質を刺激し，そのシグナルが VC に達することで嘔吐が誘発される経路です．もう1つは，薬物や毒性物質，内分泌・代謝異常による刺激が CTZ を刺激し，その刺激が VC に伝わって嘔吐が誘発される経路です．

刺激の原因となる薬物としては抗がん薬，オピオイド性鎮痛薬，ジギタリス製剤などがあり，内分泌・代謝異常の原因となるのが尿毒症，電解質異常，血糖値異常，妊娠などです．VC や CTZ にはドパミン D_2 受容体，セロトニン $5-HT_3$ 受容体，ニューロキニン NK_1 受容体，ヒスタミン H_2 受容体，ムスカリン M_1 または M_3 受容体が存在しており，さまざまな化学物質や薬物，生理活性物質が結合して活性化されます．VC や CTZ はこれらの受容体を介して活性化されることになるため，嘔吐が誘発されます．

b. 末梢性嘔吐の経路

末梢性嘔吐の経路も主に2つあり，1つは内耳から前庭神経を介して VC を刺激する経路です．乗り物酔いやメニエール病による嘔吐はこの経路を介していると考えられています．もう1つは，内臓から迷走神経系を介して VC を刺激する経路です．この経路では，消化器系の疾患や婦人科系疾患，尿路結石や狭心症，心筋梗塞などの場合に嘔吐が誘発されます．

3. 制吐薬

制吐薬とは嘔吐反応を抑える薬物であり，その作用は VC や CTZ，あるいは消化管に存在するドパミン受容体，セロトニン受容体，ニューロキニン受容体，ヒスタミン受容体などを阻害することにより嘔吐を抑制します（**図12-9**）．主な作用部位は VC や CTZ にある受容体ですが，薬物によっては消化管からの末梢性の嘔吐刺激を抑制するものもあります．

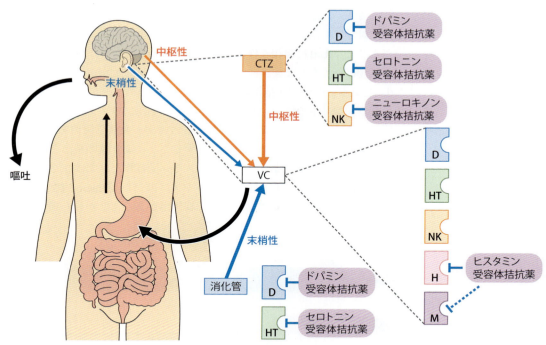

図12-9 嘔吐発症の生理機序と主な薬物作用点
D：D_2受容体，HT：5-HT_3受容体，NK：NK_1受容体，H：H_2受容体，M：M_1またはM_3受容体
├──┤：阻害

a. ドパミン受容体拮抗薬

ドンペリドン，メトクロプラミド，イトプリド，などがあります．CTZに存在するドパミン受容体をブロックすることにより，ドパミンによるVCの活性化が抑制されることで嘔吐を抑制します．一方，消化管など末梢では，D_2受容体は神経終末からのアセチルコリン遊離を抑制するシグナルを与えています．このため，ドパミン受容体をブロックすることで消化管でのアセチルコリンの分泌が促進され，消化管運動が亢進します．これにより胃内に滞留していた食物が腸管に移動することで消化管からVCへの刺激が軽減され，嘔吐抑制に働くと考えられています．適応は胃炎や潰瘍などの消化器系に起因する嘔吐のほか，オピオイドや抗がん薬による嘔吐になります．

b. セロトニン受容体拮抗薬

ラモセトロン，オンダンセトロン，グラニセトロンなどがあります．CTZや消化管に存在するセロトニン受容体をブロックすることによりセロトニン系の働きを抑制し，VCが活性化するのを抑えることで嘔吐を抑制します．抗がん薬や放射線療法による嘔吐に使用されます．セロトニン受容体拮抗薬はこのほかにも，後述する下痢型過敏性腸症候群の治療にも用いられます．

c. ニューロキニン受容体拮抗薬

代表的な薬剤にアプレピタントがあります．CTZとVCに存在するニューロキニン受容体は生理活性物質であるサブスタンスPや種々の薬物が結合して活性化されます．この受容体を阻害することにより，VCが活性化することを抑

制します．血液脳関門を通過するので，中枢の VC にあるニューロキニン受容体に対しても阻害作用をします．抗がん薬による嘔吐に対して使用されます．さまざまな薬と薬物相互作用をおこしやすいことから，ほかの薬物に比べて使用頻度は低くなります．

d. ヒスタミン受容体拮抗薬

ジフェンヒドラミン，ジメンヒドリナート，プロメタジンなどがあります．いわゆる抗ヒスタミン薬といわれるものです．血液脳関門を通過し，VC に存在するヒスタミン受容体をブロックすることにより嘔吐刺激を抑制します．ヒスタミン受容体拮抗薬は VC のヒスタミン受容体だけではなくムスカリン受容体も抑制することから，乗り物酔いやメニエール Ménière 病などの前庭器官の異常による嘔吐に有効です．中枢抑制作用があることから，眠気を催すことがあります．

D. 便秘・下痢の治療薬

POINT

● 便秘に対しては，便秘治療薬（いわゆる下剤）を使用する．
● 下痢に対しては，止痢薬（いわゆる下痢止め）を使用する．

1. 便秘治療薬（下剤）

便秘とは，毎日あるはずの排便が 3 日以上なかったり，排便があっても固く少量の便しか出なかったりすることを指します．男性よりも女性に多く，高齢になるほど発症しやすくなります．

便秘の原因はさまざまですが，大腸の運動性低下により大腸内に長く便が滞留する，大腸の過緊張によりウサギの糞のよう固く小さな便になる，排便反射がおこらず直腸に便が滞留してしまうなどの場合があります．このほか，腸閉塞や大腸がんによって便の通過障害がおこった場合も便秘となります．これに加えてオピオイドや抗コリン薬などの薬物も便秘を引き起こします．

a. 浸透圧性下剤

便の水分量を増やすことによって排便を促します．すなわち腸管内で浸透圧を上げたり，水分を吸収して膨張したり，便に水分を浸透させやすくするなどの作用によって排便を促す薬物です．代表的なものとして塩類下剤の酸化マグネシウム，糖類下剤のラクツロース，ソルビトール，高分子化合物のポリエチレングリコール，膨張性下剤のポリカルボフィルカルシウム，カルボキシメチルセルロースなどがあります．このうち酸化マグネシウムは通常の便秘治療の第一選択薬で，汎用されています．注意すべき点としてテトラサイクリンやキノロン系抗菌薬と同時に服用すると，これらの薬物の吸収を阻害するので併用は避ける必要があります．また，ごくまれに大量投与による不整脈を起こすこ

D. 便秘・下痢の治療薬　　**203**

ともあるので注意が必要です．一般的に便秘治療では酸化マグネシウムをはじめとする浸透圧性下剤を使用し，効果がない場合に刺激性下剤を短期的に投与することが望ましいとされています．

b. 刺激性下剤

センナ，センノシド，ピコスルファートナトリウムなどがあります．腸管を刺激することによって排便を促す作用をもちます．刺激性下剤は作用発現が速く，効果も出やすいため使用頻度は高くなります．その一方で耐性が生じやすく，効果が減弱することが多いため，使用量の増加や長期使用につながりやすいという欠点があります．

c. 粘膜上皮機能変容薬

ルビプロストン，リナクロチド，エロビキシバットがあります．近年開発された新しい作用をもつ薬物グループであり，腸粘膜上皮細胞の機能を変化させることにより，排便を促す作用をもつことからこのような名前がつけられました．

(1) ルビプロストン

ルビプロストンは腸粘膜上皮細胞にある Cl^- チャネルを活性化します．これにより Cl^- を含む分泌液が増加し，便を軟化させ自発的な排便を促します．刺激性下剤とは異なり耐性や習慣性を生じにくいことから，使用が増加しています．

(2) リナクロチド

リナクロチドは下痢をおこす細菌が生成するエンテロトキシンをもとに作製されたペプチドであり，腸粘膜上皮細胞にあるグアニル酸シクラーゼC受容体を活性化します．これによって腸管の分泌や運動が亢進し，排便を促します．ペプチドなので吸収されることがありません．

(3) エロビキシバット

エロビキシバットは胆汁酸トランスポーターの阻害薬です．十二指腸から分泌された胆汁酸は小腸で脂質の吸収に使用されたのち，余分な胆汁酸は回腸からトランスポーターによって再吸収され，肝臓に戻ります．一方で一部の胆汁酸は大腸へ流れ，水分分泌作用や大腸運動促進作用により排便を促進しています．便秘患者のなかには腸管内の胆汁酸量が少ない人が多いため，エロビキシバットによりトランスポーターを阻害することにより大腸に行く胆汁酸量を増やし，その結果排便が促進されることになります．

d. その他の下剤

上記薬物以外に，大黄甘草湯や大建中湯などの漢方や乳酸菌やビフィズス菌などのプロバイオティクス，場合によっては浣腸などが便秘の改善に使用されます．

2. 止痢薬（下痢止め）

下痢とは，正常な状態よりも多くの水分を含んだ便を頻繁に排泄する状態のことであり，腹痛を伴う場合が多くあります．正常な状態の大腸では Na^+ や Cl^- などの電解質によって浸透圧がコントロールされており，水や Na^+ ，Cl^- な

どは十分な量が腸管に吸収されています．しかし，なんらかの原因でこのバランスが崩れると下痢になると考えられています．

下痢の原因としては，食物の影響や，病原性細菌，下剤や下痢を引き起こす薬物の摂取，ストレス，過敏性腸症候群，炎症性腸疾患などの慢性炎症，その他の全身疾患など，多種多様です．この下痢症状を止める薬が止痢薬（下痢止め）です．止痢薬による下痢の抑制はあくまでその症状に対する対症療法にすぎないため，下痢を止めるだけではなく，根本的な原因をみつけて対応することが必要になります．特に病原性細菌感染による下痢は，これらの原因細菌を体外に排泄しようとする生体反応であり，単に下痢を止めることが好ましくない場合もあることに注意します．

a. 腸管運動抑制薬

ロペラミド，ブチルスコポラミン，プロパンテリンなどがあります．ロペラミドは腸管の副交感神経終末に存在するオピオイドμ受容体に結合しアセチルコリンの遊離を抑制することで，消化管の運動を抑制します．モルヒネなどのオピオイドも同様の作用があり，オピオイド使用時には便秘の副作用も多くなります．しかし，オピオイドが下痢止めの目的に使用されることはほとんどありません．ブチルスコポラミンやプロパンテリンは抗コリン薬であり，ムスカリン受容体を遮断することにより腸管の運動を抑制して下痢を止めます．

b. 腸内殺菌整腸薬

代表的な薬剤にベルベリンがあります．細菌の作り出すスカトールやインドールなどの有害物質の生成を抑制し腸内の腐敗を抑えるほか，過剰な腸の蠕動運動を抑制することにより下痢を止めると考えられています．殺菌性腸薬に分類されていますが，殺菌効果はほとんどないとされています．

c. 収斂薬

タンニン酸アルブミン，ビスマス製剤などがあります．収斂薬は粘膜や組織を「引き締める」という意味合いで使用されます．これらの製剤は腸粘膜上に張り付いて皮膜を形成することで腸粘膜を刺激する物質の作用を阻害すると考えられています．

d. その他の薬

乳酸菌やビフィズス菌製剤が整腸薬として使用されます．

3. 過敏性腸症候群治療薬

過敏性腸症候群とは，ストレスなどの心的要因により下痢や便秘，腹痛などをきたす疾患であり，ひたすら下痢を起こす下痢型，便秘が続く便秘型，下痢と便秘を交互に繰り返す混合型に分けられます．後述する潰瘍性大腸炎やクローン病などの炎症性腸疾患と異なる点は，腸管内に炎症や潰瘍といった病変部が認められないことがあげられます．そのためストレスによる腸の機能異常が症状を起こす原因であると考えられています．

治療法としては，便秘型には前述のルビプロストンなどが使用されます．一方の下痢型では，セロトニン受容体拮抗薬であるラモセトロンが使用されます．セロトニン受容体は消化管でのアセチルコリン分泌を促進したり，痛覚神

E. 炎症性腸疾患治療薬　**205**

経刺激を伝達したりする役割を果たしています．ラモセトロンはこれらをブロックすることにより，下痢を抑え腹痛も軽減すると考えられています．

E. 炎症性腸疾患治療薬

POINT

- 炎症性腸疾患治療薬としてメサラジンやステロイド，免疫抑制薬などが使用される．
- 近年はさまざまな分子標的薬も使用されるようになっている．

1. 炎症性腸疾患とは

a. 潰瘍性大腸炎とクローン病

　炎症性腸疾患とは，腸に炎症を起こす疾患のうち原因不明の病態です．腸炎は感染性腸炎や薬剤性，虚血によっても起こりますが，一般的に炎症性腸疾患といえば潰瘍性大腸炎とクローン Crohn 病をさしています．両者とも消化管に炎症，潰瘍をおこし下痢，腹痛，発熱をきたす疾患ですが，潰瘍性大腸炎は，その病変が大腸であるのに対し，クローン病は消化管全域に病変が認められます．クローン病は若年層に多い，という特徴もあります．

b. 病態，症状

　潰瘍性大腸炎やクローン病の原因として免疫系の異常反応や粘膜上皮の傷害がおこり，その結果，消化管粘膜の炎症やびらん，潰瘍がおこると考えられています（**図 12-10**）．しかし，免疫系の異常や粘膜傷害をおこす根本的な原因は不明で，遺伝的要因やストレス，血流障害，化学物質，食物抗原や高タンパク・高脂肪食，あるいは特定の腸内細菌が関与していることなどが指摘されています．根本的治療は確立されておらず再発を繰り返すことから，難病に指定されています．

2. 炎症性腸疾患の治療

　炎症性腸疾患の根本的な治療法は確立されていません．あくまでも炎症を抑え，その寛解状態（病態が発症せずに治まっている状態）を維持するための治療が行われます．現在行われている主な治療法の概略を，以下に示します（**図 12-10**）．

a. 一般療法

　安静や輸液による全身状態の改善や，食事療法を行います．食事療法には経腸栄養の際に使用される流動食の一種を使用したり，特定の抗原を除いたものなどを使用したりします．

b. ステロイド・免疫抑制

　消化管粘膜の炎症やびらん，潰瘍の発生には免疫系の異常が関係していま

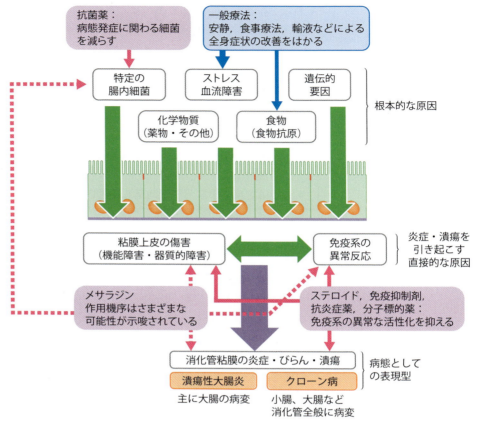

図 12-10　クローン病・潰瘍性大腸炎の病因と基本的な治療法

す．そのため異常な免疫系の反応を抑制するため，ステロイドや免疫抑制薬が使用されます．ステロイドはプレドニゾロン，免疫抑制薬としてはメルカプトプリンやアザチオプリン，シクロスポリンやタクロリムスが使用されます．

c. 抗炎症薬（メサラジン）

腸粘膜の炎症を抑えるために抗炎症薬が使用される場合もありますが，頻度は低いです．現在では主にメサラジン（5-アミノサリチル酸）が使用されています．メサラジンの作用機序は不明ですが，抗炎症作用，活性酸素などの生成抑制，免疫抑制作用，抗菌作用，などが指摘されています．同じメサラジンであるが，薬物が放出される場所のちがいで商品名がかわり，小腸・大腸で薬物が放出される製剤であるペンタサ（商品名）がクローン病の治療に使用されるほか，大腸のみで薬物が放出される製剤であるアサコール（商品名）が潰瘍性大腸炎の治療に使用されます．メサラジンは軽症から中等症まで使用できることから，汎用されています．

d. 抗菌薬

ある種の腸内細菌が病態発症に関与する可能性が指摘されており，シプロフロキサシンやメトロニダゾールなどの抗菌薬が使用され効果を発揮することもあります．

E. 炎症性腸疾患治療薬　　**207**

e. 分子標的薬

　特定の分子を標的としてその機能を抑制する薬物が分子標的薬です．炎症性腸疾患の治療にも分子標的薬として，いくつかの抗体医薬品が使用されています．抗 TNF-α 抗体薬としてインフリキシマブ，アダリムマブ，T 細胞活性化に必要な分子の抗体であるウステキヌマブ，などが臨床的に使用されています．

練習問題　　**正しいものに○を，間違っているものに×をつけましょう．**

①消化性潰瘍の治療には，プロトンポンプ阻害薬やH_2受容体拮抗薬などの酸分泌抑制薬が使用される．
②ヘリコバクターピロリの除菌には，アスピリンなどの NSAIDs と，2 種類の抗菌薬が使われる．
③新しい便秘治療薬として，ルビプロストンやエロビキシバットなどの粘膜上皮機能変容薬の使用が増えている．
④ドンペリドンやメトクロプラミドはヒスタミン受容体をブロックすることで嘔吐を抑える．

解説　　①○
②×：NSAIDs ではなく，プロトンポンプ阻害薬が使われる．すなわちプロトンポンプ阻害薬と 2 種類の抗菌薬が使われるのが一般的である．
③○
④×：ヒスタミン受容体ではなく，ドパミン受容体をブロックすることで嘔吐を抑える．

13

その他の治療薬

A. 皮膚外用剤

POINT

- 局所の創傷，炎症，感染に対し，外用剤を用いる．
- 炎症性症状に対してはステロイド軟膏および抗ヒスタミン軟膏が中心になる．

1. 形　態

　外用剤は経皮吸収により局所での効果を期待して使われ，基剤に主薬有効成分を添加することにより構成されます．基剤の種類には軟膏，クリーム，ローション，ゲル（ゼリー）があります．ワセリンやパラフィンの軟膏は油性であり，ローションは水性です．

　外用剤として使われる薬物は創傷，炎症，感染などが主な対象となります．

2. 創傷治療薬

a. アルプロスタジル

　プロスタグランジン E_1（PGE_1）製剤であり，軟膏として褥瘡および皮膚潰瘍の治療に用いられます．PGE_1は生体内ではほとんど作られない代謝物ですが，PGE_2類似の作用をもっており血流増加や肉芽形成によって創傷治癒を促進します．副作用として接触性皮膚炎，疼痛，刺激感があります．同じ成分が注射剤として消化性潰瘍の治療にも使われます．

b. トレチノイン　トコフェリル

　レチノイン酸と α-トコフェロールが結合した構造で，軟膏として褥瘡治療，皮膚潰瘍に対して用いられます．レチニノイン酸はビタミン A 誘導体で，核内受容体 retinoid X receptor（RXR）に結合してケラチノサイト分化誘導，皮脂腺抑制の作用があります．副作用として発赤，搔痒，刺激感があります．

210 第13章　その他の治療薬

表13-1　主なステロイド外用薬一覧

分　類	薬物（一般名）
Ⅰ群 strongest 最も強力	クロベタゾールプロピオン酸エステル ジフロラゾン酢酸エステル
Ⅱ群 very strong かなり強力	モメタゾンフランカルボン酸エステル フルオシノニド ジフルコルトロン吉草酸エステル
Ⅲ群 strong 強力	ベタメタゾン吉草酸エステル デキサメタゾン吉草酸エステル
Ⅳ群 medium 中等度	デキサメタゾン トリアムシノロンアセトニド プレドニゾロン吉草酸エステル酢酸エステル クロベタゾン酪酸エステル
Ⅴ群 weak 弱い	プレドニゾロン

［日本皮膚科学会，日本アレルギー学会，アトピー性皮膚炎診療ガイドライン作成委員会：アトピー性皮膚炎診療ガイドライン2021，日皮会誌 **131**（13），2717，2021より著者作成］

c.　トラフェルミン

　細胞増殖因子の1つである basic fibroblastgrowth factor（bFGF）（塩基性線維芽細胞増殖因子）を遺伝子組み換えにより製剤化したものです．FGF受容体に結合・刺激して肉芽形成および血管新生作用により組織修復を促進します．液状になっていて，褥瘡や皮膚潰瘍の部位に噴霧します．

d.　ブロメライン

　タンパク分解酵素であり，褥瘡において壊死した部分を除去するために用いられます．

3.　炎症性疾患治療薬

　アトピー性皮膚炎や蕁麻疹などの皮膚症状は炎症を伴うため，抗炎症成分や保湿成分を含む治療薬が選択され，痒みの症状を和らげます．

a.　ステロイド外用剤

　糖質コルチコイド（6章C「ステロイド」参照）のもつ抗炎症作用を応用して症状を和らげます．効力の強さにより「weak（弱い）」から「strongest（最も強力）」まで5段階の分類があり，症状に応じて，選択します（表13-1）．最も強力なⅠ群薬は原則として，成人にのみ使用し小児には使いません．Ⅲ群からⅤ群の製剤は over the counter drug（OTC）としても市販されています．

b.　抗アレルギー薬

　痒みのケミカルメディエーターであるヒスタミン H_1 受容体を遮断する成分を配合したジフェンヒドラミンやアゼラスチン含有軟膏が有用です．

c.　保湿剤

　過度の乾燥は皮膚のバリア機能を損ない，刺激に対して過敏になることから痒みにつながります．ワセリン，ヘパリン類似物質，尿素製剤，セラミドなど

を塗布すると，皮膚の成分に近いため水分保持に役立ちます．

d. その他

　免疫抑制剤タクロリムスが軟膏としても用いられます．また痒みを和らげる目的で局所麻酔成分のリドカインを配合する場合もあります．

4. 感染症治療薬

　皮膚感染症の多くは真菌によるものです．皮膚真菌症として白癬およびカンジダ症の頻度が高く，細胞膜機能を標的とする薬物が使われます．外用薬として使われるのはイミダゾール系（エコナゾール），アリルアミン系（テルビナフィン，ブテナフィン），チオカルバメート系（トルナフタート，リラナフタート）の薬物です．

B. 点眼薬，点鼻薬

POINT

● 感染症，結膜炎，白内障，緑内障などに対し直接点眼を行う．
● アレルギー性鼻炎には抗アレルギー薬やステロイド薬を点鼻する．

1. 点眼薬

　角膜や結膜は外気に直接触れているため感染症を起こしたり，アレルギー反応による結膜炎や水分喪失によるドライアイなどの症状が出たりします．これらの症状に対して直接薬液を作用させるのが点眼薬の役目です．

a. 感染症

　一般細菌による感染が眼窩とその周辺に起きると，角結膜炎，麦粒腫，涙嚢炎といったかたちを取るため，これに対しアミノグリコシド系抗菌薬のゲンタマイシンまたはトブラマイシン，ニューキノロン系抗菌薬のオフロキサシンまたはノルフロキサシンを点眼します．単純ヘルペスは角膜炎を起こすため，アシクロビル点眼を使います．また高齢者は真菌感染も起こしうるため，ピマリシン点眼が使用可能です．

b. アレルギー性結膜炎

　感染症以外の炎症には花粉アレルギーなどがあり，抗アレルギー薬やステロイドの点眼を用います．抗アレルギー薬としては，抗ヒスタミン成分のケトチフェン，ケミカルメディエーターの遊離を抑制するクロモグリク酸やトラニラストの点眼を行います．

c. 白内障

　水晶体が白く濁ることにより光透過性が低下します．ピレノキシンやグルタチオンはタンパク変性を抑制して白濁を抑制する薬物です．白内障の進行を遅らせる効果が期待されます．

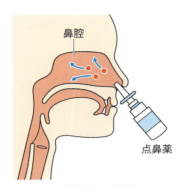

図 13-1　鼻粘膜への噴霧

d. 緑内障

眼球内の圧力（眼圧）が高くなることで視神経の障害がおこり，頭痛を起こしたり，進行すると視力低下，視野欠損に至ります．眼圧を下げる目的で眼房水の生成を抑制するアドレナリン β_1 受容体遮断薬（β_1 遮断薬），α_2 受容体作動薬，炭酸脱水酵素阻害薬が点眼で用いられます．また房水を流出させ圧力を下げるものとしてプロスタグランジン $F_{2\alpha}$ 誘導体ラタノプロスト，ムスカリン受容体作動薬ピロカルピンがあります．

e. 加齢黄斑変性

高齢者に好発する視力障害で，その原因の1つとして網膜に新生血管が作られます．血管内皮増殖因子（vascular endothelium growth factor：VEGF）阻害薬のペガプタニブ，アフリベルセプトを点眼すると血管新生の進行を抑制します．

f. ドライアイ

涙液分泌の減少した状態が続くと角膜や結膜が損傷するので，これを防ぐためにムチンの生成・分泌を促進するジクアホソル，レバミピドを用います．

2. 点鼻薬

アレルギー性鼻炎の鼻水・鼻詰まりに対して抗アレルギー薬やステロイドを鼻粘膜へ直接噴霧します（図13-1）．内服薬にはクロモグリク酸，トラニラスト，ペミロラストなどがあります（7章「抗アレルギー薬」参照）．

a. 抗アレルギー薬

マスト細胞からのヒスタミンの遊離作用を抑制するクロモグリク酸や抗アレルギー作用，抗ヒスタミン作用を有するケトチフェンがあります．抗ヒスタミン成分のクロルフェニラミンは血管内皮細胞の隙間を狭くすることで水分の透過性を下げ鼻水（鼻汁）を止めます．

b. ステロイド点鼻薬

フルチカゾンまたはベクロメタゾンが炎症を和らげる目的で用いられます．

c. 血管収縮薬

α_1 受容体作動薬であるナファゾリンは鼻粘膜の血管を収縮させることで鼻粘膜の浮腫を取り除き鼻詰まり（鼻閉）を解除します．

練習問題 正しいものには○を，間違っているものには×をつけましょう．

①ステロイドホルモンは本来，体の中にあるものだから投与は静脈内投与に限る．
②皮膚感染症は黄色ブドウ球菌によるものが最も多い．
③白内障と緑内障は全く病態の異なる疾患である．
④鼻炎症状には粘膜への直接投薬が有効である．

解説
①×：皮膚症状への効果を狙って軟膏としても用いられる．
②×：黄色ブドウ球菌は食中毒の原因菌であり，皮膚感染は真菌によるものが多い．
③○：白内障は濁りによる光透過傷害，緑内障は眼圧上昇による神経障害である．
④○：ステロイドや抗アレルギー薬が点鼻投与される．

薬剤一覧表

★は後発医薬品である.

神経に作用する薬

分　類	一般名	主な製品名	特　徴
交感神経作用薬	アドレナリン	ボスミン	ショックに適用し強心，昇圧，気管支拡張作用
	イソプレナリン	プロタノール	$\beta_{1 \cdot 2}$刺激薬
交感神経遮断薬	アテノロール	テノーミン	β_1受容体選択的遮断薬.高血圧，狭心症，不整脈に使用
副交感神経作用薬	ベタネコール	ベサコリン	コリンエステラーゼ抵抗性
副交感神経遮断薬	アトロピン	アトロピン★	有機リン中毒にも用いる
中枢性筋弛緩薬	バクロフェン	ギャバロン	GABA_B受容体アゴニスト
末梢性筋弛緩薬	A型ボツリヌス毒素	ボトックス	上・下肢痙縮，顔面痙攣に用いる.
抗てんかん薬	カルバマゼピン	テグレトール	イミノスチルベン系
	バルプロ酸	デパケン	分枝脂肪酸系
抗パーキンソン病薬	レボドパ・カルビドパ配合剤	ネオドパストン	脳内移行性を高めるためのカルビドパ配合
三環系抗うつ薬	イミプラミン	トフラニール	副作用として眠気，口渇，便秘，起立性低血圧
選択的セロトニン再取り込み阻害薬	フルボキサミン	デプロメール	運転禁止，妊婦・授乳婦注意
定型抗精神病薬	クロルプロマジン	ウインタミン	フェノチアジン系抗精神病薬
非定型抗精神病薬	クロザピン	クロザリル	多元受容体作用薬MARTA，運転禁止
認知症治療薬	ガランタミン	レミニール	コリンエステラーゼ阻害薬
抗不安薬	トリアゾラム	ハルシオン	超短時間型ベンゾジアゼピン

脳梗塞急性期治療薬

分　類	一般名	主な製品名	特　徴
血栓溶解薬	アルテプラーゼ	アクチバシングルトパ	血栓を溶解して血流を再開通する
抗血小板薬	アスピリン	バイアスピリン★ バファリン★	シクロオキシゲナーゼを抑制して抗血小板作用を生じる
	オザグレルナトリウム	カタクロット	トロンボキサンA_2合成酵素を阻害して抗血小板作用を生じる
	クロピドグレル	プラビックス	血小板膜上のP2Y_12受容体を遮断して，抗血小板作用を生じる
	プラスグレル	エフィエント	
	シロスタゾール	プレタール	血小板内のホスホジエステラーゼを阻害して，抗血小板作用を生じる
抗凝固薬	アルガトロバン	ノバスタンHI	トロンビンを阻害して，抗凝固作用を生じる
	ヘパリン（未分画ヘパリン）	ヘパリンナトリウム	アンチトロンビンIIIと結合して凝固因子Xaとトロンビンを抑制し，抗凝固作用を生じる
	ダルテパリン（低分子ヘパリン）	フラグミン	アンチトロンビンIIIと結合してトロンビンを抑制し，抗凝固作用を生じる
脳浮腫治療薬	濃グリセリン	グリセオール	血管内の浸透圧が上昇し，脳組織の水分を血管内へ誘導する
	D-マンニトール	マンニットール	
脳保護薬	エダラボン	ラジカット	フリーラジカルを補足することで脳保護作用を生じる

脳梗塞慢性期治療薬

分　類	一般名	主な製品名	特　徴
経口抗凝固薬	ワルファリンカリウム	ワーファリン	ビタミンKと拮抗することで抗凝固作用を生じる（p.21「薬と食事の相互関係」参照）
直接阻害型経口抗凝固薬（DOAC）	ダビガトラン	プラザキサ	トロンビンを阻害することで抗凝固作用を生じる
	リバーロキサバン	イグザレルト	凝固因子Xaを阻害することで抗凝固作用を生じる
	アピキサバン	エリキュース	
	エドキサバン	リクシアナ	

虚血性心疾患（狭心症・心筋梗塞）治療薬

分　類	一般名	主な製品名	特　徴
硝酸薬	ニトログリセリン	ニトロペン★	静脈や冠動脈を拡張する．舌下で用いる．副作用は動悸，ふらつき，頭痛など
抗血小板薬	アスピリン	バイアスピリン★ バファリン★	シクロオキシゲナーゼを阻害して，抗血小板作用を発揮する．
	クロピドグレル	プラビックス	血小板膜上のP2Y$_{12}$ADP受容体を遮断して，抗血小板作用を発揮する．
	プラスグレル	エフィエント	
	シロスタゾール	プレタール	血小板内のホスホジエステラーゼを阻害して，抗血小板作用を生じる
抗脂血症治療薬	プラバスタチン	メバロチン	コレステロールの生合成を抑制して，血清コレステロールを低下させる．副作用は横紋筋融解
血栓溶解薬	アルテプラーゼ	アクチバシングルトパ	血栓を溶解して血流を再開通する
カルシウム拮抗薬	アムロジピン	アムロジン	Ca^{2+}チャネルを阻害して末梢血管や冠動脈の収縮を抑制する．
	ベラパミル	ワソラン	Ca^{2+}チャネルを阻害して心拍数の減少，心収縮力の抑制による心筋酸素消費量の低下や冠動脈の収縮を抑制する．
β遮断薬	アテノロール	テノーミン	Ca^{2+}チャネルを阻害して心拍数の減少，心収縮力の抑制による心筋酸素消費量を低下させる．

💊 心不全治療薬

分類	一般名	主な製品名	特徴
ループ利尿薬	フロセミド	ラシックス	ヘンレループにて Na^+-K^+-$2Cl^-$共輸送体を阻害することでNa^+の再吸収を抑制し，Na 利尿を引き起こす． 副作用は低カリウム血症，高尿酸血症，耐糖能低下
ANP 製剤	カルペリチド	ハンプ	利尿作用や血管拡張作用を有している． 副作用は低血圧，心原生ショックなど
強心薬			
ジギタリス製剤	ジゴキシン	ジゴキシン KY	Na^+/K^+ATPase 阻害により，細胞内 Ca^{2+}濃度の上昇により，心筋収縮力が増強する． 副作用はジギタリス中毒，不整脈の発現，悪心・嘔吐など
β_1受容体作用薬	ドブタミン	ドブタミン★	心筋細胞膜上のアドレナリンβ_1受容体に作用して細胞内Ca^{2+}濃度を上昇させ，心筋収縮力を増強する． 副作用は心筋酸素消費量を増大させ，不整脈を誘発するため，長期の投与は生命予後を悪化させる．
ホスホジエステラーゼ阻害薬	ミルリノン	ミルリノン★	cAMP 分解酵素を阻害することで細胞内 cAMP 濃度を上昇させ，心筋収縮力を増強し，血管を拡張させる． 副作用は心室細動，心室頻拍，血圧低下
アンジオテンシンⅡ受容体拮抗薬（ARB）	ロサルタン	ニューロタン	血管収縮を抑制し，後負荷を軽減． 妊娠には禁忌．
	バルサルタン	ディオバン	
アンジオテンシン変換酵素（ACE）阻害薬	カプトプリル	カプトリル	血管収縮を抑制し，後負荷を軽減 妊娠には禁忌．主な副作用は空咳

💊 抗不整脈薬

分類	一般名	主な製品名	特徴
Na^+チャネル遮断薬（Ⅰ群）	ジソピラミド	ジソピラミド★	Na^+チャネルを遮断して，活動電位の立ち上がりを阻害する 副作用は催不整脈性，心筋収縮力の低下など
	メキシレチン	メキシレチン★	
	フレカイニド	フレカイニド★	
β遮断薬（Ⅱ群）	アテノロール	テノーミン	交感神経のβ作用を抑制し，洞結節や房室結節を抑制する． 副作用は徐脈，喘息には禁忌
K^+チャネル遮断薬	アミオダロン	アンカロン	再分極の遅延により不応期を延長し，抗不整脈作用を発揮する． 副作用は間質性肺炎，催不整脈作用など
カルシウム拮抗薬（Ca^{2+}チャネル遮断薬）	ジルチアゼム	ヘルベッサー	Ca^{2+}流入によって脱分極する洞結節や房室結節を抑制する． 副作用は徐脈，めまい，ふらつきなど
	ベラパミル	ワソラン	

降圧薬

分　類	一般名	主な製品名	特　徴
アンジオテンシンⅡ受容体阻害薬（ARB）	ロサルタン	ニューロタン	血管収縮を抑制し，降圧効果を発揮する。妊娠には禁忌
	バルサルタン	ディオバン	
アンジオテンシン変換酵素（ACE）阻害薬	カプトプリル	カプトリル	血管収縮を抑制し，降圧効果を発揮する。妊娠には禁忌。主な副作用は空咳
カルシウム拮抗薬	アムロジピン	アムロジン	血管収縮を抑制し，降圧効果を発揮する。主な副作用は，動悸，ふらつき，頭痛など
	ジルチアゼム	ヘルベッサー	血管弛緩作用は，全身の血管よりも冠動脈に対する作用の方が強い。
	ベラパミル	ワソラン	心筋へのCa^{2+}の流入も阻害する。抗不整脈作用も有する。
利尿薬	トリクロルメチアジド	フルイトラン	利尿により，循環血漿量を減らし，降圧効果を発揮する。主な副作用は低ナトリウム血症，耐糖能低下など
β受容体遮断薬	アテノロール	テノーミン	心臓や中枢神経のβ受容体を抑制することで降圧効果を発揮する。徐脈，喘息には禁忌

痛みと炎症に作用する薬

分　類	一般名	主な製品名	特　徴
解熱鎮痛薬	アスピリン	アスピリン★	NSAIDs の元祖。抗血小板薬としても用いられる。
	ロキソプロフェンナトリウム	ロキソニン	NSAIDs だが，胃腸障害は比較的少なく外用剤もある。
	アセトアミノフェン	カロナール	NSAIDs ではないが，同様の効果が期待できる非ピリン系解熱鎮痛薬
ステロイドホルモン	プレドニゾロン	プレドニン	糖質コルチコイド作用による抗炎症薬
	デキサメタゾン	デカドロン	糖質コルチコイド作用の強化剤
局所麻酔薬	リドカイン	キシロカイン	Na チャネル遮断薬，第Ⅰb群抗不整脈薬でもある。
	ブピバカイン	マーカイン	長時間作用型局所麻酔薬
麻薬性オピオイド鎮痛薬	モルヒネ	MS コンチン	経口徐放剤
	コデイン	コデイン	鎮咳剤としても使用
非麻薬性オピオイド鎮痛薬	ペンタゾシン	ソセゴン	禁断症状を誘発するため注射不可
	ブプレノルフィン	レペタン	長時間型鎮痛薬，呼吸抑制あり
神経障害性疼痛緩和薬	プレガバリン	リリカ	帯状疱疹後神経痛などに有効
免疫抑制薬	メトトレキサート	リウマトレックス	関節リウマチの中心的薬剤
	タクロリムス	プログラフ	腎臓・肝臓などの移植にも用いられる。
生物学的製剤	インフリキシマブ	レミケード	TNFα阻害製剤
	アダリムマブ	ヒュミラ	

💊 抗アレルギー薬

分類	一般名	主な製品名	特徴
メディエーター遊離抑制薬	クロモグリク酸	インタール	吸入薬もあり，気管支喘息に有効
	トラニラスト	リザベン	ケロイド・瘢痕抑制にも有効
抗ヒスタミン薬	フェキソフェナジン	アレグラ	選択的H_1受容体遮断薬，眠気が少ない
	オロパタジン	アレロック	メディエーター遊離抑制作用もある．
トロンボキサン抑制薬	オザグレル	ドメナン	合成酵素阻害により気管支喘息に有効
ロイコトリエン抑制薬	プランルカスト	オノン	受容体遮断により気管支喘息，アレルギー性鼻炎に有効

💊 感染症治療薬　抗菌薬（抗生物質，合成抗菌薬）

分類	一般名	主な製品名	特徴
細胞壁合成阻害薬（βラクタム系）			
ペニシリン系	ベンジルペニシリン	ペニシリンG	細胞壁合成を阻害することにより細菌を破壊，殺菌的に作用する．
	アンピシリン	ビクシリン	
	アモキシシリン，等	サワシリン	
セフェム系	セファゾリン	セファゾリン★	
	セフォチアム	セフォチアム★	
	セフタジジム，等	セフタジジム★	
カルバペネム系	イミペネム＋シラスタチン	チエナム	
	メロペネム	メロペネム★ メロペン	
モノバクタム系	アズトレオナム	アザクタム	
その他の細胞壁合成阻害薬			
グリコペプチド系	バンコマイシン	バンコマイシン★	ペプチドグリカンの合成を阻害することで細胞壁合成を阻害する． MRSAにも有効．
	テイコプラニン	タゴシッド	
ホスホマイシン系	ホスホマイシン	ホスミシン	β-ラクタム系にアレルギーがある患者に使用できる．
タンパク合成阻害薬			
マクロライド系	エリスロマイシン	エリスロマイシン★	細菌のリボソーム機能を阻害することによりタンパク合成を阻害する．
	クラリスロマイシン	クラリス	
	アジスロマイシン	ジスロマック	
アミノグリコシド系	ストレプトマイシン	ストレプトマイシン	マイコプラズマにも有効． 聴覚障害や腎障害に注意．
	カナマイシン	カナマイシン	
	ゲンタマイシン，等	ゲンタシン	
テトラサイクリン系	テトラサイクリン	アクロマイシン	クラミジアやスピロヘータなど特殊な感染症に使用． 骨の発育異常や歯の着色に注意．
	ドキシサイクリン	ビブラマイシン	
	ミノサイクリン	ミノマイシン	
クロラムフェニコール系	クロラムフェニコール	クロラムフェニコール	皮膚感染など局所使用が殆ど．
リンコマイシン系	リンコマイシン	リンコシン	嫌気性菌にも有効． 組織移行性がよい．
	クリンダマイシン	ダラシン	
オキサゾリジノン系	リネゾリド	ザイボックス	バンコマイシン耐性菌に有効．
核酸合成阻害薬			
キノロン系	シプロフロキサシン	シプロキサン	DNAの複製を阻害する．
	レボフロキサシン	クラビット	
	トスフロキサシン	オゼックス	
リファンピシン	リファンピシン	リファンピシン★	結核の治療に使用される．
ST合剤（サルファ剤）	スルファメトキサゾールとトリメトプリムの合剤	バクタ	細菌の葉酸合成を阻害する．

細胞膜障害薬			
ポリペプチド系	ポリミキシン B	ポリミキシン B	細菌の細胞膜機能を阻害する.
	コリスチン	オルドレブ	
リポペプチド系	ダプトマイシン	キュビシン	

💊 感染症治療薬　抗ウイルス薬

対象	分類	一般名	主な製品名	特徴
抗インフルエンザウイルス薬	ノイラミニダーゼ阻害薬	オセルタミビル	タミフル	ウイルスの細胞外放出に関わる酵素ノイラミニダーゼを阻害することで，ウイルスの増加を防ぐ.
		ザナミビル	リレンザ	
		ラニナミビル	イナビル	
	RNA ポリメラーゼ阻害薬	ファビピラビル	アビガン	ウイルス RNA の複製に関わる酵素 RNA ポリメラーゼを阻害する.
抗ヘルペスウイルス薬	DNA ポリメラーゼ阻害薬	アシクロビル	ゾビラックス	ウイルス DNA の複製に関わる酵素 DNA ポリメラーゼを阻害する.
		バラシクロビル	バルトレックス	
		ビダラビン	アラセナ	
HIV 感染症治療薬	抗 CCR5 阻害薬	マラビロク	シーエルセントリ	略
	逆転写酵素阻害薬	リルピビン	リカムビス	
		ラミブジン	エピビル	
	インテグラーゼ阻害薬	ラルテグラビル	アイセントレス	
	プロテアーゼ阻害薬	リトナビル	ノービア	
		ダルナビル	プラジスタ	
抗新型コロナウイルス薬	核酸アナログ	モルヌピラビル	ラゲブリオ	ウイルス RNA に取り込まれゲノムエラーをおこすことにより増殖を抑制する.
	プロテアーゼ阻害薬	ニルマトレルビルとリトナビルの合剤	パキロビッド	ウイルスのプロテアーゼを阻害することによりタンパク合成を阻害し増殖を抑制する.
		エンシトレルビル	ゾコーバ	

💊 感染症治療薬　抗真菌薬

分類		一般名	主な製品名	特徴
細胞膜合成阻害薬				
	アゾール系	ミコナゾール	フロリード	真菌の細胞膜合成を阻害する.
		イトラコナゾール	イトラコナゾール★	
	アリルアミン系	テルビナフェン	ラミシール	
	ベンジルアミン系	ブテナフィン	メンタックス	
細胞膜安定化阻害薬				
	ポリエン系	アムホテリシン B	ファンギゾン	真菌の細胞膜の機能障害をおこす. 深在性真菌症治療に使用.
核酸合成阻害薬				
	フルオロピリミジン系	フルシトシン	アンコチル	真菌の DNA 合成酵素を阻害する.
細胞壁合成阻害薬				
	キャンディン系	ミカファンギン	ファンガード	真菌の細胞壁合成酵素を阻害する.

💊 抗がん薬　化学療法薬

分　類		一般名	主な製品名	特　徴
代謝拮抗薬				
	葉酸拮抗薬	メトトレキサート	メソトレキセート	葉酸に拮抗することで DNA 合成を阻害してがん細胞増殖を抑制する.
	ピリミジン拮抗薬	フルオロウラシル	フルオロウラシル★	ピリミジン類似構造によって DNA の複製を阻害し, がん細胞増殖を抑制する.
		シタラビン	キロサイド	
	プリン拮抗薬	メルカプトプリン	ロイケリン	プリン類似構造で DNA 合成を抑制し, がん細胞の増殖を抑制する.
白金製剤		シスプラチン	ランダ	薬物構造の中に白金を含み, DNA に結合して複製や転写を阻害する.
		カルボプラチン	カルボプラチン★　パラプラチン	
アルキル化薬		シクロホスファミド	エンドキサン	DNA をアルキル化することにより, DNA の複製・転写を抑制する.
		ベンダムスチン	トレアキシン	
抗腫瘍性抗生物質		ドキソルビシン	アドリアシン	抗生物質として開発されたが, 細胞毒性が強い. DNA に組み込まれたり DNA 鎖を切断することにより DNA 傷害作用を示す.
		ブレオマイシン	ブレオ	
		マイトマイシン C	マイトマイシン	
トポイソメラーゼ阻害薬		イリノテカン	カンプト	トポイソメラーゼ阻害により DNA 複製が行われなくなり, 細胞分裂が抑制される.
微小管阻害薬				
	ビンカアルカロイド	ビンクリスチン	オンコビン	チュブリンの重合を阻害することで微小管形成を阻害し, 細胞分裂が抑制される.
	タキサン系重合阻害薬	パクリタキセル	タキソール	チュブリンの脱重合を阻害することで微小管が過剰形成され, 結果として細胞分裂が阻害される.

💊 抗がん薬　分子標的薬

分　類		一般名	主な製品名	特　徴
EGF 受容体阻害薬				
	抗 EGF 受容体抗体薬	セツキシマブ	アービタックス	EGF 受容体に直接結合してその機能を阻害する.
	EGF 受容体チロシンキナーゼ阻害薬	ゲフィチニブ	イレッサ	EGF 受容体下流にあるチロシンキナーゼに作用してその機能を阻害する.
HER2 阻害薬				
	抗 HER2 抗体薬	トラスツズマブ	ハーセプチン	HER2 に直接結合してその機能を阻害する.
	HER2 チロシンキナーゼ阻害薬	ラパチニブ	タイケルブ	HER2 下流にあるチロシンキナーゼに作用して, その機能を阻害する.
非受容体チロシンキナーゼ阻害薬		イマチニブ	グリベック	受容体と直接リンクしていないチロシンキナーゼを阻害する.
セリン・スレオニンキナーゼ阻害薬		エベロリムス	アフィニトール	チロシンキナーゼに加えて, 細胞増殖シグナルに関連するセリン・スレオニンキナーゼを阻害する.

抗細胞表面抗原抗体薬	リツキシマブ	リツキサン	細胞表面抗原に結合することにより，その抗体医薬品を足掛かりにして免疫細胞ががん細胞を攻撃する．
免疫チェックポイント阻害薬			
抗 PD-1 抗体薬	ニボルマブ	オプジーボ	過剰な免疫反応による正常細胞への攻撃を抑制するために，免疫チェックポイント分子とよばれる分子が働いている．がん細胞はこの機構を利用して免疫系からの攻撃を逃れ，細胞増殖を進めているが，この分子を阻害することにより，免疫細胞によるがん細胞への攻撃を促進させる．
	ペムブロリズマブ	キイトルーダ	
CTLA-4 抗体薬	イピリムマブ	ヤーボイ	
血管新生阻害薬			
抗 VEGF 抗体薬	ベバシズマブ	アバスチン	がん細胞は増殖のために VEGF という分子を使って血管新生を行っている．この経路を阻害する．

💊 呼吸器に作用する薬（気管支喘息治療薬・COPD 治療薬）

分 類	一般名	主な製品名	特 徴
β_2受容体作動薬	サルブタモール	サルタノール	気管支平滑筋の β_2受容体に作用して気管支を拡張する．不整脈に注意．
	サルメテロール	セレベント	
キサンチン誘導体	テオフィリン	テオドール	ホスホジエステラーゼを阻害して cAMP を増やし気管支を拡張する．痙攣や意識障害など重篤な副作用に注意．
抗コリン薬	イプラトロピウム	アトロベント	アセチルコリン受容体をブロックすることで気管支の収縮を抑制する．
	チオトロピウム	スピリーバ	
吸入ステロイド	ベクロメタゾン	サルコートなど	炎症反応や免疫系の活性化を抑制したり，線維化の進行を抑制する．ムーンフェイスなどの副作用に注意．
	フルチカゾン	フルタイド	
吸入ステロイド・β_2 受容体作動薬配合剤	フルチカゾン・ビランテロール	レルベア	吸入ステロイドと長時間作用型 β_2 受容体作動薬を配合した吸入製剤．これら 2 つの成分が作用することで気道の炎症と狭窄を同時に改善する．

💊 糖尿病治療薬

分　類	一般名	主な製品名	特　徴
インスリン製剤	インスリンヒト	ノボリン ヒューマリン	生体内で安定した作用を発揮できるように製剤化されたインスリン誘導体など.
	インスリンリスプロ	ヒューマログ	
	インスリンアスパルト	ノボラピッド	
経口血糖降下薬			
スルホニル尿素薬	グリクラジド	グリミクロン	β細胞上のスルホニルウレア（尿素）受容体へ結合し, インスリン分泌を促進する.
	グリベンクラミド	オイグルコン	
	グリメピリド	アマリール	
グリニド薬	ナテグリニド	スターシス	即効型のインスリン分泌促進薬. インスリン分泌を促進する.
	ミチグリニド	グルファスト	
チアゾリジン薬	ピオグリタゾン	アクトス	筋肉や脂肪組織でのグルコースの取り込みや利用を促進するとともに, インスリン抵抗性を改善する.
ビグアナイド薬	メトホルミン	グリコラン メトグルコ	肝臓での糖新生を抑制し血糖値を下げるとともに, 骨格筋での糖の取り込みを促進することでインスリン抵抗性を改善する.
	ブホルミン	ジベトス★	
DPP-4 阻害薬	シタグリプチン	グラクティブ ジャヌビア	インクレチンの分解酵素 DPP-4 を阻害することで, インスリン分泌促進作用が発揮される.
	アログリプチン	ネシーナ	
	ビルダグリプチン	エクア	
α-グルコシダーゼ阻害薬	アカルボース	アカルボース★	二糖類から単糖に分解するα-グルコシダーゼを阻害することで糖の吸収を抑え, 血糖値の上昇を抑える.
	ボグリボース	ベイスン	
	ミグリトール	セイブル	
SGLT2 阻害薬	イプラグリフロジン	スーグラ	腎臓で SGLT2 を阻害することによりグルコースの再吸収を阻害し, 糖の尿中排泄を促進する. そのため血糖値が低下する.
	ダパグリフロジン	フォシーガ	
	エンパグリフロジン	ジャディアンス	

💊 脂質異常症治療薬

分　類	一般名	主な製品名	特　徴
スタチン系薬物（薬剤）	プラバスタチン	メバロチン	肝臓でコレステロール合成酵素である HMG-CoA 還元酵素を選択的に阻害する. 血中の LDL も低下する.
	アトルバスタチン	リピトール	
	ロスバスタチン	クレストール	
プロブコール系薬物	プロブコール	シンレスタール	肝臓でのコレステロールの胆汁酸への排泄を促進する. これに加えて LDL の肝臓への取り込みを促進することでコレステロールを下げる.
フィブラート系薬物	クロフィブラート	クロフィブラート	肝臓で遊離脂肪酸を燃焼させ, トリグリセライドの生成を抑制する. 血中 HDL を増やすことにより血管壁への LDL やコレステロール沈着を抑制する.
	ベザフィブラート	ベザトール	
	フェノフィブラート	リピディル トライコア	
小腸コレステロールトランスポーター阻害薬	エゼチミブ	ゼチーア	小腸でコレステロールトランスポーターを阻害することでコレステロールの吸収を阻害する. そのため肝臓でのコレステロール量が減少する.
陰イオン交換樹脂	コレスチラミン	クエストラン	腸管内で胆汁酸と結合し糞便とともに排泄されることにより胆汁酸の再吸収を阻害する.
	コレスチミド	コレバイン	

💊 消化性潰瘍治療薬

分　類	一般名	主な製品名	特　徴
酸中和薬（制酸薬）	水酸化アルミニウム	水酸化アルミニウム	分泌された酸を化学的に中和する．
	酸化マグネシウム	マグミット★	
	水酸化マグネシウム	ミルマグ	
酸分泌抑制薬			
H₂受容体拮抗薬	シメチジン	タガメット	ヒスタミン受容体に結合をブロックし，酸分泌を抑制する．
	ファモチジン	ガスター	
プロトンポンプ阻害薬	オメプラゾール	オメプラゾン	壁細胞にあるプロトンポンプを阻害することにより酸分泌を抑制する．
	ランソプラゾール	タケプロン	
	エソメプラゾール	ネキシウム	
K⁺競合型酸ポンプ阻害薬	ボノプラザン	タケキャブ	K⁺に競合することでプロトンポンプを阻害し酸分泌を抑制する．
抗ガストリン薬	プログルミド		ガストリン受容体を阻害することで壁細胞からの酸分泌を抑制する．
抗コリン薬・抗ムスカリン作用薬	ピレンゼピン	ピレンゼピン★	副交感神経終末のムスカリン受容体を阻害することにより酸分泌が抑制される．ブチルスコポラミンは消化管痙攣の抑制薬として使用される．
	ブチルスコポラミン	ブスコパン	
抗ペプシン薬	スクラルファート	アルサルミン	抗ペプシン作用と胃粘膜保護作用を示す．
プロスタグランジン製剤	ミソプロストール	サイトテック	胃酸分泌抑制作用，胃粘液分泌促進作用，粘膜血流増加作用を示す．
粘膜保護・修復促進薬，粘液分泌促進薬，粘膜微小循環改善薬	レバミピド	ムコスタ	粘膜保護・修復促進作用，粘液分泌促進作用，微小循環改善作用など複合的な作用により胃粘膜を保護する．

💊 制吐薬

分　類	一般名	主な製品名	特　徴
ドパミン受容体拮抗薬	ドンペリドン	ナウゼリン	CTZのドパミン受容体をブロックすることにより嘔吐を抑制する．
	メトクロプラミド	プリンペラン	
セロトニン受容体拮抗薬	ラモセトロン	ナゼア イリボー	CTZや消化管に存在するセロトニン受容体をブロックすることにより嘔吐を抑制する．
	オンダンセトロン	オンダンセトロン★	
	グラニセトロン	カイトリル	
ニューロキニン受容体拮抗薬	アプレピタント	イメンド	ニューロキニン受容体を阻害することにより嘔吐を抑制する．
ヒスタミン受容体拮抗薬	ジフェンヒドラミン	レスタミンコーワ	中枢のヒスタミン受容体をブロックすることにより嘔吐刺激を抑制する．乗り物酔いの予防にも使用．
	ジメンヒドリナート	ドラマミン	

便秘治療薬

分　類		一般名	主な製品名	特　徴
浸透圧性下剤	塩類下剤	酸化マグネシウム	酸化マグネシウム	腸管内で浸透圧を上げたり，水分を吸収して膨張したり，便に水分を浸透させやすくするなどの作用によって排便を促す薬物である．
	糖類下剤	ラクツロース	ラクツロース★	
	高分子化合物	ポリエチレングリコール	モビコール	
	膨張性下剤	ポリカルボフィルカルシウム	コロネル ポリフル	
刺激性下剤		センノシド	プルゼニド	腸管を刺激することによって排便を促す．
		ピコスルファート	ラキソベロン	
粘膜上皮機能変容薬				
Cl⁻チャネル活性化薬		ルビプロストン	アミティーザ	上皮細胞のCl⁻チャネルを活性化して分泌液を増加させ，便を軟化させて自発的な排便を促す．
グアニル酸シクラーゼC受容体活性化薬		リナクロチド	リンゼス	腸粘膜上皮細胞にあるグアニル酸シクラーゼC受容体を活性化して腸管の運動を亢進させる．
胆汁酸トランスポーター阻害薬		エロビキシバット	グーフィス	胆汁酸トランスポーターを阻害することにより胆汁酸の再吸収を阻害し，大腸での胆汁酸量を増やし，便の形成と排便を促進する．

皮膚外用剤

分　類	一般名	主な製品名	特　徴
創傷治療薬	アルプロスタジルアルファデクス	プロスタンディン	PGE₁軟膏，血流改善，肉芽形成促進
ステロイド外用剤	クロベタゾール	デルモベート	ストロンゲスト軟膏
	ベタメタゾン	リンデロンVG軟膏	ストロング軟膏
保湿外用剤	尿素製剤	ケラチナミン	角化症・乾癬治療薬
真菌症治療薬	テルビナフィン	ラミシール	アリルアミン系外用

索引

和文索引

###

アカルボース　178
悪性腫瘍　145
悪性新生物　145
悪性リンパ腫　146
アクチノマイシンD　150
アゴニスト　8
アザチオプリン　206
アシクロビル　139
アジスロマイシン　133
アズトレオナム　132
アスピリン　69, 72, 84, 85, 98, 105
アスペルギルス感染症　142
アセチルCoA　184
アセチルコリン（ACh）　37
アセチルシステイン　166
アセトアミノフェン　106, 156
アゼラスチン　210
アダリムマブ　117, 207
アディポネクチン　176
アテノロール　40, 83, 96
アテローム血栓性脳梗塞　65, 67
アトルバスタチン　184
アドレナリン　37, 39
アトロピン　41
アナフィラキシー　39
アナフィラキシー様症状　152
アフリベルセプト　212
アプレピタント　201
アポトーシス　149
アマンタジン　53
アミオダロン　89, 90
アミトリプチリン　55
アミノグリコシド系抗菌薬　133
アミノフィリン　163
アミラーゼ　189
アミロイドβ凝集体モノクローナル抗体　59
アミン類　169
アムロジピン　83, 94
アモキシシリン　132
アリピプラゾール　58
アルガトロバン　70
アルキル化薬　150
アルツハイマー型認知症（AD）　58
アルテプラーゼ　68, 98
アルプロスタジル　209
アレルギー　120
アレルゲン　161
アレンドロン酸　180
アログリプチン　177
アロプリノール　187
アンジオテンシノーゲン　10
アンジオテンシンⅠ　10

アンジオテンシンⅡ　10
　──受容体拮抗薬（ARB）　93, 94
アンジオテンシン変換酵素（ACE）　91
　──阻害薬　93
アンタゴニスト　8
アンドロゲン受容体　155
アンピシリン　132
アンフェタミン　25

###

イオンチャネル　8, 10
　──内蔵型受容体　8, 9
胃潰瘍　192, 195
胃酸　192
萎縮性胃炎　192
異所性感染　127
胃腺　192
イソニアジド　135, 168
イソプレナリン　40
イソプロテレノール　40
一次除菌　199
一般名　4
一般用医薬品　4
胃底腺　192
遺伝子組み換え組織型プラスミノゲン・アクチベータ（rt-PA）　68
イトプリド　201
イトラコナゾール　141
イブジラスト　72
イプラグリフロジン　178
イプラトロピウム　164
イマチニブ　153
イミプラミン　55
イミペネム　132
医薬品，医療機器等の品質，有効性・安全性の確保に関する法律（薬機法）　26
医薬部外品　4
イリノテカン　150
医療用医薬品　4
陰イオン交換樹脂　185
インクレチン　177
インスリン　172
　──製剤　175
　──抵抗性　174
　──補充療法　174
インスリン依存性糖尿病　174
インスリン非依存性糖尿病　174
インテグラーゼ阻害薬　140
インドメタシン　105
インフュージョンリアクション　152
インフリキシマブ　117, 207

う

ヴォーン・ウイリアムス分類　89

ウステキヌマブ　207
うつ病　54
ウレアーゼ　195
ウロキナーゼ　68
運動耐容能低下　151
運動療法　151

え

エイコサペンタエン酸製剤（EPA製剤）　185
栄養機能食品　30
エカベト　199
エコナゾール　211
エコノミークラス症候群　98
エストロゲン受容体　155
エゼチミブ　185
エソメプラゾール　197
エダラボン　70
エタンブトール　135
エチゾラム　43
エドキサバン　73, 99
エトスクシミド　46, 48
エトポシド　150
エピナスチン　122
エフェクター　195
エベロリムス　153
エリスロマイシン　133
エルカトニン　181
エルビテグラビル　140
エルロチニブ　152
エロビキシバット　203
エンシトレルビル　140
炎症性腸疾患　205
エンタカポン　53
エンテロクロマフィン様細胞　198
エンテロトキシン　203
エンドトキシン　130
エンパグリフロジン　178
エンピリック治療　131
エンベロープ　136

###

嘔吐中枢（VC）　200
横紋筋融解症　185
大型脂肪細胞　176
オーラノフィン　116
オキサゾリジノン系抗菌薬　134
オキサリプラチン　149
オキシコドン　27, 112, 156
オキシトロピウム　164
オザグレル　69, 122
オセルタミビル　139

228　索引

オピオイド　111
　——関連鎮痛薬　156
　——受容体　204
オファツムマブ　154
オフロキサシン　211
オマリズマブ　164
オメプラゾール　197
オランザピン　57
オルノプロスチル　199
オレキシン受容体遮断薬　61
オロパタジン　122
オンダンセトロン　201

か

外因性感染　126
潰瘍性大腸炎　205
カイロミクロン　182
化学受容器引き金帯（CTZ）　200
化学療法　128
　——薬　146, 147
核酸　148
　——合成阻害薬　134, 142
覚せい剤　25
獲得免疫　119
核内受容体　9
過剰症　170
ガストリン受容体　198
カテコール-O-メチルトランスフェラーゼ（COMT）　53
カナマイシン　133
ガバペンチン　48, 114
過敏性腸症候群　204
　——治療薬　204
カプセル　15
カプトプリル　94
過分極　13
カペシタビン　149
ガランタミン　59
顆粒　15
カルシウム拮抗薬　83, 89, 94, 95
カルシトニン　181
　——製剤　181
カルバペネム系抗菌薬　132
カルバマゼピン　46, 47, 114
カルビドパ　51
カルペリチド　86
カルボシステイン　166
カルボプラチン　149
がん　145
間欠性跛行　97
カンジダ（感染）症　141, 142
間質性肺炎　150, 167
関節リウマチ　115
感染（症）　125
感染性急性肺炎　167
漢方薬　28
緩和医療（緩和ケア）　146, 155

き

機械的血栓回収療法　71
気管支拡張薬　165
気管支喘息　159, 161
　——治療薬　161
気管支平滑筋　160

キサンチンオキシダーゼ　187
キサンチン誘導体　163
拮抗支配　36, 42
拮抗薬　9
機能性表示食品　30
キノロン系抗菌薬　134
逆転写酵素阻害薬　140
吸収　16
　——過程での相互作用　20
吸入ステロイド　166
吸入投与　15
強オピオイド　156
競合的遮断薬　9, 41
狭心症　82
　——治療薬　82, 83
局所投与　133
局所麻酔薬　110
局所療法　146
虚血性心疾患　82
　——治療薬　82
巨人症　171
去痰薬　166
キレート　21
菌交代現象　127
筋弛緩薬　42
金製剤　116

く

クエチアピン　57
薬と薬の相互作用　20
薬と食事の相互作用　21
薬の効果　19
クッシング症候群　171
くも膜下出血　65
グラニセトロン　201
グラム陰性菌　130, 195
グラム陽性菌　130
クラリスロマイシン　133
グリクラジド　176
グリコピロニウム　164
グリコペプチド系抗菌薬　132
グリセロール　70
グリニド薬　177
クリプトコッカス髄膜炎　142
グリベンクラミド　176
グリメピリド　176
クリンダマイシン　134
グルカゴン　172
グルタチオン　211
グルタミン酸　34
クレアチンキナーゼ（CK）　185
クレチン症　171
クレンブテロール　163
クローン病　205
クロザピン　57
クロナゼパム　46, 48
クロピドグレル　69, 72, 85, 98
クロフィブラート　185
クロベタゾールプロピオン酸エステル　210
クロベタゾン酪酸エステル　210
クロミプラミン　55
クロモグリク酸　121, 211, 212
クロラムフェニコール　133
クロルプロマジン　57

け

経験的治療　131
経口血糖降下薬　174
経口投与　11, 12, 14
経皮投与　15, 18
劇薬　27
血液脳関門　34, 202
血液のがん　145
血管新生　154
結合型薬物　18
血小板　67
血栓の形成　67
血栓溶解療法　68
血中薬物濃度　11
　——の推移　11
血中薬物濃度時間曲線下面積（AUC）　12
血中薬物濃度半減期（$T_{1/2}$）　12
血中薬物濃度モニタリング（TDM）　13
欠乏症　171
ケトチフェン　211, 212
解熱鎮痛薬　103
ゲフィチニブ　152
ケミカルメディエーター　119, 161
　——遊離抑制薬　121
ゲムシタビン　149
原因療法　128
　——薬　4
原核生物　141
ゲンタマイシン　133, 211

こ

抗EGF受容体抗体薬　152
抗HER2受容体抗体薬　153
抗IgE抗体　164
抗PD-1抗体薬　154
抗RANKL抗体製剤　180
抗アレルギー薬　121
広域（スペクトル）抗菌薬　131
抗インフルエンザウイルス薬　139
抗ウイルス薬　136, 138
抗うつ薬　54
抗ガストリン薬　198
抗菌スペクトル　131
抗菌薬　129, 130
口腔内崩壊錠（OD錠）　15
抗痙縮薬　42
攻撃因子　192
高血圧　91
抗結核薬　135
抗血小板薬　72
膠原病性肺炎　167
抗コリン薬　164, 198
抗細胞表面抗原抗体薬　154
抗腫瘍性抗生物質　150
抗新型コロナウイルス薬　140
抗真菌薬　141
合成抗菌薬　130
抗生物質　130
酵素　8
　——共役型受容体　8, 9
抗体依存性細胞傷害（ADCC）　152

和文索引　229

抗体薬（抗体医薬品）　152
抗てんかん薬　45
後天性免疫不全症候群（AIDS）　127, 139
高尿酸血症　187
抗パーキンソン病薬　49
後発医薬品　4
抗ヒスタミン薬　122
抗不安薬　60
後負荷　87
興奮性シグナル　13
抗ペプシン薬　198
抗ヘルペスウイルス薬　139
抗ムスカリン作用薬　198
合理的薬物療法　3
誤嚥性肺炎　167
コカイン　25, 111
小型脂肪細胞　176
固形がん　145
骨芽細胞　179
骨吸収　179
骨形成　179
骨質　179
骨粗鬆症　179
　　──治療薬　178
骨肉腫　146
骨密度　179
コデイン　112, 156
コリンエステラーゼ　38
　　──阻害薬　59
コルヒチン　188
コレスチミド　185
コレスチラミン　185
コレステロール　184
コントローラー　163

サイアザイド系利尿薬　95, 96
細菌性肺炎　167
剤形　15
最高血中濃度（C_max）　12
最高血中濃度到達時間（T_max）　12
細胞表面抗原（CD抗原）　152
細胞壁合成阻害薬　131
細胞膜安定化阻害薬　142
細胞膜合成障害薬　141
細胞膜障害薬　135
細粒　15
殺菌　131
　　──作用　130
作動薬　8
ザナミビル　139
サプリメント　30
サラゾスルファピリジン　116, 134
サルファ剤　134
サルブタモール　40, 163
サルメテロール　163, 165
酸化LDL　67
酸化マグネシウム　196
三環系抗うつ薬　55
散剤　15
三次除菌　199
酸中和薬　196
酸分泌抑制薬　196

ジアゼパム　43, 48, 61
ジェネリック医薬品　4
ジギタリス製剤　86
ジグアホソル　212
シクレソニド　164
シクロオキシゲナーゼ（COX）　69, 103, 194
シクロスポリン　206
ジクロフェナク　106
シクロホスファミド　150
刺激性下剤　203
止血薬　74
ジゴキシン　86
脂質異常症治療薬　181
視床下部　170
支持療法　146
ジスキネジア　50
シスプラチン　149
自然免疫　119
ジソピラミド　89, 90
シタグリプチン　177
シタラビン　149
実験治療学　3
実験薬理学　3
市販薬　4
ジフェンヒドラミン　202, 210
ジフルコルトロン吉草酸エステル　210
シプロフロキサシン　134, 206
ジフロラゾン酢酸エステル　210
シメチジン　196
ジメンヒドリナート　202
弱オピオイド　156
遮断薬　8
集学的治療　146
重金属のキレート効果　116
重合　150
十二指腸潰瘍　192
修復促進薬　199
収斂薬　204
主細胞　192
腫瘍壊死因子（TNF-α）　117
受容体　7, 8
　　──遮断薬　9
消化管穿孔　192
消化管粘膜　190
消化器　189
消化酵素　192
消化性潰瘍　191
　　──治療薬　196
錠剤　15
常在細菌叢　125
硝酸薬　83
小腸コレステロールトランスポーター阻害薬　185
消毒　143
上皮性悪性腫瘍　146
上皮由来成長因子（EGF）　152
商品名　4
静脈血栓症　98
静脈内投与　12, 14
除菌　131, 195
徐放性製剤　163

処方箋医薬品　4
処方箋の読み方　28
自律神経系　160
止痢薬　203
ジルチアゼム　89, 90, 96
シロスタゾール　69, 72, 98
真核生物　141
腎機能低下　19
真菌　141
心筋梗塞　82
　　──治療薬　82
神経　33
神経障害　175
　　──性疼痛緩和薬　113
心原性脳塞栓症　65, 67
浸潤　145
腎症　175
身体依存　23
心電図　80
浸透圧性下剤　202
心不全　85
心不全治療薬　85
　　急性──　86
　　慢性──　87
心房細動　67
心房性ナトリウム利尿ペプチド（ANP）　86

水酸化アルミニウム　196
水酸化マグネシウム　196
膵臓ランゲルハンス島　172
垂直感染　126
水平感染　126
水疱瘡　139
睡眠薬　60
スクラルファート　198, 199
スタチン系薬物　184
スタンダードスタチン　184
ステロイド　106
　　──薬　164
ステロイドホルモン　169
ストレプトマイシン　133, 135, 168
ストロングスタチン　184
スニチニブ　154
スボレキサント　61
スルピリド　57
スルファジアジン　134
スルファジメトキシン　134
スルファメトキサゾール・トリメトプリム合剤（ST合剤）　134
スルホニル尿素受容体　177
スルホニル尿素薬　176

静菌作用　130
制酸薬　196
精神依存　23
制吐薬　200
生物学的利用率　18
生理活性物質　160, 169
セカンドメッセンジャー　169
セチリジン　122
舌下投与　15

230　索　引

セツキシマブ　152
セトラキサート　199
セファゾリン　132
セフェピム　132
セフェム系抗菌薬　132
セフォチアム　132
セフタジジム　132
セラトロダスト　122
セリン・スレオニンキナーゼ阻害薬　153
セレギリン　53
セレコキシブ　105, 194
セロトニン・ノルアドレナリン再取り込み阻害薬（SNRI）　55
セロトニン受容体　200
　　——拮抗薬　201
腺癌　146
染色体　148
全身投与　133
選択的エストロゲン受容体モジュレーター（SERM）　180
選択的セロトニン再取り込み阻害薬（SSRI）　55
選択毒性　131, 147
センナ　203
センノシド　203
先発医薬品　4
全般発作　46
前負荷　87

阻害薬　9
組織因子　67
ソタロール　90
ゾニサミド　46, 47
ゾピクロン　61
ソラフェニブ　154

代謝　16, 18
　　——過程での相互作用　21
代謝拮抗薬　147
大衆薬　4
体循環　77
帯状疱疹　139
対症療法　128, 138
　　——薬　4
耐性菌　135
大麻　25
タキサン系脱重合阻害薬　151
タクロリムス　116, 206
多元受容体作用抗精神病薬（MARTA）　57
多剤耐性菌　135
多剤耐性緑膿菌（MDRP）　136
ダサチニブ　153
脱顆粒　121
脱分極　13
ダパグリフロジン　178
ダビガトラン　73
ダプトマイシン　135
タモキシフェン　155
ダルナビル　140
炭酸水素ナトリウム　196

胆汁　189
胆汁酸トランスポーター　203
単純疱疹　139
ダントロレン　44
タンニン酸アルブミン　204
胆嚢　189
タンパク合成阻害薬　133

チアゾリジン薬　176
チオトロピウム　164
チザニジン　43
チトクロム P450　18
中枢性嘔吐　200
中毒域　12
中皮腫　146
チューブリン　150
腸管運動抑制薬　204
長期管理薬　163
腸内殺菌整腸薬　204
直接作用型経口抗凝固薬（DOAC）　72
直接レニン阻害薬　10
直腸内投与　14
治療域　12
チロシンキナーゼ　152
痛風　186
　　——治療薬　186

テイコプラニン　132
低分子薬（低分子医薬品）　152
テープ剤　15
テオフィリン　163
テガフール　149
デキサメタゾン　109, 210
デキサメタゾン吉草酸エステル　210
テタニー症　171
テトラサイクリン　133
　　——系抗菌薬　133
テプレノン　199
テムシロリムス　153
デュロキセチン　56
テリパラチド　180
テルビナフィン　141, 211
テルブタリン　163
転移　145
てんかん　45
点鼻投与　15

統合失調症　56
　　——治療薬　56
糖質コルチコイド　103, 107
糖毒性　173
糖尿病　172
　　——治療薬　172
糖尿病性ケトアシドーシス　57, 174
洞房結節　79
ドキシサイクリン　133
ドキソルビシン　150
毒性学　3
特定保健用食品　30
毒薬　27

トシリズマブ　117
トスフロキサシン　134
ドセタキセル　151
ドネペジル　59
ドパミン　40
ドパミン受容体　200
　　——拮抗薬　201
　　——作動薬　52
トピロキソスタット　187
塗布　15
ドブタミン　40, 86
トブラマイシン　133, 211
トポイソメラーゼ阻害薬　150
トラスツズマブ　153
トラゾドン　56
トラニラスト　121, 211, 212
トラネキサム酸　68, 74
トラフェルミン　210
トラマドール　156
トランスポーター　178
トリアゾラム　61
トリアムシノロンアセトニド　210
トリグリセライド（TG）　182
トリプルセラピー　199
トリヘキシフェニジル　43
トルナフタート　211
トレチノイントコフェリル　209
トロンビン　70
トロンボキサン（TXA$_2$）　69
　　——抑制薬　122
呑酸　192
ドンペリドン　201

内因性感染　126
内毒素　130
内分泌系　169
ナテグリニド　177
ナファゾリン　212
ナロキソン　113

肉腫　146
ニザチジン　196
二次除菌　199
二重支配　36
ニトラゼパム　61
ニトログリセリン　83
ニボルマブ　152
日本薬局方　26
ニューキノロン系抗菌薬　134
乳酸アシドーシス　176
ニューロキニン受容体　200
　　——拮抗薬　201
ニューロペプチド　111
尿酸　186
　　——生成抑制薬　187
　　——排泄促進薬　188
　　——分解酵素製剤　188
ニルマトレルビル　140
認知症　58
　　——治療薬　58

和文索引　**231**

ネオスチグミン　41
ネガティブフィードバック（機構）　108, 170
ネクローシス　149
粘液分泌促進薬　199
粘膜上皮機能変容薬　203
粘膜微小循環改善薬　199
粘膜保護　199

ノイラミニダーゼ　139
脳下垂体前葉　170
脳血管障害　65
脳梗塞　65, 66
　　急性期──　68
　　慢性期──　72
脳出血　65
脳保護薬　70
ノルアドレナリン　40
ノルアドレナリン作動性・特異的セロトニン作動性抗うつ薬（NaSSA）　56
ノルフロキサシン　211

は

パーキンソン病　49
肺アスペルギルス症　141
肺炎　159, 167
　　──治療薬　166
バイオアベイラビリティ　18
肺結核症　168
肺循環　77
排泄　16, 19
　　──過程での相互作用　21
白癬　141
パクリタキセル　151
バクロフェン　43
破骨細胞　179
バセドウ病　171
バゼドキシフェン　180
麦角アルカロイド　52
白金製剤　149
白血病　146
パップ剤　15
パニツムマブ　152
バラシクロビル　139
パラトルモン製剤　180
バルサルタン　94
パルスオキシメーター　161
バルビツール酸　61
バルプロ酸　46, 48
パロキセチン　55, 114
ハロペリドール　57
バンコマイシン　132
バンコマイシン耐性腸球菌（VRE）　136

ピオグリタゾン　176
非競合的遮断薬　9
ビグアナイド薬　176
ピコスルファートナトリウム　203

非受容体チロシンキナーゼ阻害薬　153
微小管阻害薬　150
非上皮性悪性腫瘍　146
ヒスタミン　161
ヒスタミン受容体拮抗薬　202
　　──H_2受容体拮抗薬　196
非ステロイド性抗炎症薬（NSAIDs）　103, 194
ビスホスホネート製剤　180
ビスマス製剤　204
ビタミンD製剤　180
ビダラビン　139
非定型肺炎　167
ヒドロキシアパタイト　180
ヒドロコルチゾン　109
ピペラシリン　132
肥満細胞　164
日和見感染　127
ピラジナミド　135, 168
びらん　192
ピリミジン拮抗薬　149
ビルダグリプチン　177
ピレノキシン　211
ピレンゼピン　198
ピロカルピン　110
ビンカアルカロイド系重合阻害薬　150
ビンクリスチン　150
ビンブラスチン　150

ファムシクロビル　139
ファモチジン　196
フィブラート系薬物　185
フィブリノゲン　70
フィブリン　68, 70
フェキソフェナジン　122
フェニトイン　46, 47
フェニレフリン　40
フェノバルビタール　46, 48
フェノフィブラート　185
フェンタニル　27, 112, 156
フェントラミン　40
副交感神経終末　198
副作用　22
　　──の個体差　19
副作用域　12
服薬アドヒアランス　26
不顕性感染　125
ブスルファン　150
不整脈　88
　　──治療薬　89
ブチルスコポラミン　198, 204
ブデソニド　164, 166
ブテナフィン　141, 211
ブピバカイン　110
ブプレノルフィン　27, 113, 156
部分発作　46
ブホルミン　176
プラスグレル　69, 72, 85
プラスミド　135
プラスミノゲン　68
プラスミン　68
プラバスタチン　184
フリーラジカル　70
プリン拮抗薬　149

プリン体　186
フルイトラン　96
フルオシノニド　210
フルオロウラシル（5-FU）　149
フルオロピリミジン系　142
フルコナゾール　141
フルタミド　155
フルチカゾン　164, 166, 212
フルニトラゼパム　27
フルボキサミン　55, 62
ブレオマイシン　150
フレカイニド　89, 90
プレガバリン　114, 156
プレドニゾロン　109, 206, 210
プレドニゾロン吉草酸エステル酢酸エステル　210
プレドニン　164
プロカイン　110
プロカテロール　163
プログルミド　198
プロスタグランジン製剤　199
フロセミド　86
ブロッカー　9
プロドラッグ　19
プロトンポンプ　192
　　──阻害薬　197
プロパンテリン　198, 204
プロブコール　185
　　──系薬物　185
プロプラノロール　40, 89, 90
プロベネシド　188
ブロムヘキシン　166
プロメタジン　202
ブロメライン　210
分子標的薬　146, 151
分布　16, 18
　　──過程での相互作用　21

閉塞性肺炎　167
ペガプタニブ　212
壁細胞　192
ベクロメタゾン　164, 166, 212
ベザフィブラート　185
ベタネコール　41
ベタメタゾン吉草酸エステル　210
ペニシリン系抗菌薬　132
ベバシズマブ　154
ヘパリン類似物質　210
ペプシノゲン　192
ペプシン　192
ペプチドグリカン　130
ペプチドホルモン　169
ベプリジル　90
ペミロラスト　121, 212
ヘモグロビンA1c（HbA1c）　174
ベラパミル　89, 90
ペラミビル　139
ヘリコバクター・ピロリ　193
ペルツズマブ　153
ベルベリン　204
ヘロイン　25
ベンズブロマロン　188
ベンゾジアゼピン系薬物　61
ペンタゾシン　27, 112, 156

232　索　引

ベンダムスチン　150
ペントバルビタール　27
便秘治療薬　202
扁平上皮癌　146

防御因子　193, 199
芳香族アミノ酸デカルボキシラーゼ
　（AADC）　51
ボグリボース　178
保健機能食品　30
補充療法薬　5
ホスホジエステラーゼ　69, 163
　──阻害薬　87, 98
ホスホマイシン　133
保存療法　138
補体　116
発作治療薬　163
ボツリヌス毒素　44
ボノプラザン　198
ポリファーマシー　2, 26
ポリペプチド系抗菌薬　135
ホルモン　169
　──療法薬　146

マイコプラズマ　167
マイトマイシンC　150
膜電位依存性　11
マクロライド系抗菌薬　133
麻酔薬　109
マスト細胞　164
末梢性嘔吐　200
マプロチリン　55
麻薬　25
麻薬及び向精神薬取締法　27
麻薬性鎮痛薬　111, 156
マラビロク　140
マリファナ　25
満月様顔貌　171
慢性胃炎　192
慢性閉塞性肺疾患（COPD）　159, 161, 164
　──治療薬　164
マンニトール　70, 74

ミアンセリン　55
ミグリトール　178
ミコナゾール　141
ミセル　190
ミソプロストール　199
ミチグリニド　177
密着結合　35
ミノサイクリン　133
ミノドロン酸　180
未分化がん　146
ミルタザピン　56
ミルナシプラン　55, 62
ミルリノン　87

無顆粒球症　57
無効域　13
ムチン　166

メキシレチン　89, 90
メキタジン　122
メサラジン　206
メタンフェタミン　25
メチシリン耐性黄色ブドウ球菌
　（MRSA）　132, 136
メチルフェニデート　27
滅菌　143
メトクロプラミド　201
メトトレキサート（MTX）　116, 149
メトホルミン　176
メトロニダゾール　206
メニエール病　202
メバロン酸　184
メマンチン　59
メラトニン受容体刺激薬　61
メルカプトプリン（6-MP）　149, 206
メロペネム　132
免疫チェックポイント阻害薬　154

網膜症　175
モキシフロキサシン　134
モダフィニル　27
モノアミン　103
モノアミンオキシダーゼB（MAO-B）　52
モノクローナル抗体　117
モノバクタム系抗菌薬　132
モメタゾンフランカルボン酸エステル　210
モルヌピラビル　140
モルヒネ　27, 112, 156

薬害　23
薬剤性肺炎　167
薬剤耐性菌　135
薬物依存　23
薬物代謝酵素　18
　──の遺伝子多型　19
薬物動態　14
薬物排出トランスポーター　35
薬物乱用　23
薬物療法　146
薬機法　26
ヤヌスキナーゼ（JAK）阻害薬　117

有害反応　22
遊離型薬物　18
遊離脂肪酸　182

葉酸拮抗薬　149
葉酸合成阻害薬　134
要指導医薬品　4
抑制性シグナル　13
予防薬　5
四環系抗うつ薬　55

ラクテグラビル　140
ラクナ梗塞　65, 67
ラスブリカーゼ　188
ラタノプロスト　212
ラニチジン　196
ラニナミビル　139
ラニムスチン　150
ラパチニブ　152, 153
ラフチジン　196
ラベプラゾール　197
ラミブジン　140
ラムシルマブ　154
ラメルテオン　61
ラモセトロン　201, 205
ラモトリギン　46
ラロキシフェン　180
ランソプラゾール　197

リガンド依存性　11
リスペリドン　57
リセドロン酸　180
離脱症候群　108
リツキシマブ　154
リドカイン　110
リトナビル　140
リナクロチド　203
リネゾリド　134
リバーロキサバン　73, 99
リファンピシン　134, 135, 168
リポタンパク　182
リポペプチド系抗菌薬　135
リモデリング　162, 179
良性腫瘍　145
リラナフタート　211
リリーバー　163
リルピビリン　140
リンコマイシン　134
　──系抗菌薬　134
臨床薬理学　3

ループ利尿薬　86
ルビプロストン　203
レカネマブ　59
レトロゾール　155
レニン・アンジオテンシン系　91
レバミピド　199, 212
レフルノミド　116
レベチラセタム　46
レボドパ　51
レボフロキサシン　134

ロイコトリエン　161
　──抑制薬　122
ロキサチジン　196

ロキソプロフェン　106
ロサルタン　94
ロスバスタチン　184
ロペラミド　204
ロラタジン　122

ワセリン　210
ワルファリン　99

欧文索引

3剤併用療法　199
5-フルオロウラシル（5-FU）　149
6-MP　149
α-グルコシダーゼ阻害薬　178
α受容体遮断薬（α遮断薬）　40
β-ラクタム環　132
β-ラクタム系抗菌薬　132
$β_1$受容体作動薬　86
$β_2$受容体作動薬　163
β酸化　182
β受容体遮断薬（β遮断薬）　40, 83, 89, 95, 96
γ-アミノブチル酸（GABA）　34
μ受容体　204

AADC　51
absorption　16
ACE（angiotensin converting enzyme）　91
 ──阻害薬　10, 93, 94, 95
ACh　37
AD（Alzheimer diseases）　58
ADCC（antibody dependent cellular cytotoxicity）　152
AIDS（acquired immunodeficiency syndrome）　127, 139
ANP（atrial natriuretic peptides）　86
ARB（angiotensin Ⅱ receptor blocker）　93, 94, 95
AT_1受容体　10
 ──遮断薬　10
AUC（area under the curve）　12
Basedow病　171

cAMP　163
CD20抗原　154
CD抗原（cluster of differentiation antigen）　152
CD陽性T細胞　139
CK（creatine kinase）　185
C_{max}　12
COMT　53
COPD（chronic obstructive pulmonary disease）　159, 161, 164
 ──治療薬　164
COX-2選択的阻害薬　105, 194
Crohn病　205
CTLA-4（cytotoxic T-lymphocyte-associated protein 4）抗体薬　154
CTZ（chemoreceptor trigger zone）　200
Cushing症候群　171
CYP（cytochrome P450）　18

D-ペニシラミン　116
distribution　16
DNA　138
DOAC（direct oral anticoagulant）　72
DPP-4　177
 ──阻害薬　177

EGF（epidermal growth factor）　152
 ──受容体チロシンキナーゼ阻害薬　152
EPA製剤　185
excretion　16

Gタンパク質共役型受容体　8, 9
GABA（gamma amino butyric acid）　34
H_2受容体拮抗薬　196
HbA1c　174
HDL（high density lipoprotein）　67, 182
HER2（human epidermal growth factor receptor type 2）　152
 ──阻害薬　152
 ──チロシンキナーゼ阻害薬　153
HIV（human immunodeficiency virus）　139
 ──感染症治療薬　139
HMG-CoA還元酵素　184
 ──阻害薬　184

irAE（immune-related adverse events）　154
JAK（Janus kinase）阻害薬　117

K^+競合型酸ポンプ阻害薬　198
K^+チャネル遮断薬　89
LDL（low density lipoprotein）　67, 182

M

MAO-B　52
MARTA（multi-acting receptor targeted anti-psychotics）　57
MDRP（multidrug-resistant *Pseudomonas aeruginosa*）　136
Ménière病　202
metabolism　16
MRSA（methicillin-resistant *Staphylococcus aureus*）　132
MTX（methotrexate）　116

Na^+チャネル遮断薬　89
NaSSA（noradrenergic and specific serotonergic antidepressant）　56
NMDA型グルタミン酸受容体遮断薬　59
NSAIDs（non-steroidal anti-inflammatory drugs）　103, 156, 194

OD（orally disintegrating）錠　15
on-off現象　50
OTC（over the counter）医薬品　4
PGE_2（prostaglandin E_2）　102
PGI_2（prostaglandin I_2）　102

RANKL（receptor activator of NF-κB ligand）　180
RNA　138
rt-PA（recombinant tissue plasminogen activator）　68

SERM（selective estrogen receptor modulator）　180
SGLT2　178
 ──阻害薬　178
SH基　116
SNRI（serotonin noradrenalin reuptake inhibitor）　55
SSRI（selective serotonin reuptake inhibitor）　55
ST合剤　134
SU受容体　177

$T_{1/2}$　12
TDM（therapeutic drug monitoring）　13
TG（triglyceride）　182
Th2サイトカイン抑制薬　122
tight junction　35
T_{max}　12
TNF-α　117
TXA_2（thromboxane A_2）　69

Vaughan Williams分類　89
VC（vomiting center）　200
VEGF（vascular endothelial growth factor）　154
VLDL（very low density lipoprotein）　182
VRE（vancomycin-resistant *Enterococci*）　136
wearing-off現象　50

はじめての講義
リハビリテーションのための薬理学・臨床薬理学

2025年1月10日　発行	編集者　梅村和夫，髙木　聖
	発行者　小立健太
	発行所　株式会社 南 江 堂
	☎113-8410 東京都文京区本郷三丁目42番6号
	☎(出版)03-3811-7236　(営業)03-3811-7239
	ホームページ https://www.nankodo.co.jp/
	印刷・製本 三報社印刷
	装丁　渡邊真介

Basic & Clinical Pharmacology for Rehabilitation Medicine
ⒸNankodo Co., Ltd., 2025

定価は表紙に表示してあります.　　　　　　　　　　　　Printed and Bound in Japan
落丁・乱丁の場合はお取り替えいたします.　　　　　　　　ISBN978-4-524-23118-8
ご意見・お問い合わせはホームページまでお寄せください.

本書の無断複製を禁じます.
JCOPY 〈出版者著作権管理機構 委託出版物〉
本書の無断複製は，著作権法上での例外を除き禁じられています. 複製される場合は，そのつど事前に，
出版者著作権管理機構（TEL 03-5244-5088, FAX 03-5244-5089, e-mail: info@jcopy.or.jp）の許諾
を得てください.

本書の複製（複写，スキャン，デジタルデータ化等）を無許諾で行う行為は，著作権法上での限られた例外
（「私的使用のための複製」等）を除き禁じられています. 大学，病院，企業等の内部において，業務上
使用する目的で上記の行為を行うことは私的使用には該当せず違法です. また私的使用であっても，代行
業者等の第三者に依頼して上記の行為を行うことは違法です.

リハビリテーションを学ぶ医療系学生のための
臨床医学系科目の新しい教科書シリーズ！

"はじめての講義"

ポイント① 楽しく読める！

豊富な写真・図表・コラムはもちろんのこと、読者にやさしく語りかける文章で苦手意識をもたずに勉強できる。楽しく読みながら基本が身につき、講義用教科書としても自習用教材としても最適。

ポイント② 執筆陣は少数精鋭！

教育／臨床の第一線で活躍する執筆者が講義のノウハウを思いきり盛り込んで書いた初学者向け教科書の決定版。

ポイント③ 国家試験にも充分に対応！

各種国家試験で臨床画像の出題が増加している傾向を踏まえ、臨床写真を多数掲載。国家試験を意識した練習問題も随所に掲載して知識の確認をしながら読み進められる構成。

シリーズ既刊

リハビリテーションのための整形外科学の歩き方
監修　田中 栄　　著　仲村一郎

リハビリテーションのための神経内科学の学び方
著　今井富裕

リハビリテーションのための臨床心理学
著　牧瀬英幹

リハビリテーション概論のいろは
編集　川手信行

リハビリテーションのための薬理学・臨床薬理学
編集　梅村和夫／髙木 聖

以下続刊予定　リハビリテーション医学

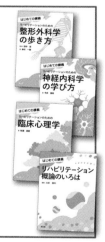

※掲載している情報は2024年10月時点での情報です。最新の情報は南江堂Webページをご確認ください。

南江堂　〒113-8410 東京都文京区本郷三丁目42-6 （営業）TEL 03-3811-7239　FAX 03-3811-7230